听段涛聊孕事

段涛 著

U0391151

人民卫生出版社

图书在版编目（CIP）数据

听段涛聊孕事 / 段涛著 .—北京：人民卫生出版社，2017
ISBN 978-7-117-24938-6

Ⅰ.①听⋯　Ⅱ.①段⋯　Ⅲ.①妊娠期 - 妇幼保健 - 基本知识　Ⅳ.① R715.3

中国版本图书馆 CIP 数据核字（2017）第 190754 号

人卫智网	www.ipmph.com	医学教育、学术、考试、健康，购书智慧智能综合服务平台
人卫官网	www.pmph.com	人卫官方资讯发布平台

版权所有，侵权必究！

听段涛聊孕事

著　　者：段　涛
出版发行：人民卫生出版社（中继线 010-59780011）
地　　址：北京市朝阳区潘家园南里 19 号
邮　　编：100021
E - mail：pmph @ pmph.com
购书热线：010-59787592　010-59787584　010-65264830
印　　刷：北京顶佳世纪印刷有限公司
经　　销：新华书店
开　　本：710×1000　1/16　印张：34
字　　数：347 千字
版　　次：2017 年 10 月第 1 版　2017 年 10 月第 1 版第 1 次印刷
标准书号：ISBN 978-7-117-24938-6/R·24939
定　　价：98.00 元
打击盗版举报电话：**010-59787491**　**E-mail：WQ @ pmph.com**
（凡属印装质量问题请与本社市场营销中心联系退换）

产房是个浓缩的人生大舞台

产房是医院里最戏剧化，最具有画面感，一天24小时分分
秒秒都会有真人秀大戏上演的人生大舞台。

在产房这小小的大舞台上，有医生，有助产士，有产
妇，有丈夫，有婆婆妈妈，是时间和空间的浓缩和集中展
现；在这个舞台上充满酸甜苦辣和别样的悲欢离合，有阵痛，
有喜悦，有血有泪，有汗水，有期盼，有意外，有动人的
故事，有惊心动魄的场面，有惺惺相惜，有生死离别。

产房是365天不打烊的人生大舞台，每天有演不完的
喜剧、正剧、闹剧、甚至悲剧。在这里工作，你得有牛一
样的身体，猪一样的胃口，猫一样的敏捷，狗一样的嗅觉，
还得有铁打的神经。经得起，熬得住，拿得起，放得下，
这样你才能活得不悲催，虽然过着最苦的日子，依然可以

怀揣着最牛的梦想。

此处可能会有泪水，此处应该有掌声！

铁打的产房流水的产妇

你方唱罢我登场，产房的主角永远是产妇，永远是新面孔。而换不了的是永远箭在弦上，子弹上膛的产科医生。产科医生可以三顿饭不吃也不觉得饿，连吃三顿也不会觉得饱；倒下去就可以睡着，睡梦中起来就可以马上干活；前一分钟被充满感激之情产妇的泪水湿满襟，后一分钟被无知无理不知好歹的丈夫的唾沫星子喷满全身；偶尔，受到委屈和无理的责骂时，心里会有一群草泥马呼啸而过，但是更多的时候是会被有着天使般笑容的新生宝贝们所融化。

当你生完孩子以后，当医生把你和你的宝宝从死神的手里抢回来的时候，请不要忘记给他们一个微笑，不要忘记说一声谢谢你！产科医生的要求并不高，当领导不重视的时候，当家人不理解的时候，你们的肯定是产科医生坚持下去的唯一理由和动力！

在我的老娘家，复旦大学附属妇产科医院（上海市红房子妇产科医院）做总住院和主治医生时，助产士们曾经给我起过一个绰号："yasuo－爷叔－夜叔"，意思是说我值夜班的时候晚上老是不睡觉，一直在忙。

谁的产房

产房一般是三班倒，进进出出的不仅仅有产房自己的医生和助产士，还有值班的妇产科医生，还有新生儿科医生和麻醉科医生。虽然有这么多的医务人员进出，但是产房主角不应该是医生，也不应该是助产士，产房的主角应该是产妇。

多数情况下分娩是一个正常的自然过程，是产妇们在Labor（且慢，请让我解释一下什么是Labor。Labor是生产，既是生孩子的生产，也是劳动的生产，顾名思义生孩子你得劳动，不是啥事都不干）。

产房是产妇的主场，女主角在Labor，医生和助产士在边上帮你喊劳动号子，我们是一个团队，我们的共同目标是安全地把孩子生出来。别老是指望啥事都不干，躺在那里睡一觉孩子就出来了（剖宫产），剖宫产是留给有问题妈妈或宝宝的手术干预手段。

我曾经在不同的场合说过，我眼里最好的产科医生是把自己的两只手背起来，什么都不做，只靠一张嘴就能把孩子"说"出来的；是有一身的武艺和本领，但是轻易不出手的；是手中无剑，心中无剑，飞花摘叶皆可伤人的武林高手。

最佳女配角

如果产房的女主角是产妇，那么产房的最佳女配角就是助产士。医生可能会去门诊，去急诊，去手术室做手术，助产士是永远不会离开产房的，是永远在你身边的最可靠的人，最可爱的人。她会帮你做所有的基础护理，帮你打针吃药，帮你擦汗，帮你接生，给你安慰。帮你做完一切，她们就会悄悄地退到幕后，让你和家人享受迎接新生命的喜悦。

当然，所有的助产士妹妹都会有很多面，多数情况下她们是温柔的，耐心的，细致的。但是，她们有时也会展现出很强悍的一面，会对着来轮转的不知所措的住院医生吼，会对着很不配合或差一口气就可以生出来的产妇吼。请相信我，她们作如此狮子吼的原因不是她们喜欢这么做，主要是为了产妇的安全，为了小医生的成长，吼完了，她们很快就会笑靥如花。

什么？我做小医生的时候有没有被助产士吼过？让我想想看，好像没有吧。为什么？好像我那时比较帅吧，我比较乖吧，我比较勤快吧，有空的时候我会跑出去帮大家买柴爿馄饨，买"鲜得来"排骨年糕吧。

医院里最强悍的护士往往会来自于两个地方，产房和手术室，她们往往会更加思路清晰，非常干练，动手能力强。

产房的助产士还有另外一个特点，嗓门高，肺活量大，我估计全世界最好的女高音应该出自产房。在上台接生的时候，她会鼓励产妇屏气，大喊：再来，再来，再来，再来……，可以一口气喊几十个"再来"不需要换气，直接把三大男高音甩出三条横马路！你不信的话，下次去唱卡拉 OK 的时候叫上产房的助产士，和她飙一飙高音，看谁的声音高，谁飙的时间长，你就知道她们的厉害了。

说不完道不尽的产房故事

产房的故事每天在上演，每个故事各自精彩，我就拣几个故事说给大家听。

摔倒的"氧气瓶"：医生和助产士正在忙着为产妇接生，当孩子血淋淋地来到这个世界的那一刹那，大家突然听到咣当一声巨响。医生赶紧问怎么了？助产士随口回答，好像是氧气瓶摔倒了，回头一看，原来摔倒的不是氧气瓶，是身高一米八的产妇丈夫直挺挺地晕倒在地上。害得医生只好让助产士去处理伤口，自己去抢救昏过去的产妇丈夫。

那一记响亮的耳光：在宫缩过程中，产妇疼得死去活来，实在受不了，随手就给了陪在边上的老公一记响亮的耳光，还大声喊：都是你不好，都是你干的好事！尽管老公心里有千般的不舒服，万般的不开心，脸上还是陪着笑：宝贝，是我不好，等小宝贝出来就好了。

唉，谁让你不给她分娩镇痛呢，不然的话就不会白白挨这一耳光了。To be 分娩镇痛，or to be 打耳光，你自己看着办吧！

8 个小时的第二产程：曾经遇到过一个比较奇葩，很不一般的美国产妇，宫口开全超过 2 个小时后我们的医生和助产士比较担心，要采取干预措施，结果人家丈夫根本不同意，被说得烦了，干脆把医生赶出去，把胎心监护也拉掉了，只允许留一个助产士间歇听胎心，不让检查，不让干预。

这把我们的医生和助产士吓个半死，半夜打电话给我问咋办？我说让产妇丈夫听电话，我问他是否知道第二产程延长可能带来的后果，他说知道并愿意接受一切可能的不良后果。我和同事说，那你们还着什么急呢，多数没什么事，等呗。人家关起门来，一家人在一起继续在烛光、香薰中待产，尝试各种体位。最后，第二产程 8 个多小时后自己生了个挺好的孩子，啥事都没有。

不过这种事还是有风险，不要轻易模仿。

我手臂上深深的伤痕：我手臂上有不少伤痕，那几条淡的伤痕是宝贝女儿和我玩"打架"游戏时留下的，那几条深深的伤痕是病人给我留下的。其中一条深深的伤痕是带下级医生接生时，我在产妇边上看着，住院医生做会阴侧切一剪刀下去时，产妇的指甲也如闪电般深深地插入到我的手臂，那疼痛，那酸楚（不是酸爽），我的天呐！

还有一条深深的伤痕是在妇科值夜班带住院医生对怀疑宫外孕的患者做后穹窿穿刺时留下的，同样的我，同样地站在病人的右侧，同样地是住院医生下手时患者的指甲也同样地如闪电般深深地插入我的手臂……

　　那绝望的眼神：还记得那时我在做总住院，一个初中女生怀孕，到了孕晚期才被母亲发现，只好把孩子生下来。为了不影响学业，本来是说好生下来就把孩子抱走送人的，在女儿的苦苦哀求之下，孩子生出来后外婆心软了一下，就把孩子给她抱了一下。谁知天使般的孩子激发了这初中女生伟大的母性，紧紧抱着孩子死活不肯松手了。经过一番的争抢，身体虚弱的初中女生赢不了自己的妈妈，当孩子被抱走的那一刹那，初中女生露出了那绝望的眼神，并放声大哭……

　　唉，二十多年过去了，每当想起这件事情时，我的心里依然会是一阵紧抽。

　　仅以此书献给我亲爱的"压力山大"的产科同事们，献给一到产科轮转就忙得闭经的住院医生小妹们，献给经常见不到阳光但依然笑容灿烂的助产士妹妹们。有你们的爱，有你们的坚守，才有千百万母亲和宝贝们的安全！

目录

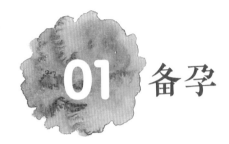

01 备孕

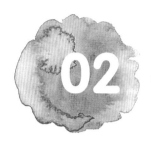
02 孕期

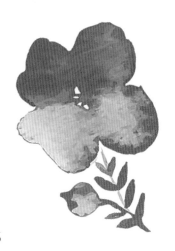

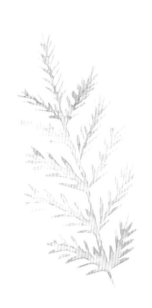

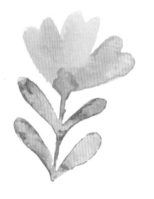

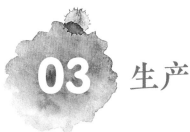

03 生产

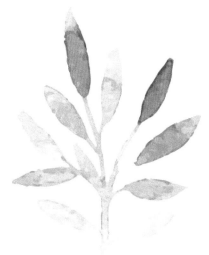

04 产后

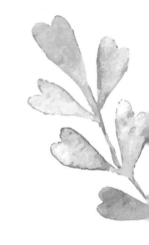

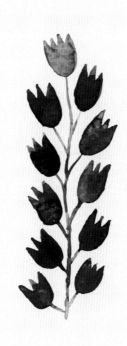

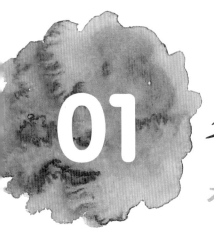

01 备孕

不打无准备之仗

没准备打了也就打了，中了也就中了。备孕是需要的，但是也别太过分，指导性生活搞成"双规"是很无聊的，也是很不人性的。

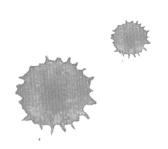

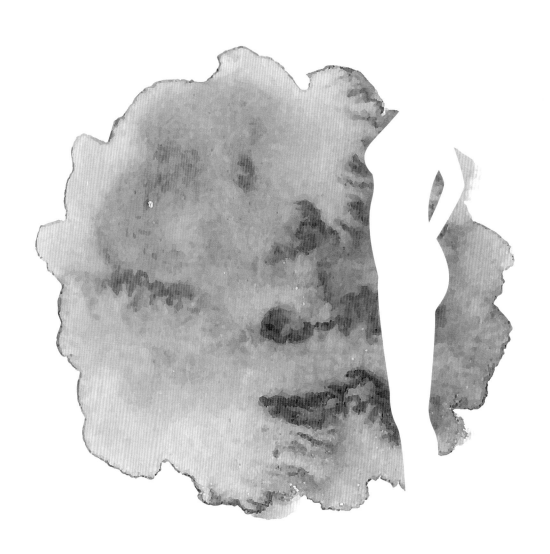

女人每个月来月经正常吗

看了这个题目你可能会说：废话，当然正常！每个月来一次，就该叫"月经"，要是每周来一次的话就应该叫"周经"，每年来一次的话那就该叫"年经"了。

　　好吧，我承认是我首先提出来"女人每个月来月经是不正常的"，我也知道说女人不正常是"政治上"不正确的，但是我说的是实话，真相如下：控制生育数量理念的推广，和比较有效的现代避孕工具和药物的普遍应用不过一二百年的历史。在这之前，多数妇女不避孕，也没有有效的避孕方法，她们从月经初潮以后就开始就不停地生孩子，一直生到绝经。怀孕时不会来月经，哺乳时不会来月经，好不容易来月经了（甚至月经还没有来），马上又怀孕了，循环往复直到绝经。

　　举个我身边的例子，我外婆这辈子生过几个孩子我不知道，只知道她的孩子活下来的有 9 个，前面是 8 个女儿，最后一个是儿子，也就是我舅舅。我舅舅十分受宠，吃母奶吃到快 7 岁，估计那时我外婆已经绝经了。

有没有例外？有的，在那个年代，只有没结婚的女人和患有不孕症的女人是每个月可以来月经的。

所以，每个月女人来月经是不正常的，这种现象只有一二百年的历史。每个月来月经有好处，也有坏处，好处不说了，坏处就是长期的雌激素作用会带来疾病谱的改变，各位也就明白了为什么会有这么多的女性患各种妇科疾病了。

怀孕究竟意味着什么

> 人生有很多面，不仅仅是 AB 面。人生如戏，怀孕亦如此，从不同的角度，不同的距离看，怀孕会有不同的意义和不同的效果，可以是喜剧，也可以是闹剧，甚至是悲剧。

　　从近距离看，我已经在不同的场合谈了很多的关于怀孕和生孩子的细节，今天拉开一点距离，不从临床角度，而是从社会学的角度，从哲学的角度，从人生的角度，从形而上的角度，谈谈怀孕对女性意味着什么。

 男性与女性基因的不同

　　男性和女性是天生不同的，男性的基因是自私的，会本能地追求自己基因的无限放大与传递，希望自己的子代越多越好，注重的是数量，男性每次性生活排出的精子数量高达 2000 万 ~ 6000 万。女性是负责的，注重的是后代的质量，一般每个月只排卵 1 个，少数情况下会排 2 个卵子。

 怀孕是对女性身体的一次大考

在女性的整个生命周期中，会有三个重要的生理变化关口：青春期、孕期和更年期。其中孕期的挑战最大，一般是小错误不断，大错误不犯，但是少数情况下也会考砸了。

和高考一样，怀孕这一大考也是一考定终身。不仅仅是考不好当场就会给你颜色看，还会决定你的未来。

如果孕期一切正常，恭喜你！说明你进入中年以后患各种慢性病的机会比较少。如果你发生了妊娠期糖尿病，那么未来你患糖尿病的风险要比别人至少高 3 ~ 5 倍；如果你发生了妊娠期高血压，那么你未来发生慢性高血压的风险也是明显上升，其他器官和系统的问题可以以此类推。

不过也不要过于担心，如果孕期的考试成绩不好，还是可以补救的，只要调整好生活方式和饮食习惯，那些不良后果还是可以避免或是可以减轻的。

 怀孕是个试错的过程

怀孕是个试错的过程，会发生流产、反复流产、出生缺陷、死胎等不良事件；我们的身体也有一个容错的机制，错了还可以再试。所以各位最好能有一个容错的心态，不要过于谨慎小心，过于紧张，太纠结了反而不利于再次尝试的成功。

不少人就是因为缺乏容错的心态，不良事件发生以后很容易自责，走不出负面情绪；或是他责，把过错全部归罪于医务人员，不依不饶，大吵大闹，这两种情绪都不利于自身的恢复和再次尝试的成功。

怀孕是个试错的过程，不试不知道会错，错了还要接着试，试了才有机会不错，办法总比困难多。

怀孕让女性 10 个月沐浴在高水平的雌孕激素中

怀孕以后，女性的雌激素水平和孕激素水平会明显上升，会带来身体的明显变化，甚至不适。整整 10 个月，女性所有的器官和细胞都会沐浴在高水平的雌激素和孕激素中，这会给身体带来很多正面影响，会调整你的免疫系统，会改善你身体的功能。例如会治好你的痛经，会减少子宫内膜癌的发生概率，会减少卵巢癌的发生概率，会减少乳腺癌的发生概率等。当然，还会有其他我们还没有意识到的额外的好处。

人类进化对怀孕生孩子的影响

人类的进化为怀孕生孩子带来的最大挑战有两个：一是直立行走，二是大脑的发育。

直立行走对我们身体的构造来讲是"非法改造"：我们的祖先以前是四肢着地行走的，因此脊柱是像弓一样呈弧形弯曲，用来均匀地承担吊在下面的内脏的重量。随着人类的进化，我们的祖先逐渐学会了直立行走和奔跑，这让整个脊柱和内脏系统转了九十度，打乱了原来合理的力学构造和安排，脊柱被迫变成了直立的柱形。接着为了支持直立和双足行走，脊柱下端又不得不向前弯曲；为了让头部保持平衡，脊柱的上半部分又要向后弯曲，最终形成了颈、胸、腰、骶四个生理性弯曲，颈曲和腰曲凸向前，胸曲和骶曲凸向后。这些弯曲给椎骨造成了极大的压力。

怀孕是在"非法改造"的基础上继续"违章搭建"：怀孕进入中晚期以后，等于在腹部放置了一个 20 ~ 30 斤左右的大球，向前向下牵拉脊柱长达 5 ~ 6 个月，因此出现各种各样的不舒服也就很正常了。

其他哺乳类动物是靠本能生存的，人类不一样，是靠脑子生存和竞争的。所以大多数哺乳类动物生下来就会很快走路和奔跑，其脑容量比较小，四肢发达。人类和其他哺乳类动物不同，怀胎 10 月主要是在长脑子，出生以后无法独立生存，必须要依靠母亲抚养到 10 ~ 12 个月才能学习行走。

人类的进化史就是脑袋越长越大的历史，"非法改造" ＋ "违章搭建" ＋ "大脑袋" 就容易让分娩变得不像其他动物那样容易。

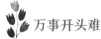 **万事开头难**

过了初试（初产），复试（经产）就比较容易了，第一个孩子当"宝"生、当"宝"养，第二个孩子当"猪"生、当"猪"养。

普遍二孩政策已经开放了，尽量自己生吧，"一宝"生得顺，"二猪"来得快！

怀孕会带来哪些好处

> 怀孕不是怀春，怀孕以后可能会有各种各样的不适：恶心、呕吐，腿抽筋，腰酸背痛等。生孩子不是生病，是生理过程，对于大多数的孕妇来讲，这些不适只不过是孕期的临时症状，生完孩子就好了。

怀孕的好处不仅仅是你可以有个可爱的孩子，还有其他一些你想不到的额外的好处。

 怀孕可以减少癌症的发生风险

临床研究发现，对于乳腺癌、卵巢癌和子宫内膜癌来讲，怀孕是一种很好的保护因素，怀孕的次数越多，怀孕的年龄越轻，这种保护效果越好。

当然，不是鼓励大家生非常多的孩子和过早生育，我们还要考虑到频繁怀孕和过早怀孕本身所带来的风险。

怀孕减少这几种癌症发生风险的主要原因可能有两种：长达10个月的高水平孕激素的保护作用，以及长达一年多甚至数年的孕期+哺乳期的卵巢不排卵。

另外研究还发现，坚持母乳喂养对于某些癌症的发生，例如乳腺癌来讲，也是一个很好的保护因素。

 怀孕可以"助性"

对于不少女性来讲，怀孕是一个对于"性"的很好的再发现机会。首先，不少人会在孕期做"春梦"，在春梦中会达到高潮，有些人是在春梦中第一次体验到高潮，并从此以后一发不可收拾。

其次，在过了早孕期的恶心呕吐等早孕反应以后，到了中孕期，很多准妈妈会觉得状态很好，甚至比没有怀孕的时候还要好。由于怀孕以后盆腔的血流明显增加，不少女性对于性的敏感度会提升，会更容易达到高潮，有些人会在这个阶段感受到人生中的第一次高潮，甚至是在一次性生活获得多重高潮。

怀孕以后"性趣"增加的另外一个可能的原因是怀孕以后随着雌孕激素水平的上升，雄激素的水平也会上升，无论是男性和女性，控制性欲的都是雄激素。

 怀孕可以让你养成很好的健康习惯

大家都知道吸烟有害健康，多喝酒会对身体不好，也知道健康的生活习惯要包括多运动，要控制饮食，要控制体重。

然而，明白了很多道理，依然过不好这一生。

明白归明白，做起来却是另外一回事，平时你会有一百种理由和借口去不遵守健康的生活习惯。

但是怀孕以后，为了孩子的健康，就可以做到这一切。孩子是最大的理由和动力，这也是母爱伟大的一种体现。当然，身边的婆婆妈妈和老公的监督也是另外一种养成健康习惯的保障。

戒掉各种坏习惯，多运动，多呼吸新鲜空气，适量、均衡和多样化的饮食除了保障孩子的健康以外，还可以让你控制好体重，控制好血糖，从此以后就爱上了健康的生活方式。

10 个月的时间足够长，可以让你养成一个良好的生活习惯。

有不少准妈妈后来告诉我，在我不断的督促和
鼓励之下，就是通过这 10 个月的坚持，她们就此
改掉了很多不好的毛病，形成了一个良好的生活习惯，觉得身心状态都特别棒。

好吧，是唠叨之下。

 怀孕让痛经走开

不少人在没有怀孕之前都会有痛经，包括原发性和继发性的痛经，怀孕以后不来月经了，也就不存在痛经了。

生完孩子，停止母乳喂养以后，月经还是会回来。

不少人会惊喜地发现，生完孩子以后痛经的程度会减轻，痛经的频率也在下降，有些人的效果甚至更好，从此以后就和痛经 Bye-

Bye 了。

痛经的发生与程度主要和前列腺素的水平以及前列腺素的受体相关。现在临床上治疗痛经的一个主要药物就是孕激素，孕激素可以通过调整前列腺素的水平和前列腺素的受体数量来减轻痛经的程度。

怀孕相当于连续进行了长达 10 个月的大剂量孕激素治疗，这些激素是天然的孕激素，没有任何副作用，所以很容易让痛经走开。

 怀孕会让你的感觉变得敏锐

怀孕以后，很多准妈妈的味觉和嗅觉会发生改变，会变得越来越敏锐。在吃饭时你能感受到怀孕以前你从来没有感受过的各种各样的味道，你能体会到每一道菜的微妙差异，你会成为整个餐桌上的美食家。

当然也会有些副作用，那就是也有可能会感受到一些怪味道。

怀孕以后，你的嗅觉会变得很灵敏，有的人说自从怀孕以后鼻子就像狗鼻子一样的灵敏，可以闻到多数人闻不到的各种气味，特别是异味。

从人类进化的角度来看，这种味觉和嗅觉的改变是人类演变出来的一种自我防护机制。可以让孕妇能够早点发现各种环境和食物当中可能会对胎儿造成不良影响的因素，让你远离危害。

什么季节怀孕最好

在我做住院医生的年代，大家都需要在不同的科室和部门轮转。对于妇产科的住院医生来讲，刚开始学做手术的时候，唯一能够让你动手的就是宫外孕，所以大家都想抢着上台做宫外孕手术。我们一个聪明的同学私下给我分享了一个小秘密，她说："你最好和总住院打好招呼，让她在春天的时候把你安排在妇科病房，因为这个季节宫外孕特别多，你可以有很多的机会上台手术。"

我仔细研究了一下，发现她的确说得对，在那个年代，春天的宫外孕数量的确比其他季节多。

春天到了，气候变暖和了，万物复苏，心情也好，"性"致勃勃，各种动物也在纷纷发情，连空气中都弥漫着荷尔蒙，于是XXOO也就多了起来，宫外孕也多了起来。

那冬天呢？冬天冷啊，冬天要穿棉裤和秋裤啊，冬天冻得伸不开腿啊，腿都伸不开，你还有很大的"性"致去XXOO吗？

那夏天呢？夏天那么热，在我做住院医生的那个年代是没有空调的，上海人好多都是睡在大马路上的，XXOO 的总量是减少的。

扯远了，扯远了，我们回来回答问题

一年四季当中，生孩子的数量是有波动的，这个波动取决于很多因素。大家在不同的季节怀孕生孩子有的是刻意选择，也有很多是随机的。目前来看，除了季节的影响以外，影响大家选择的主要有两个原因，一是孩子出生以后好不好带，二是和九月份这个开学季有关。

比如，有些人会希望孩子出生的头三个月最好是在春夏季节，或者是夏秋季节，这样孩子比较好带，大冬天孩子出生以后，连洗个澡都很麻烦，生怕冻着孩子，恨不得要全家出动。秋冬季节又是感冒高发的时段，带孩子出个门也是麻烦。

当然，现在有了空调和地暖，这种情况应该是好了很多。

孩子出生时间的另外一个重要考量是九月份的开学季，每年的八月底，不少地方都会有很多的不必要的选择性剖宫产，要抢着让孩子在 9 月 1 号之前生出来，这样以后上学的时候就不会因为差几天就要晚一年。

但是这种情况近些年也在改变，我身边的不少朋友反而是想让孩子在九月份以后出生，因为这样孩子可以晚一年上学。晚一年上学的好处是孩子在同学中是年龄大的，理解力和读书成绩会比较好，个子高打架也不会被人家欺负。

好吧，我承认我的患者中还有一些人是星座控，她们选择怀孕和孩子出生的时间，基本上是以星座为主的，这让我这个摩羯座有时候受不了。

就算是你选择了孩子的出生时间，你也不一定能做得到，因为人算不如天算。

你不可能想在哪个月怀孕就马上可以怀孕。别看你在不想要孩子的时候，变着法去避孕还是会中枪，但是一旦轮到你想怀孕的时候，经常会是老怀不上。

每个孩子都是天使，都是上帝给你的最美好的礼物，什么时候来真的无所谓。"春困秋乏夏打盹，冬天冻得伸不开腿"，每天听上去都不咋地，但其实每天都是好日子。

Today is also a good day !

多大年龄生孩子最合适

女性在进入青春期以后开始有排卵，随着年龄的增长，总的卵子数量逐渐减少。此外，随着女性年龄的增长，卵子逐渐老化，带有正常基因卵细胞的百分比逐渐减少。因此，随着年龄的增长，女性的生育率会下降，流产率增加，唐氏综合征等出生缺陷的概率增加。

理论上讲，女性月经来潮进入性成熟阶段就可以怀孕生孩子，在旧社会，女孩子 13 ~ 15 岁左右就开始嫁人生孩子了。但是处于青春期的女孩子身心尚未发育成熟，生孩子并不是最合适。

从生理角度来讲，女性 20 岁左右生孩子最好：很容易怀孕、生起来既快又顺利、产后恢复也快、出生缺陷也少。这个年龄生孩子真像树上结果子一样，熟了就往下掉。但是，处于这个年龄段的女性心理年龄往往还不够成熟，可能还没有完成学业，没有稳定的工作，这么早生孩子也不是太合适。

综合平衡下来，比较合适生孩子的年龄是 25 ~ 28 岁左右，如果为了事业发展，再往后拖几年也还行，但是尽量不要拖到 35 岁以后。

在宫内时期，女性胎儿所有的卵子就已经完成了第一次减数分裂，因而在出生时就带有她一生中全部的卵细胞。她的生日就是她所有卵子的"生产日期"，像食品一样，卵子也是有保质期的，"出厂" 20 年和 "出厂" 35 年的卵子质量是不一样的，"出厂" 45 年的卵子基本是过了保质期。

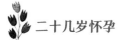
二十几岁怀孕

二十几岁的女性卵巢功能正常，内有更多的健康卵细胞，因此更容易怀孕，她们每月的怀孕几率约为 20% ~ 25%，这个年龄段的女性如果在积极尝试怀孕 12 个月后仍不成功，就应该寻求生殖专家的帮助。二十几岁女性怀孕后自然流产率只有 5% ~ 10%，唐氏综合征的发病率约为 1/1200。

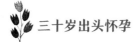
三十岁出头怀孕

超过 30 岁以后，女性的生育能力会下降，她们每月的怀孕几率约为 15%，这个年龄段的女性如果在积极尝试怀孕 9 个月后仍不成功，就应该寻求生殖专家的帮助。30 岁女性怀孕后的流产率约为 20%，唐氏综合征的发病率约为 1/952。

三十五岁以上怀孕

35 岁以上女性要想怀孕的话，会面临很多问题。35 岁以上女性每月怀孕几率显著下降，大约只有 10% 左右。这个年龄段的女性如果在积极尝试怀孕 6 个月后仍不成功，就应该寻求生殖专家的帮助。35 岁女性怀孕后流产率约为 25%，唐氏综合征的发病率约为 1/378。

总结一下：要生娃，得趁早，二十来岁真正好。

如何科学备孕

备孕有必要吗？其实，以前是没有所谓"备孕"这一专门说法的，只是最近几年才被炒作为"热词"的，如果你用搜索引擎搜索一下，呼啦一下跳出来的是一大堆的推荐"备孕"的医院，弄的好像不"备孕"就不能怀孕生孩子似的，有些过头了。

其实所谓的"备孕"总结起来就三句话：健康的生活方式、一般的体检、适当的准备。有人说，我不想做"备孕"可以吗？不做也可以，多数没有问题，特别是那些本来身体和生活方式就很健康，而且之前也规律做定期体检的人。但是做了更好，"备孕"为自己负责，为未来的孩子负责，可以减少意外。

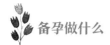 备孕做什么

"备孕"没有标准的套餐，基本上是从以下的项目中选择：

一般的检查包括：妇科检查、妇科超声检查、妇科内分泌功能检查、白带常规检查、尿常规检查、血常规检查、肝功能及肝炎病毒指标检查。

特殊的检查一般会推荐 TORCH 检查：是指一组病原微生物（即弓形虫、巨细胞病毒、风疹病毒、单纯疱疹病毒）的抗体检查，这组病原体在早孕期的原发性感染可能会引起围产期感染，导致流产、死胎、早产、先天畸形和智力障碍等各种异常结果。孕前检查的目的是了解女性的感染和免疫状态并进行相应的指导。

男性孕前检查的项目主要是精液检查及肝炎指标的检查。

其实上面说的主要是常规检查，并不需要很多的特殊检查。至于健康的生活方式，主要是不吸烟、不酗酒（少量饮酒没有问题）、经常运动等。怀孕是需要时间和耐心的，不是想怀孕马上就能怀孕的，部分人可以很快怀孕，部分人可能会需要数月，甚至 1 ~ 2 年才能自然怀孕。在准备怀孕的过程中要顺其自然，别太纠结，别丧失做人的乐趣。我的师弟，著名的生殖专家匡延平并不赞成医生过多的进行"性生活指导"，他见到过不少"性生活指导"导致丈夫"吐槽"的案例。其中一个极端的案例是，在医生的指导下，太太严格规定性生活的时间和次数，经过很久的折腾，虽然终于怀孕了，但是最后丈夫还是提出了离婚，因为实在无法忍受自己沦为"性工具"，把性生活当成任务来完成。

其实准备怀孕的夫妇完全可以享受这个制造新生命的过程，在排卵期，太太不要去提这件事，事先吃一顿烛光晚餐或看一场浪漫的电影,XXOO 是水到渠成的事情,是一种享受,干嘛要整成"双规"(规定时间、规定次数)呢?

备孕需要吃什么

除了健康的饮食结构以外,一般建议在孕前 2 ~ 3 个月开始服用含有叶酸的多种维生素,目的是预防神经管缺陷和其他出生缺陷。

备孕需要中医调理吗

一般情况下不需要,如果身体有问题,也喜欢中药的话,可以考虑中医调理。

备孕纠结之子宫内膜息肉

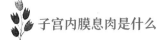

从前慢，从前简单，从前的幸福也很简单。现在科技发达了，生活富裕了，生活节奏快了，人们反而失去了从前的简单、从容，没那么幸福了。

从前怀孕生孩子也很简单，现在纠结的人越来越多，纠结的事情也越来越多，比如和备孕相关的众多纠结之一——子宫内膜息肉。

子宫内膜息肉是什么

子宫内膜息肉是指子宫内膜在雌激素的长期、持续作用下形成的局限性增生，由内膜腺体、厚壁血管及间质构成，形成带蒂肉质瘤体，突向宫腔。近些年来，子宫内膜息肉的发生率呈逐年上升趋势，据报道，在原发不孕女性中子宫内膜息肉的检出率可以高达50%以上。有研究显示，35 岁以下女性发生率约为 3%，35 岁后上升至 23%。

在我做住院医生的年代，女孩子月经初潮的年龄为 13 ～ 14 岁，现在已经提前到了 11 岁左右，那时绝经年龄大约为 45 岁左右，现在为 50 岁以后。女性雌激素的暴露时间明显延长，再加上环境中化学污染物当中有很多的类雌激素物质，这就使得和雌激素相关疾病的发生率明显上升，例如子宫内膜息肉、子宫内膜癌、子宫肌瘤、乳腺的良性和恶性肿瘤。

其实要想从根本上解决这种类似的备孕纠结，最好的办法是早生孩子，多生孩子。孩子生的早就不会有这么多的烦恼，因为年轻女性的子宫内膜息肉和子宫肌瘤的发生率很低。孩子生的多会有额外的孕激素保护，怀孕一次十个月，长期的孕激素影响会降低多数和雌激素相关的妇科疾病的发生率。

 子宫内膜息肉恶变的概率

绝大多数的子宫内膜息肉是良性的，少数会恶变。有研究者通过十几年的跟踪研究发现，95% 以上的子宫内膜息肉为良性病变，大约 1.3% 为癌前病变，3.5% 会发生恶变。与发生恶变相关的因素包括年龄大、绝经晚、有临床症状。除了上述因素外，多发息肉、子宫内膜异位症、肥胖、糖尿病、高血压也会增加子宫内膜息肉恶变的概率。

子宫内膜息肉会影响怀孕吗

子宫内膜息肉与生育之间的关系缺少大样本多中心的研究。有随机对照研究发现，子宫内膜息肉切除术可以明显提高宫腔内人工授精（IUI）的妊娠成功率。至于子宫内膜息肉切除是否能够提高体外受精（IVF）的妊娠成功率，由于研究的数量比较少，样本量比较小，目前仍无可靠结论。

 子宫内膜息肉会增加流产概率吗

目前没有大样本多中心的研究提示子宫内膜息肉是否会增加流产的概率。

 哪种情况下需要先手术切除子宫内膜息肉再怀孕

体积较小且无症状的子宫内膜息肉，通常情况下采取期待治疗是可取的，小于10mm的子宫内膜息肉患者中，25%可以发生自然消退。但是在不孕的女性中，特别是比较大的息肉和多发息肉，建议进行子宫内膜息肉切除，以增加自然受孕或者人工辅助受孕的概率，宫腔镜下子宫内膜息肉切除仍然是手术治疗的金标准。

对于复发性自然流产无其他明显原因者，通常应考虑宫腔镜下息肉切除术。

备孕纠结之宫颈手术史

> 子宫在里，宫颈在外，看子宫需要借助外来设备，例如超声或宫腔镜，看宫颈裸眼就可以直接看了，眼神不太好的顶多戴副眼镜就可以了。

宫颈被看多了，就会发现问题，如果再弄个阴道镜放大几倍到十几倍，拍些照片仔细琢磨，就会觉得每个宫颈都有问题。于是这些问题都被赋予各种或栩栩如生或晦涩难懂的名称，例如大家耳熟能详的"宫颈糜烂"，或是字都认识，但不知所云的"上皮化生"。

既然宫颈有疾，那就得"治"，诊断了有问题，不治的话患者不愿意，不治的话有些医生也没活干。于是各种各样的方法被发明出来用于折磨宫颈，有阴道灌洗的，有阴道塞药的，有塞中药的，也有塞西药的，还有塞"高科技产品"例如"干扰素"以及"纳米"材料的，就差灌辣椒水了，当然也免不了手术。

宫颈手术五花八门,基本上可以按照酷刑的方法来分类,有电烫、有激光、有冷刀,还有这些年比较热门的 LEEP 手术。

 LEEP 手术是"离谱"手术吗

LEEP 是一个英文缩写,全称是 loop electrosurgical excision procedure,中文直译就是环形电手术切除术。LEEP 手术的特点是可以 see and treat,就是诊疗一体,可以看了再治,也可以边看边治,还可以把切下来的标本送病理检查。因其省时、简单、安全、便宜,而且可以在门诊完成手术,于是深受广大医生和广大女性的热爱。

正是由于以上的特点,LEEP 手术也容易被滥用,于是不少不应该做 LEEP 手术的宫颈问题也被做了 LEEP 手术,例如根本不是病的"宫颈糜烂",还有很多是年轻的未怀孕过的女性。宫颈被切得多了,就会导致宫颈功能不全,导致怀孕以后容易发生早产。于是,LEEP 手术有时候会被戏称为"离谱"手术。

我的建议是,做 LEEP 手术需要严格掌握好手术指征,特别是未育的女性。如果需要做的话,得去靠谱的大医院,找靠谱的医生。

 LEEP 手术以后多久怀孕早产率比较低

临床研究显示,LEEP 手术切除部分宫颈以后会导致宫颈功能不全以及早产发生率的增加,引起围产儿死亡率的上升。但是 LEEP 手术及妊娠时间间隔对早产发生率的影响目前仍有争议,相关研究并不多，研究结果不尽一致。

对于年龄偏大，急于怀孕的女性，可以尝试在 LEEP 手术 3 ~ 6 个月以后怀孕，但是多数学者建议术后 1 年计划妊娠为宜。

 怀孕后专家的咨询与检查

对于有宫颈 LEEP 手术史的女性，在决定怀孕之前和怀孕以后应该寻找有相关经验的产科专家咨询，专家会详细询问宫颈病变史及治疗史，特别是 LEEP 术后病理，医生会告知你早产风险及相关的并发症。

另外一种常用的宫颈手术方式是冷刀锥切（CKC），由于通常 CKC 的切除范围更广，也更深，因此和早产的相关性更高。建议有 CKC 手术史的孕妇自 16 周至 32 周，每隔一周 B 超监测颈管长度，22 周后根据临床表现必要时进行宫颈阴道的胎儿纤连蛋白检测，进一步预测早产风险。

 有 LEEP 手术史的孕妇何时需要宫颈环扎或放置宫颈托

美国妇产科医师学会（ACOG）建议宫颈环扎的指征是：①一次或多次中孕期无痛性宫颈扩张引起的流产史，不伴临产或胎盘早剥；②既往中孕期环扎史（因无痛性宫颈扩张）；③此次妊娠中孕期出现无痛性宫颈扩张；④单胎妊娠、既往小于 34 周的自发性早产史、24 周前 B 超监测宫颈颈管长度小于 25mm。

关于宫颈托的疗效，2012 年前仅少数观察性研究，虽然 2012

年的多中心随机对照研究支持宫颈托在颈管长度小于等于 25mm 的患者中对于早产的预防作用，但是该研究对象中排除了有宫颈锥切术史的患者，宫颈托对于有宫颈手术史患者早产预防的疗效，目前相关研究资料仍然不足。

因此，LEEP 手术史和 CKC 手术史不是宫颈环扎或放置宫颈托的指征，除非是出现明显的宫颈扩张或宫颈明显缩短，具体情况应该由专家判断和决定。单纯 LEEP 手术史亦非孕前环扎的指征。

备孕纠结之"宫颈糜烂"

在妇产科领域里，有好几个病是鉴别真假医生的试金石，如果你遇到以下几类妇产科医生，劝你最好躲得远一些，因为这些医生要么是不靠谱，要么是从来不读书：宫颈糜烂乱治疗，黄体酮乱保胎，阴道炎乱冲洗，HPV 乱上药。

"宫颈糜烂"看上去很吓人，听起来也很吓人，处理起来也很坑人，因为它是被过度诊断、过度治疗最严重的一个。

其实，宫颈"糜烂"根本不是病，是对宫颈的一种正常表现的错误认识。在宫颈上，有两种不同类型的细胞，靠近阴道部分的是鳞状上皮细胞，而靠近宫颈口部位的是柱状上皮细胞，两种上皮在外观上表现是不同的。如果柱状上皮在宫颈口部位向外生长，覆盖了宫颈，看起来像是"糜烂"的宫颈部分，而外侧相对比较光滑的宫颈，则是鳞状上皮细胞覆盖宫颈的部位。

实际上，所谓的"宫颈糜烂"是一种正常的生理表现，是柱状上皮外翻，根本不是病。虽然"宫颈糜烂"有时会有接触性出血，一般不需要特殊的处理。

既然"宫颈糜烂"不是病，当然可以怀孕。而且不需要在准备怀孕之前进行塞药治疗，更不需要进行 LEEP 手术。

有时候，在临床还是会遇到被过度治疗的患者，特别是因为单纯的"宫颈糜烂"而进行 LEEP 手术的患者，因为这非但没有任何好处，反而会增加早产的风险。

虽然"宫颈糜烂"不是病，但是宫颈的定期细胞涂片检查还是必要的，目的是筛查和早期发现宫颈癌。

怀孕以后，在产科检查的时候需要进行阴道分泌物的检查和宫颈细胞学的检查，这个时候"宫颈糜烂"看上去可能会加重，会有充血，在做宫颈细胞学涂片检查时可能会引起接触性出血。这种情况不用担心，接触性出血基本上很快就会自行停止。

自然流产后多久可以再怀孕

怀孕貌似是一件很简单很容易的事情，但是实际情况并不那么简单。在正常人群中，自然流产的发生概率大约为 15% 左右，如果算上你自己可能都没有意识到的生化妊娠，受孕胚胎的淘汰率可以高达 50%。

对于自然流产的女性来讲，需要等待多久再怀孕是一个经常要纠结的问题。因为不同的人说法不一样，世界卫生组织的建议是至少等待 6 个月，有些人说要等待 12 ~ 18 个月，三姑六婆的说法虽然不尽相同，不过主要的意思是要做好"小月子"，把身体养好再说。

但是，很多事情往往和我们想象的不一样，流产以后等待的时间长并不意味着下一次怀孕的结局会更好。在英国医学杂志 BMJ 发表的一篇文章指出，在发生自然流产以后，不必刻意等待比较长的时间再尝试怀孕。此研究的证据显示，在发生自然流产以后，如果在 6 个月之内再次怀孕的话，再次发生流产的概率和发生妊娠不良结局的概率是最低的。

虽然证据告诉我们流产以后不需要等太久就可以再次怀孕，但是再次怀孕以前还是要注意以下几点。

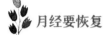 **月经要恢复**

这样你至少知道是何时怀孕的，多数情况下医生会建议至少来2～3次正常的月经后再尝试怀孕。

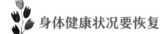 **身体健康状况要恢复**

这样你才会对再次怀孕有信心。

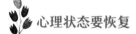 **心理状态要恢复**

不少女性在流产以后会情绪低落，会内疚，会去寻找各种原因和理由来自责，把流产的原因归结于拎重物、性生活、吵架、吃了不应该吃的食物、没有吃孕期维生素、没有吃保胎药、工作压力大、出差、锻炼身体，后悔没有早点去医院看医生。

想得越多，就会自责越多。

这种负面情绪不会轻易消失，有时会持续很久的时间，这时候她需要特别的帮助和关心，特别是丈夫的关心和支持。

在少数情况下，丈夫的情绪也会低落，也需要得到专业人士的帮助。

当自己无法解决或面对的时候，可以咨询相关的产科和心理专家，或是参加有相同经历女性的互助小组，通过倾诉和交流可以缓解和消除这些负面的情绪。

当情绪低落还没有走出来的时候，是不适合再次尝试怀孕的。

 了解下一次怀孕再次发生流产的概率

虽然自然流产比较常见，但是再次怀孕的成功率还是比较高的，如果是第一次自然流产的话，再次怀孕以后可以成功分娩的概率是85%。在正常人群中，大约有1% ~ 2%的人会发生连续2次以上的自然流产，如果是连续2 ~ 3次流产的话，再次怀孕成功分娩的概率为75%。

 何时需要去看专家

当出现以下各种问题的时候，不建议短期内再次怀孕，需要寻找相应的专家就诊，查找清楚原因：

- ·2次及以上自然流产。
- ·有各种内外科合并症。
- ·年龄超过35岁。
- ·有生殖方面的问题。

剖宫产后多久可以再怀孕

关于剖宫产以后再次怀孕，准妈妈最关心的问题有两个：一是会不会发生自发性子宫破裂，二是能不能自己生。从医生的角度来讲，最关心的是上次剖宫产到再次怀孕隔了多久，因为这是决定会不会发生妊娠期自发性子宫破裂和能否可以放心地经阴道分娩的最重要因素。

关于这个问题，美国积累的资料和数据比较多，所以大多数的文献资料和最权威的临床指南还是来自于美国。在过去几年里，国内的同行开始比较多的关注这件事情，而且有些医院也开始尝试允许上次剖宫产的孕妇阴道分娩了。因为做得少，就会有很多的困惑和不同的看法，为了解决大家的困惑，就大家关心和担心的问题一并回答如下。

剖宫产术后试产（TOLAC）和剖宫产术后经阴道分娩（VBAC）虽然指的是同一件事情，但还是有区别的。一般认为TOLAC指的是剖宫产术后阴道试产的尝试，如果成功了就是VBAC。但是国内多数人还是用VBAC来统称这件事。

子宫下段切口厚度指的是超声测量的子宫下段剖宫产切口部位的肌层厚度，有专家认为这个厚度与阴道试产时子宫下段的破裂有关，子宫下段切口厚度越薄，试产时子宫破裂的风险越大。但是多数专家认为，目前没有大家可以普遍接受的cut-off值来预测子宫破裂，而且测量方法不同，得到的数值差异很大。我本人的态度是不推荐，不反对，如果要测量的话，cut-off值可以定为3mm。

根据文献报道，一般来讲VBAC成功率为60%～80%，有剖宫产史的孕妇阴道试产时，子宫破裂率为0.7%～0.9%。子宫破裂的概率与两次妊娠之间的时间长短有关，如果两次妊娠的时间（剖宫产到再次怀孕的时间）在6个月之内,去尝试VBAC的话，子宫破裂的概率为2.7%，如果超过6个月以上，尝试VBAC发生子宫破裂的概率为0.9%。

关于剖宫产后多久以后怀孕可以考虑VBAC，国内多数医生会说最好是18～24个月，其实这是个误读。如果去仔细阅读英文文献原文的话，你会发现这18～24个月指的是两次分娩的时间间隔，不是两次妊娠的时间间隔，要在两次分娩时间间隔的基础上减去9个月的怀孕时间才是两次妊娠的时间间隔，也就意味着剖宫产后9～15个月怀孕的人都符合VBAC的条件。

当然，对于不急着再次怀孕的女性来说，等待18～24个月也没有问题。但是对于年龄偏大，想早点再次怀孕的女性，以及已经再次怀孕的女性，如果是剖宫产后 9 ～ 15 个月怀孕的，是应该允许其考虑 VBAC 的。

VBAC 的适应证和禁忌证我就不赘述了，在看门诊时医生会和你讨论的。

 剖宫产距离再次怀孕的时间与自发性子宫破裂

这方面的数据比较少，来自美国妇产科医师学会指南的数据提示，在拟行选择性再次剖宫产的孕妇中，子宫破裂的发生率为 0.4% ～ 0.5%，没有说明上次剖宫产距离再次怀孕的时间。

所以即使是剖宫产后数月内再次怀孕，也没那么可怕，自发性子宫破裂的概率是存在的，但是并没有想象中的那么高。只是说你如果想自己阴道分娩的话，子宫破裂的概率会升高 3 倍，在 3% 左右。如果不想自己生，而是选择再次剖宫产的话，子宫自发破裂的概率大概不会超过 1%。

 连续两次剖宫产以后还可以 VBAC 吗

多数人会想当然地说不行，其实是可以的。大样本研究显示，与一次子宫下段剖宫产相比，有两次子宫下段剖宫产史者 VBAC 的成功率为 71%，子宫破裂率为 1.36%。总体来讲成功率是可以接受的，风险也可控。在充分告知风险和知情同意的前提下，可以考虑阴道试产。

隔多久生第二个孩子比较好

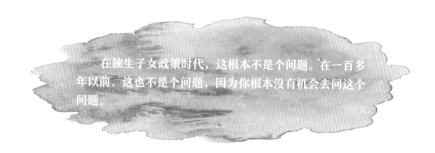

在独生子女政策时代，这根本不是个问题。在一百多年以前，这也不是个问题，因为你根本没有机会去问这个问题。

普遍二孩政策开放以后，"隔多久生第二个孩子比较好"就成了妈妈们和产科医生们不得不面临的现实问题。一个大的原则是，两次怀孕的间隔时间既不能太短，也不能太长，不然的话，母亲和孩子的并发症都会增加。

但是一旦具体到细节问题，无论是在网络上的讨论，还是你去问产科医生，回答是五花八门，在具体的原因方面，多数人也说不出个所以然。

要想正确回答这个问题，还真的没那么简单，首先要明确概念，不然的话，得出的结论可能会完全不一样。

计算生两个孩子的时间间隔有两种不同的开始方法，也有两种不同的结束方法，第一胎可以从怀孕开始计算，也可以从分娩开始计算，第二胎可以从怀孕开始计算，也可以从分娩开始计算，所以会有各种开始和结束的计算组合，不同的定义得出的结论也可能会不一致。下面就和大家谈谈常用的几种定义方法，可别搞混了。

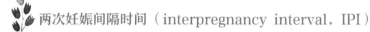

两次妊娠间隔时间（interpregnancy interval，IPI）

也被称为分娩到怀孕时间间隔（birth to pregnancy，BTP），指的是一次活产分娩到下一次怀孕的时间间隔。

分娩时间间隔（interdelivery interval，IDI）

也被称为分娩到分娩时间间隔（birth to birth interval，BTB），指的是连续两次活产分娩的时间间隔，这一时间间隔存在一个问题，就是没有将流产和死胎计算在内，因此平均时间可能会比较长。

妊娠结局时间间隔（inter-outcome interval，IOI）

指的是一次妊娠结局和另外一次妊娠结局之间的时间间隔，这一定义把人工流产、自然流产和死胎都计算在内，这对于流产、死胎等不良结局的风险评估意义更大。

IPI 过短

对于 IPI 过短的定义，大家没有一致共识，3个月、6个月、9个月、

12个月、18个月都被用来定义短IPI，其中IPI 小于6个月被采用的更多一些。

研究发现，IPI小于6个月和不良妊娠结局有密切关系，当然也有些研究发现IPI小于3个月或小于18个月和妊娠不良结局相关。

IPI过长

大家通常将之定义为IPI大于60个月。

为什么IPI过短和过长会导致妊娠结局不良

可能的原因有很多，但是由于这些猜测无法得到很好的证据支持，所以只能称之为假说。IPI过短和妊娠不良结局相关的假说包括营养缺乏，特别是叶酸缺乏；也包括感染，特别是生殖道感染；还有宫颈功能不全假说。

至于IPI过长导致妊娠不良结局的原因，最主要的假说是"生理回归"。第一次怀孕和分娩会引起生殖系统的适应性改变，例如子宫的血流增加，当IPI过长时，上次怀孕分娩带来的暂时性的生理性改变（例如子宫血流增加）会消失。

与IPI相关的产科并发症

大量的临床研究显示，IPI过短和过长都与妊娠并发症相关。其中IPI过短与母亲贫血、胎膜早破、早产、胎盘早剥、低出生体重，以及自闭症相关。

IPI 和子痫前期相关，如果 IPI 超过 10 年，下次妊娠患子痫前期的风险和初产妇差不多。但是，如果第一胎是子痫前期的话，随着 IPI 的延长，子痫前期的风险会逐渐下降，因此推荐 IPI 至少 1 年。IPI 过长会增加难产的风险。IPI 过短和过长都会增加出生缺陷的风险。

虽然证据级别不够高，但是从现有的研究结果来看，孕产妇死亡和围产儿死亡可能和 IPI 过短相关。

 与 IOI 相关的产科并发症

与 IPI（两次活产分娩的时间间隔）不同，IOI 指的是任何一次妊娠结局和下一次妊娠之间的关系。

自然流产：根据一项大样本单中心的研究，WHO 推荐在人工流产或自然流产以后至少等待 6 个月再尝试下一次怀孕，这是根据患者的回忆进行报告的研究，有可能存在记忆偏差，也没有区分人工流产和自然流产。但是在没有更多的更加可靠的研究确认之前，还是遵守 WHO 的建议为妥。

死胎：死胎以后比较短的 IOI 可能会增加新生儿死亡的风险。

母亲抑郁或焦虑：在人工流产或自然流产后 IOI 小于 7 个月会增加母亲的抑郁和焦虑。

 与 IDI 相关的并发症

IPI 和 IOI 衡量的是一次妊娠的结束和下一次妊娠开始之间的

时间间隔，IDI 指的是两次活产分娩之间的时间间隔，IDI 被更多的用于剖宫产后阴道试产（TOLAC）。

如果 IDI 小于 18 个月，在进行 TOLAC 时子宫下段破裂的风险增加 3 倍，这会增加围产儿死亡和母亲严重并发症的风险，如果 IDI 大于 18～24 个月，TOLAC 并不会增加母亲并发症的风险。

请注意，IDI 18 个月并不是说剖宫产以后孩子 18 个月大以后再怀孕才可以阴道分娩，而是说两个孩子出生的时间间隔是 18 个月以上，这包含了第二个孩子 40 周（大约 9 个多月）的孕期。也就是说，如果第一胎是剖宫产的话，孩子出生 9 个月以上再次怀孕，就可以考虑 TOLAC 而不必担心子宫破裂的风险增加了。

当然，这么说不是鼓励大家剖宫产后 9 个月以后就可以计划怀孕，除了 TOLAC 子宫破裂的风险以外，我们还要考虑到前面所提到的其他的母儿风险，所以第一胎剖宫产以后，下次再怀孕的间隔还是略长一些比较好，不要那么着急再次怀孕。

🌷 两次妊娠之间的理想时间间隔是多久

在一次活产以后，WHO 推荐 IPI 大于 2 年，小于 5 年。主要依据是文献提示，在一次活产以后，IPI 小于 18 个月会增加母亲和围产儿不良结局的风险，在 IPI 18～24 个月之间，母亲和围产儿的风险最低。WHO 推荐 2 年是为了和联合国儿童基金会（UNICEF）的母乳喂养 2 年的推荐相呼应，对于大众来讲，2 年比 18 个月更容易记得住，也更容易传播。

如果女性的年龄超过 35 岁，IPI 12 个月就够了，因为超过 35 岁以后生育能力下降，不孕症发生率上升，高龄还会导致妊娠并发症和出生缺陷发生率的上升。

人工流产、自然流产和死胎以后等待多久再怀孕也是一个难题，这些女性多数希望能够早点再怀孕，但是证据显示自然流产和死胎以后再次发生类似不良结局的风险还是不小。对于这些女性来讲，很难确认合适的 IOI，因为临床研究结果相互矛盾，比较难以达成共识，WHO 推荐至少等待 6 个月。

如果上一胎是子痫前期或是早产的话,建议等待 12 个月再怀孕。

以上都是从医学的角度来考虑的，其实从其他角度来讲，间隔 2 ~ 5 年再次怀孕也是有道理的。首先是要让母亲的身体有一个恢复的过程，其次是给母乳喂养留出足够的时间，再次是要让第一个孩子可以放得下，可以独立跑来跑去，还有就是让两个孩子的年龄有一定的差距，但是差距不要太大，因为对于孩子们而言，共同成长是有利的。

生孩子不是生病

从前，一直怀孕生孩子是常态；现在，不怀孕是新常态。在不怀孕是新常态的状态下，怀孕生孩子就是大事情了，就会很重视，也会变得过度重视。

多数的怀孕是正常生理状态

对于多数女性来讲，怀孕和来月经一样，是正常的生理现象，虽然怀孕以后可能会有各种不适，但这绝大多数是生理适应状态，不是病理性的，不必过于担心。

大多数孕妇可以自己正常分娩，孩子可以健康生长。按照我们产科医生的说法：第一个孩子是当"宝"养，第二个孩子是当"猪"养。这个"养"有两层意思，一是怀孕和分娩，二是孩子出生以后的喂养和培养。

虽然同样是生理过程，但是第一次怀孕和生孩子时一切都是陌

生的，做任何事情都很谨慎，遇到任何风吹草动都会很紧张。当怀
第二个孩子时，一切都是轻车熟路了，也就不会那么紧张了。

怀孕了有各种各样的不舒服很正常

怀孕以后的各种不舒服多数是"症"，不是"病"，是怀孕以后的
正常表现，是正常的"不正常"，是暂时的状态，是激素的作用，是
血流重新分配的缘故。这是 10 个月的"有期徒刑"，绝大多数的不
舒服在孩子生完以后就好了，生完以后女性就会恢复到你的"出厂
设置"，当然，这是经过磨合的"出厂设置"。怀孕以后的各种不舒
服不需要打针，也不需要吃药，应对原则是：接受现实、心理适应、
运动与体位调整。 当然，如果是严
重的不适，持续存在的不适，还是
要去看医生，决定是否需要进一步
处理。

> 怀孕不是怀春，不可能像是热恋中的你那样如
> 沐春风，基本上不可能是怀孕前浑身不舒服，怀孕
> 以后浑身舒服。如果是真的这样，那你家祖坟上可
> 能真的会冒青烟了。

老祖宗自作聪明站起来走路的债要怀孕的时候还

怀孕以后最常见的不适是腰酸背痛，这背后有很多原因，有激
素作用下的韧带松弛，会引起关节的松动或错位，还有妊娠期水肿，
但是导致腰酸背痛最主要的原因还是人的身体构造。

我们的祖先以前是四肢着地行走的，因此脊柱是像弓一样呈弧
形弯曲。随着人类的进化，我们的祖先逐渐学会了直立行走和奔跑，
这让整个脊柱被迫变成了直立的柱形，并最终形成了颈、胸、腰、

骶四个生理性弯曲。这些弯曲给椎骨造成了极大的压力，大多数成年人的腰酸背痛都是由此造成的。怀孕进入中晚期以后，等于在腹部放置了一个 20 ～ 30 斤左右的大球，向前向下牵拉脊柱长达 5 ～ 6 个月，因此腰酸背痛也就很正常了。

 开刀不是开玩笑

生孩子不是生病，绝大多数是生理状态，只要你有信心，大多数是可以顺产的。所以我们鼓励在孕期保持健康的生活方式，积极正向的心态，坚持合理的饮食和运动，我们鼓励自由体位待产，自由体位分娩，推荐分娩镇痛，降低会阴侧切率，鼓励自然分娩和母乳喂养。

在怀孕过程和分娩的过程中，你是主角，医生和助产士都是配角，医生是帮助你作出决定，不是替你作出决定；医生和助产士是帮助你生，不是替你生。

开刀不是开玩笑，所以在没有医学指征的前提下，最好不要随随便便地就决定做剖宫产手术。虽然现在医学发达，科技昌明，手术的安全性已经得到了很大的提高，但是手术毕竟是手术，还是有一定的风险概率的。

另外手术是会"伤元气"的，得一场重感冒和拉一次肚子都需要 1 ～ 2 周的时间才能逐渐恢复到正常的生理状态，更不要说做手术了。

🌷 老公的关心和陪伴是最好的良药

"大肚子"说不舒服的话，她是真的"不舒服"，你和她争辩没有意义，说这种"不舒服"正常是医生的任务，如果是老公说的话，非但没有用，还会惹更多的不开心和不舒服。

> 此条也适用于身为医生的老公。

在这种情况下，不要试图和孕妇讲道理，女人是不讲道理的，怀孕以后就更不讲道理了。女人是讲感觉的，只要老公多关心，多安慰，多陪伴，这些症状就会好转或消失的（按照小岳岳的说法：我的天呐，真的好神奇啊！）。

如果实在无法陪伴，多打几个电话，嘘寒问暖也可以达到同样的效果。

看了上面的文字，很多女性会说："你们男人不懂女人的痛，这么轻描淡写是不是属于站着说话不腰痛？"

错！站着说话也腰痛，躺着说话才不腰痛，不是说了嘛：好吃不过饺子，舒服不过躺着。

对于孕妇不舒服的抱怨，不同人有不同的说法：

"直男癌"的说法：医生说了，不舒服很正常，不舒服就在家好好躺着，别老在外面逛街。本来就不舒服了，就不要再抱怨了，抱怨会让你自己更不舒服，也会让我不舒服。如果真的不舒服，让你妈陪你去医院看病。

"暖男"的说法：老婆你又不舒服了？来，让我看看你哪里不舒服？我来帮你揉一揉，要不我今天不去上班了在家陪你？要不我陪你去医院看一看？要不我帮你烧一些你爱吃的菜？

　　女人的真实想法：我说不舒服其实也不是真的想要去看病，真的想有什么灵丹妙药，只是想要你知道我真的是不！舒！服！我只是想得到你的关注、你的安慰和你的陪伴。

做到这些，享受自然孕育

这些年，大家越来越重视回归自然，吃菜要吃有机蔬菜，吃饭要吃有机大米，生孩子也开始讲究自然孕育了。我在看门诊时也开始感觉到这种态度的变化，对于每一个来我门诊初诊建卡的准妈妈，我一定要讲的两件事情是：如果没有特殊情况，鼓励你尽量自己生；如果没有特殊情况，鼓励你分娩以后尽量纯母乳喂养至少 4 ~ 6 个月。

在几年前，想方设法让我开剖宫产的准妈妈不在少数，现在多数情况下准妈妈们都是很干脆地说："是的，我就是想要自己生和自己母乳喂养。"

我们鼓励自然孕育，希望能够自然怀孕，孕期一切正常，足月临产后鼓励自己分娩，最好能不用任何干预和药物，鼓励自由体位待产和自由体位分娩，尽量不用会阴侧切，生好孩子能够纯母乳喂养，这当然是最理想的自然状态。但是，也不要为了自然而自然，有些时候必要的医疗干预措施还是有道理的。

我曾经遇到过一个很不一般的美国产妇，坚定的自然孕育践行者。宫口开全超过2个小时后我们的医生和助产士比较担心，要采取干预措施，结果人家丈夫根本不同意，被说得烦了，干脆把医生赶出去，把胎心监护也关掉了，只允许留一个助产士间歇听胎心，不让检查，不让干预。结果把我们的医生和助产士吓个半死，半夜打电话给我问咋办？我说让产妇丈夫听电话，我问他是否知道第二产程延长可能带来的后果，他说知道并愿意接受一切可能的不良后果。我和同事说，那你们还着什么急呢，多数没什么事，等呗。人家关起门来，一家人在一起继续在烛光、香薰中待产，尝试各种体位。最后，第二产程8个多小时后自己生了个挺好的孩子，啥事都没有。

当然，这是个案，医生不提倡这么做，但是真的有人这么做也甭害怕。多数情况下，我们还是推荐自然孕育，当然如果有状况，也不要拒绝医疗干预措施。

以下是一些崇尚自然孕育的准妈妈们应该可以接受的必要的干预措施。

 孕期补铁

妊娠期贫血的概率大约为30%，有人说我不想吃药，能否吃红枣和猪肝补铁？很遗憾，红枣中铁的含量不足以纠正贫血，猪肝中铁的含量虽然高一些，但是一般的食用也难以纠正临床贫血。另外，肝脏是解毒的器官，所有有害物质容易在肝脏积累，吃多了你不害怕吗？铁片中的铁和食物中的铁是一样的，别把铁片当药就是了。

孕期补钙

如果饮食中摄入的钙足够，就没有必要补钙。在日常生活中，西方人会饮用大量的牛奶并经常吃很多的奶制品（例如奶酪），但是中国人的食谱和西方人有差异，我们牛奶和奶制品的摄入比较少。中国孕妇日常食物中钙的含量只有每日推荐量的 1/2 ～ 2/3，因此对于多数孕妇来讲，每天服用 500 ～ 600 毫克左右的钙片还是有道理的。

分娩镇痛

少数产妇是幸运的，她们生孩子是不痛的，多数人是痛的，少数人是痛得要死要活的。因此，采用硬膜外麻醉进行分娩镇痛还是有必要的。当然，分娩镇痛的硬膜外麻醉还有一个作用，就是在发生母亲或胎儿的紧急状况时，可以随时采取紧急手术而不耽误宝贵的抢救时间。

其他

其他还可以接受的干预还包括电子胎心监护，引产或催产用的缩宫素（催产素）等，这些都是保障母婴安全，促进自然分娩的相应措施。多数情况下，医生会尽量减少人为干预，只有该出手时才出手。

其实，在现实生活中，要想做到真正的样样事情都纯自然是不可能的，你能不开车不乘飞机再远的路都自己走？你能病了不吃药不打针不做手术？崇尚自然，热爱环保可以，可别太过了，过了就有点矫情了。

产前检查、产前筛查与产前诊断的区别是什么

中国的语言文字博大精深，很多的名词不能仅仅看字面来理解，例如："巴西足球队大胜中国队"和"巴西足球队大败中国队"是一个意思，这让学中文的老外很摸不着头脑。再例如上海话"老茄（ga）"其实是骂人的"老卵"的一种文明的说法，因为"茄子（上海话叫 gazi，也叫落苏）"的外形和那样东西有点像。

医学专有名词有时候也很让人困惑，一来有些名词读起来很拗口，二来你看得懂这几个字，但是你根本无法从字面理解它究竟是什么意思，三来有些名词看上去很像，但是它所代表的内容却完全不同，四来，五来……

在怀孕以后去产检的时候，医生可能会和你说很多的名词，但是你根本不知道医生在说什么。在门诊经常需要和准妈妈解释的一个问题就是产前检查、产前筛查与产前诊断的区别。

什么是产前检查

产前检查就是产检，一般情况下指的是怀孕以后到医院进行的常规产科检查，包括询问病史、体格检查、妇科检查、超声检查和抽血化验等。产前检查的目的是及时发现母亲和胎儿的异常，并进行相应的处理。

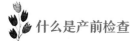

什么是产前筛查

一开始的时候，产前筛查指的是对胎儿畸形的筛查，这包括早孕期或中孕期通过血清学和超声检查等来预测胎儿患有唐氏综合征和其他染色体异常的风险（"早唐""中唐"、超声软标志物等），以及在中孕期通过超声进行胎儿结构异常的"大畸形筛查"，也叫"大排畸"。无创胎儿DNA检查（NIPT）也是属于筛查，是高级筛查，不是诊断。

孕期TORCH感染的筛查也是其中之一。

后来针对母亲并发症的筛查项目多了起来，于是产前筛查也不再仅仅是胎儿畸形的筛查了，还包括了母亲疾病的筛查，例如母亲甲状腺功能的筛查、妊娠期糖尿病的筛查、子痫前期的筛查、早产的筛查等。

什么是产前诊断

产前诊断指的是对高风险的胎儿进行进一步的确诊检查，例如对唐氏筛查高风险、NIPT高风险、不良孕产史、遗传性疾病家族史的孕妇进行检查。可以采用绒毛膜活检、羊膜腔穿刺、脐带血穿刺等侵入性方法获取胎儿组织进行细胞遗传学和分子遗传学的检查。

产前诊断以往主要指的是对染色体异常的诊断，现在也扩展到对胎儿结构异常的影像学诊断，超声检查既可以是筛查，也可以是诊断，另外一种常用的影像学诊断是胎儿的磁共振（MRI）检查。

三者的主要区别是什么

产前检查是每一位孕妇都要进行的常规孕期检查，产前筛查针对的是所有的孕妇，目的是筛查出高风险的胎儿和母亲。针对高风险人群的检查不叫筛查，筛查指的是全覆盖的健康人群。产前诊断的目的是确诊，针对的是筛查高风险或者是有不良孕产史或家族史的孕妇。

一般情况下，产前筛查是无创性的，侵入性的产前诊断方法会有小概率的胎儿丢失。

虽然现在有很多的产前筛查项目，但不是每一项筛查都是常规推荐的，例如孕期的 TORCH 筛查。

混乱的 TORCH 检查

不少准妈妈可能搞不清楚什么是 "TORCH"，但是肯定会经常听到医生和其他准妈妈们讲所谓的 "优生 4 项""优生 5 项" 检查。这个检查听起来很重要，如果不做的话好像后果很可怕，但是真的一旦做了，就会陷入很大的一个选择陷阱，让你进退两难。

对于所谓的 "阳性" 结果的解读，网上的说法很多，而且说法很不一致，就连产科医生也经常说不清楚，即使是找到了真正的专家，看了所有的报告后也只能一边摇头一边给出一个模糊不确定的答复。

我就是那个经常会边摇头边叹气边无奈地给你个模糊答案的专家，至于为什么，请让我试着给各位一个合理的解释，不知道我能否真正地把这件麻烦事说透了。

什么是 TORCH 感染

"TORCH" 一词最早由 Andre Nahmias 在 20 世纪 70 年代提出，指的是一组在孕期感染会导致胎儿畸形和功能障碍的病原微生物。T 指的是弓形虫（toxoplasmosis）；O 指的是其他病原微生物（others）；R 指的是风疹病毒（rubella）；C 指的是巨细胞病毒（cytomegalovirus）；H 指的是单纯疱疹病毒（herpes simplex virus）。

TORCH 感染意味着什么

TORCH 感染的共同特点是母亲感染后会发生母婴垂直传播，可能会引起宫内感染，导致流产、早产、死胎、胎儿畸形和新生儿感染，孕妇通常无症状或症状很轻。

对于母亲来讲，由于 TORCH 感染的影响并不严重，因此得不到重视；由于 TORCH 感染无特殊的临床表现，因此不容易诊断。对于胎儿和新生儿来讲，TORCH 感染的后果可以很轻，也可以很严重，因此解读很混乱。

对于孕妇 TORCH 感染，我们需要记住的原则是：母亲感染并不一定发生胎儿宫内感染，胎儿感染不一定发生严重后果。

TORCH 筛查应该包括的指标

间接指标：主要是 IgG 和 IgM 抗体，这是病原体感染后人体产生的免疫反应指标，与个体的免疫功能有关，主要用于感染的筛查和免疫状态的评估。

· IgG 抗体：说明既往感染，如果 IgG 抗体（＋），说明有免疫力。

· IgM 抗体：如果是 IgM 抗体（＋），一般情况下说明是近期感染，但是在某些情况下 IgM 抗体会持续长久存在，所以 IgM 抗体（＋）并不能简单地等同于近期感染。

· IgG 亲和力：IgG 亲和力可以帮助医生确认病原体感染时间，一般情况下 IgG 亲和力高，说明是远期感染；IgG 亲和力低，说明是近期感染。

· 抗体定量检查：简单的抗体定性检查无法很好地帮助医生判断究竟是近期感染还是远期感染，在这种情况下可以通过不同时间段的抗体定量检查根据滴定度水平的变化来帮助判断。

直接指标：主要是利用分子诊断的方法（例如 PCR）来对病原体本身进行检查，用于 TORCH 感染的确诊诊断。

TORCH 检查的目的

TORCH 检查可以在不同的时间段进行，在怀孕前检查可以帮助医生评估备孕女性的免疫力，发现哪些是怀孕后容易出问题的高危人群；怀孕后检查可以帮助医生判断感染的状态并进行相应的产前诊断；对新生儿的检查可以帮助医生提供产后先天感染的诊断。

TORCH 筛查在中国的现状

重筛查，轻诊断：TORCH 筛查在中国普遍开展，即使是很小很基层的医院，也在以"优生"的名义开展 TORCH 筛查。所采用的检验方法和试剂繁多，很多只是在用 ELISA 做定性试验，导致假阳性率高，带来很多不必要的麻烦。

开展筛查的医院很多，但是开展确诊检查的医院很少。为了进一步确诊是否有近期的宫内感染和胎儿异常，就需要做 IgG 亲和力检查，需要做羊膜腔穿刺对病原体进行 PCR 检查，以及做详细的胎儿超声结构检查。这些技术要么是太复杂，要么是没有中国"FDA"的许可证，要么是没有收费标准，开展起来既复杂又风险高，还不能收费，所以就导致了大家抢着做筛查，没人做诊断的乱象。不做确诊检查，根据这些假阳性率很高的筛查结果就让孕妇做人工流产或是引产是十分不负责任的做法。

缺少多学科合作：TORCH 感染的筛查与诊断不仅仅是产科医生的事，还需要超声科、检验科、新生儿科，以及儿科医生的多学科合作和随访配合。国内的现状是各学科之间很少沟通，对高危新生儿缺乏系统的检查与随访。所以 TORCH 检查在中国开展了这么多年，我们依然无法得出一个有循证医学证据的中国的可靠临床结论，并对患者进行负责任的临床咨询。

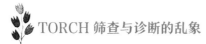

TORCH 筛查与诊断的乱象

混乱一：假阳性率高

如前所述，不少医院所采用的是简单的定性试验，导致假阳性率偏高，部分医生过度解读，在不做确诊试验的前提下就建议终止妊娠。

混乱二：做的时间不对

出生缺陷的管理原则是三级预防，最好是一级预防，也就是在孕前进行 TORCH 筛查，确定女性的免疫状态，发现高危人群。其次是二级预防，也就是在怀孕后进行 TORCH 筛查和必要的产前诊断。然后是三级预防，就是对新生儿进行 TORCH 检查，早发现、早干预。

现在大家普遍是在怀孕后才做 TORCH 筛查，而且是在进入孕中期以后才做，让医生无法准确判断感染的时间段，这就让结果的解读很困难。

另外，TORCH 感染导致的异常表型也很难在宫内得到诊断，例如耳聋和对智力的影响，这些异常用超声检查是无法发现的，这也是临床医生的无奈之一。

混乱三：解读离谱

多数临床医生对 TORCH 感染的后果、筛查和诊断缺乏系统科学的了解。在教科书和文献中，对 TORCH 感染的后果均存在不同程度的夸大，把病原体大流行时期的资料和结果应用到非大流行时期。例如风疹病毒发生变异，毒力明显增强时会导致风疹病毒感染的大流行，这时候就会导致比较高的胎儿出生缺陷发生率。而在非大流行时期感染风疹病毒，就不一定导致这么严重的伤害，把病毒大流行时期的资料应用到非大流行时期，显然不合适。

 关于 TORCH 筛查与诊断的建议

1. 不常规推荐每个人都做，推荐高风险人群进行筛查和诊断。

2. 推荐在孕前检查，在合适的孕周检查（按照相应的指南执行）。

3. 在能够进一步做诊断的机构做筛查。诊断中心应该具备以下能力：可以进行羊膜腔穿刺并运用分子诊断技术对病原微生物进行确认，可以有能力对胎儿结构进行有针对性的详细的超声检查，可以提供多学科会诊，有能力对高危新生儿进行系统的长时间随访。

4. 推荐采用定量的检测方法，推荐测定 IgG 抗体的亲和力。

狗狗是被冤枉的

现在很多家庭都在养宠物，但是一旦家里有人怀孕，问题就随之而来，宠物到底可不可以保留？我在看门诊时经常会遇到准妈妈们或婆婆妈妈们问到这个问题，通常是婆婆妈妈要求媳妇或女儿把狗狗猫猫送掉，但是媳妇或女儿通常不肯送掉宠物，大家各执一词，都想让我说服对方。

婆婆妈妈要求把狗狗猫猫送掉的理由是准妈妈可能会因为接触它们而感染弓形虫，导致胎儿畸形。媳妇或女儿虽然有些小小的担心，但是实在不愿意放弃可爱的狗狗猫猫。我通常是站在媳妇或女儿一边的，因为猫咪是有嫌疑，狗狗是被冤枉的。

各种野生的小动物、家禽、鱼类都有可能感染弓形虫，如果宠物和这些感染了弓形虫的野生小动物、家禽和鱼类密切接触，就会有可能感染弓形虫。猫咪是弓形虫的最终宿主，虽然有猫粮可吃，但是不少猫咪还是经常会跑到外面乱吃东西，因此感染上弓形虫的嫌疑比较大。但是如果比较乖的猫咪，只吃猫粮，也不会野到外面去，那也就没有什么嫌疑了。

和最终宿主的猫咪相比，狗狗只是弓形虫的中间宿主，因此传染性不大。而且狗狗一般是吃狗粮，定期打预防针，也不会独自跑到野地里抓老鼠吃，吃死掉的家禽，因此感染弓形虫的概率很小。所以狗狗是被冤枉的，而且被冤枉了很多年，我在这里就算是给狗狗平反吧。

为乖巧的喵星人平反

人有好坏，猫咪也有家养和散养，应该为猫咪平反，但是有些整天野在外面的猫咪依然是有嫌疑的。

弓形虫的感染比较常见，对于非孕期的成年人来讲，感染了弓形虫绝大多数是没有症状的，或者是症状轻微，你自己意识不到，也没有什么健康影响，是不知不觉中感染上的。

在英美，成人弓形虫感染率一般约为 16% ~ 40%，在欧洲大陆和拉丁美洲调查的成人感染率为 50% ~ 80%，其中法国人的感染率最高，可以高达 90%，这和法国人的生活和饮食习惯，以及养宠物的习惯有关。

与欧美国家相比，中国弓形虫的感染率比较低，大约为 5% ~ 20%，但是部分地区可以高达 30% 以上。这些感染的人群中，有养猫的，也有不养猫的，说明弓形虫的感染途径不仅仅是养猫，有相当一部分是来自于其他渠道的感染。

有一项来自中国的研究发现，其中养猫的家庭弓形虫的感染率是非养猫家庭的 1 倍，当然这个研究的人群中有相当一部分养猫的方式是散养，猫咪不是吃猫粮，是整天可以在外面跑来跑去的，这就很容易感染弓形虫，和城市里养宠物是完全两个概念。这些猫咪不吃猫粮，整天在外面闲逛，有什么吃什么，没什么吃的逮着什么吃什么，不定期体检，从来没见过兽医，不吃药，不打疫苗，不驱虫，很少洗澡。这种猫咪不能轻易平反，依旧是有嫌疑的。

 人类感染弓形虫的主要途径是什么

主要是"病从口入"，来自于被污染的食物、器具和饮用水，是吃进去的，是喝进去的，主要的感染途径有以下几个，最主要的传染源并不是可爱可怜的猫咪。

感染动物本身制成的食物：例如鱼肉和其他肉制品，特别是未熟的肉类。

感染动物生产的食物：例如鸡蛋、奶。

感染动物加工而成的副产品食物：例如奶制品、蛋类制品等。

被"可以机械携带病菌"的感染昆虫、鸟类沾染的食物：例如蔬菜、水果等。

好吧，还有直接有嫌疑猫咪的粪便，正常与猫咪的接触并不会感染。

家有喵星人要怀孕该咋办

怀孕时并不是不能养猫，可以采取一些预防措施：

家养的猫咪，吃猫粮，定期体检，定期吃药，定期驱虫，定期打疫苗，这样的猫咪就是好猫咪，就应该直接平反，密切接触是没有问题的。实在不放心，可以在怀孕之前给猫咪进行弓形虫抗体的检查，妈妈自己也可以检查，其实这也就是为了让婆婆妈妈和三姑六婆放心的一个流程而已。

如果在怀孕前感染弓形虫是没有任何影响的，大家担心的主要是怀孕后感染弓形虫，所以在计划怀孕和怀孕的时候多加注意就可以了，不需要那么紧张。更没有必要把猫咪送走，这实在是太残酷，太不人道。

为了做到零风险，"铲屎官"这个职位在怀孕期间可以让准爸爸帮忙代劳，只要不直接接触猫咪的粪便就没有啥问题。

正常情况下，只有首次感染弓形虫的猫咪会在感染最初两周内传播虫卵，以后就会产生抗体了，也就没有问题了。感染的猫咪的粪便里有弓形虫的囊合子，猫感染后粪便排出囊合子的时间不长，只有 10 ~ 20 天。囊合子需要在外界发育 1 ~ 2 天或更长时间才具有传染性，所以最好要每日清除猫沙或猫粪，不过这应该是准爸爸的事情。

再强调一下，猫咪咬伤和猫咪抓伤是不会传染弓形虫病的。

哪几次产检最好有老公陪伴

整个孕期大约需要进行 10 ～ 12 次产检，每次都要让老公陪同也不是太现实，不过如果老公一次都不来也是有问题的。在我的产检的患者中，还真有老公每次都陪伴检查的，也有从早孕第一次检查到分娩老公从来没有出现过的。

怀孕生孩子是一个长达 10 个月的项目，需要老公和老婆的配合与合作。老公不应该只贡献一个精子以后就什么都不做了，在整个孕期和分娩的过程中，有可能的话，老公应该多参与。怀孕和分娩本身就是一个漫长、疲劳的过程，准妈妈会有各种的身体不舒服和心理的波动，老公的陪伴是最好的治愈良药，有几个关键的时间点更加需要老公的陪伴和参与。

按照轻重缓急，我把产检需要老公参与的时间点分为三种：建议参与、有时间的话最好参与、可以选择参与。

建议参与

大畸形筛查：大畸形筛查的时间一般安排在妊娠20～24周，由于胎儿结构异常的概率在1%左右，再加上发生率还要高一些的超声软标志物，医生经常需要和准妈妈讨论存在的各种可能性和进一步检查或处理的选择，有些准妈妈甚至还有可能需要进行侵入性的羊膜腔穿刺。

胎儿结构异常（畸形）和超声软标志物的问题可大可小，根据以往的经验，不少准妈妈会非常紧张，不知所措。医生会进行科学的解释，但是她更多需要的是家人，特别是老公的陪伴、安慰以及共同作出决定。

由于胎儿畸形和超声软标志物会有不同的结局和概率，面临的选择也会比较多，也比较复杂，一般人很难在短期内作出合理的选择，如果本身就有选择障碍的话，选择如何进一步诊断和处理就成为巨大的挑战。

医生的处理原则是帮助你作出合理的选择和决定，但是医生不会替你作出决定，这时候老公的陪伴、分担和共同的讨论对于准妈妈来讲都是莫大的安慰和支持。

所以，这次产检你最好在场。

分娩计划：一般在36～37周左右会再次进行超声检查，评估胎儿的大小和总体情况，这个时候就可以商量和讨论分娩方式了，这包括但不仅仅局限于：剖宫产还是顺产，是否需要分娩镇痛，会阴侧切的选择，老公是否要陪伴分娩等。

这些问题最好有老公的参与，如果老公不在，不少准妈妈可能会有犹豫，还需要回去和老公商量，需要来回数次才能有确切的说法，这会影响准妈妈的选择，也会影响到她们顺产的信心。

如果要剖宫产的话，还涉及手术日期的选择，回去和老公商量了半天，可能选择的日期和医生的时间不匹配，也是很大的麻烦。

所以，这次产检你也最好在场。

分娩：这个时间点更重要，分娩的时候是准妈妈最需要家人陪伴的时候，而且经常会遇到很多的知情同意的签字，例如硬膜外麻醉镇痛的知情同意签字、剖宫产的手术签字等。虽然大多数情况下分娩是会正常的，但是在分娩过程中还是会有各种意外情况发生的概率，老公在场是很重要的。

在陪伴产检方面，老公是可以被婆婆和妈妈所取代的，但是在生孩子的这段时间，老公的陪伴是不可被替代的，即使是有婆婆妈妈在，她还是更需要老公的陪伴，因为这一人生的重要时刻是和婚礼一样重要的，老公是不应该缺席的，如果这个时间老公不在身边，以后是要被埋怨一辈子的。

所以，老婆生孩子的时候你一定要在场。

有时间的话最好参与

产科初诊：产科初诊需要做很多事情，需要详细问病史、建大卡，需要做妇科检查，需要抽不少的血，化验小便，还需要做心电图，还有可能要做超声检查……通常需要花半天的时间，需要跑很多的地方，一个人是很不方便的。

有时间的话最好参与，如果你很到位的话，丈母娘和老丈人会在心里默默给你加分的，搞定老婆简单，搞定丈母娘和老丈人可不是那么简单的事情。

糖尿病筛查：在妊娠 24～28 周的时候准妈妈要做糖尿病筛查（OGTT），需要空腹抽血，然后在喝糖水 1 小时、2 小时以后还要抽血。

整个过程基本上要花半天的时间，除了等待时间长，比较无聊以外，有些准妈妈空腹抽血会晕血，有些准妈妈还会因为喝糖水而恶心甚至呕吐。身体不舒服还会导致心里不舒服，老公在的话不仅仅是一个物理的支撑，还是一个心理的支撑。

所以，有时间的话你最好参与。

可以选择参与

除了以上的几次产检以外，其他的产检你可以让你妈或是她妈陪同产检，如果你能都陪同参与的话，当然更好。

你可以选择参与，这是加分项。

准爸爸指南

> 老婆怀孕了，老公该做些什么？因为没有权威的机构给出说法，每一位准妈妈的要求和标准又不一样，这让许多可怜的准爸爸很无助。为了缓解社会矛盾，促进家庭和睦，应广大准妈妈和准爸爸的要求，特制订本"准爸爸指南"，供各位参考。

　　大家不要以为本"指南"所列举的问题很简单，其实很多男人真的不懂，是的，有的人是真的不懂，有的人是装傻。本"指南"虽然没有广泛征求群众的意见，也没有召开过专家委员会讨论，但是参考了大量的循证医学证据，包括美国妇产科医师学会 ACOG 的文件。为了避免本人作为男性可能带来的立场偏倚，在写作之前特意将自己的性别意识归零，从一个"第三种人"的角度来公平公正地考虑双方的立场和要求。

> 我曾经提出过一个说法，这个世界上有三种人，男人、女人和妇产科医生。因为受职业特点影响，男妇产科医生不太像男人，女妇产科医生不太像女人。

妊娠时间持续多久

这个问题看上去很傻,但是却没那么简单,中国的老话是"十月怀胎",但其实平均的妊娠时间是 40 周(280 天)左右,大约 9 个月多一点。

 什么是预产期

预产期是孩子预计出生的日期,计算起来很简单,用末次月经来的第一天作为标准,月份减 3,日期加 7。

不过预产期只是个参考的平均日子,真正在预产期这天分娩的人大概只有 5%;在预产期前后 3 天分娩的大约为 25%;在预产期前后 1 周内分娩的大约为 50% ~ 60%;在预产期前后 2 周内分娩的大约为 80%。还有另外的 20% 在 38 周之前和 42 周以后分娩。

所以各位准爸爸在请陪产假的时候要留有余地,请得太早不行,太晚也不行。

 早孕期准妈妈需要做什么检查

早孕期不少准妈妈会出现孕吐等早孕反应,有些人会出现阴道流血或腹痛,流产的概率大约为 10%,宫外孕的概率大概为 1%。因此早孕最需要做的检查是超声检查。超声检查可以帮助我们判断胚胎究竟是在宫内还是宫外,是一个还是两个胚胎,胚胎是活的还是死的。在孕 11 ～ 14 周可以做早孕期唐氏筛查（早唐），部分人可以选择做无创胎儿 DNA 检查。

由于准妈妈在早孕期很容易出现恶心、呕吐等早孕反应，这个阶段她会需要你更多的关心和陪伴。

 中孕期准妈妈需要做什么检查

进入中孕期以后，多数准妈妈的早孕反应会缓解或消失，可以考虑建大卡了，产科初诊建卡需要详细询问病史，测量血压、体重，做阴道检查以及阴道分泌物、宫颈防癌涂片等检查，同时还要测量骨盆，抽血做很多项目检查，做尿液检查，还要做心电图检查等。

所以最好要为初诊建大卡的检查留出足够的时间，一般加上排队的等候时间，大概需要半天时间。产科复诊就会简单很多，一般不需要做太多检查，因此等候时间也不会像初诊建卡那么长。

孕 15 ～ 20 周可以做"中唐"，如果做过"早唐"，一般不需要做"中唐"。在孕 20 ～ 24 周要做 B 超"大畸形筛查"，24 ～ 28 周做 OGTT 筛查妊娠期糖尿病。

 晚孕期准妈妈需要做什么检查

除了常规检查以外，医生一般会安排准妈妈在 30 ～ 32 周做超声检查以评估孩子的生长发育情况，在 35 ～ 36 周以后开始要每周产检一次，每次需要做胎心监护，直到分娩。在 36 ～ 37 周做超声检查评估孩子的大小和胎位，以及胎盘位置，并制订分娩计划。

 孕期可以有性生活吗

多数情况下，孕期是可以继续性生活的，后文会有文章专门讲述这件事。

 准爸爸该如何参与分娩过程

现在大多数医院是鼓励陪伴分娩的，建议准爸爸在进入产房陪伴分娩之前最好能了解相关知识，无论是参加孕妇学校，还是在网上看分娩的视频都可以，要有适应血淋淋场景的心理准备。

我们曾经看到过心理素质不过硬的准爸爸在转正成为爸爸的那一刻昏倒在产房，害得医生护士还要把新妈妈和新生儿冷落在一旁去抢救新爸爸。

如果准爸爸没有那个心理准备，别逼他去产房陪产，还不如把你万能的老妈带上。和老妈比起来，准爸爸多数是笨手笨脚的，是惊慌失措的，是添乱多过帮忙的。能镇定自若，很熟练淡定地应付分娩中出现的各种状况的准爸爸还是少数。

遇到这种女婿，丈母娘可能心理会犯嘀咕：这小子要么是天生的领袖气质，要么是曾经进过产房陪过别人生孩子（不过男妇产科医生除外）。

另外，还要给各位准备进产房的准爸爸几句忠告，要有挨打和挨骂的思想准备。在我做住院医生的年代，见过不少准爸爸陪产时吃苦头的情况，挨骂还是客气的，我还见过痛得受不了的准妈妈打准爸爸耳光的，"很黄很暴力"是很适合描述产房陪产的。

别急！别怕！别紧张！现在这种情况已经很少了。自从有了"分娩镇痛"，产房已经从"很黄很暴力"转变为"小清新小浪漫"了。

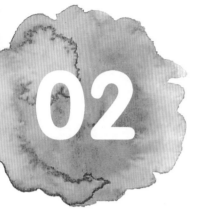

02 孕期

恭喜你怀孕了

人生苦短，孕期太长。怀孕不是怀春，有不舒服也很正常。大不了就是 10 个月的"有期徒刑"，帮你完成的是从女孩到女人的转变，是脱胎换骨的成长。

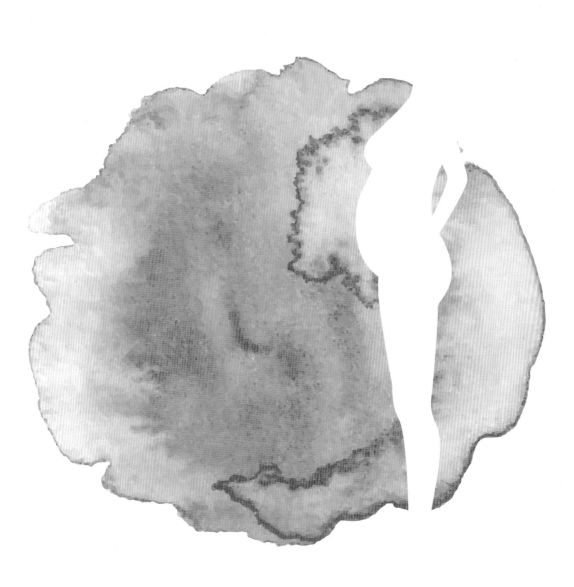

恭喜你，怀孕了

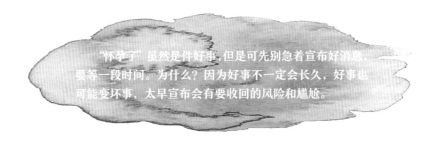

"怀孕了"虽然是件好事，但是可先别急着宣布好消息，要等一段时间。为什么？因为好事不一定会长久，好事也可能变坏事，太早宣布会有要收回的风险和尴尬。

 流产的概率

在整个人群中，临床妊娠（月经延迟，验尿或超声证实怀孕）的流产率大概为 10% ~ 15%，这可不是个小的概率。大多数的流产发生在 3 个月之内，所以孕周大一点再宣布好消息更靠谱一些。

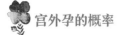 **宫外孕的概率**

流产还算好，更加致命的是宫外孕（科学一些的说法是"异位妊娠"），如果未能及时发现和处理，可能会导致腹腔内大出血甚至死亡。宫外孕的概率也不低，在不到 100 个怀孕的人当中就有一个

人是宫外孕，这就是为什么在你去医院检查怀孕的时候，医生一般会建议你要做超声检查，超声检查的一个重要目的是除外宫外孕。

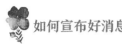
如何宣布好消息

停经以后验小便阳性只能先"窃喜"，因为有可能是"生化妊娠"，胚芽发不出来。要等到停经 40～50 天左右去做完超声检查再说。这时候做超声检查是要看：胚胎在宫内还是宫外；一个还是两个甚至三个，是死的还是活的。

超声确认了，可以先在家庭内部小心翼翼地宣布，让婆婆妈妈先暗爽一下，请注意是"暗爽"，还不能"明爽"。超过 3 个月就可以告知亲朋好友和单位同事并接受祝福了，再大一些就可以腆着肚子四处炫耀了。

怀孕了就要拿病假吗

现在的准妈妈们矜贵得很，一怀孕就开始拿病假，其实根本没有必要，不过你真的要开病假，医生一般也不会拒绝你。拿了病假天天躺在家里"养胎"或"保胎"，一是很无聊，二来也没有什么用。该是你的肯定是你的，你每天上蹿下跳也没事；不该是你的就不是你的，你每天躺着哪怕是倒挂起来也还是会流产。

我遇到过太多的"养胎"或"保胎"的奇葩之事，其中一个例

> 在我做住院医生的时候，妇产科医生和助产士怀孕了照样上班到孕晚期，直到帮别人接生完了自己肚子痛，直接就到产床上自己去生了。

子还是个高年资妇产科医生。停经没多久她就宣布自己怀孕了，开了病假躺在床上"养胎"，养了不到两周又回来上班，大家纷纷来道喜，她只是尴尬地笑笑不正面回答。后来大家才知道，她其实根本没有怀孕，只是认为自己怀孕了，还有"早孕反应"，在床上躺了不到两周月经来了。

 如何选择医院和医生

看病、生孩子选择医院有点像选择庙宇去烧香，医院就是庙，医生就是和尚。有的人烧香是冲着庙去的，有些人则是选择和尚，大庙里可能遇到小和尚，小庙里也有大和尚。

如果孕期和分娩一切正常，在哪里生都一样，找谁看也都一样。但是一旦有问题，或者是分娩期间出现意外，在不同的地方可能就会有天差地别的结局。

如果是有严重的内外科合并症或传染性疾病，最好是选择综合性医院的妇产科；除此之外，你选择综合性医院还是妇产科专科医院都可以，在分娩量大的医院，医生的临床经验会更加丰富一些；如果是双胎、三胎或者是其他胎儿问题，一定要去有经验的、大的胎儿医学中心去就诊。

那些你应该知道的概率

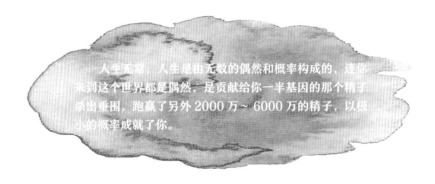

人生无常，人生是由无数的偶然和概率构成的，连你来到这个世界都是偶然，是贡献给你一半基因的那个精子杀出重围，跑赢了另外 2000 万～ 6000 万的精子，以极小的概率成就了你。

医生做的很多工作就是减少我们发生不良事件的概率，但很遗憾的是，很多的概率我们依旧逃不过，这就是所谓的命或者劫数。

产科是一个充满风险的血淋淋的学科，以前老一辈的说法是"怀孕生孩子是一只脚踏进棺材里，生的好的话这只脚可以拿出来；生不好的话，另外一只脚也会进去"。现在医学发达，让怀孕生孩子的风险降低了很多。但是风险依然存在，遗憾依旧会发生，医患双方应该是一个团队，来共同携手降低风险，而不是背道而驰。

以下是和怀孕生孩子相关的一些概率，以及和其他常见概率的比较。这些数据告诉我们，怀孕生孩子真的不是很多人想象的那么简单和容易，我们依然有很多的风险无法完全避免，我们依然有很多的工作需要去改善。

虽然有很多风险，但是多数风险还是小概率事件，大势是好的，是安全的，大家不必过于担心。

 ### 孕产妇死亡率

2014 年中国孕产妇死亡率为 21.7/10 万，上海的孕产妇死亡率为 6.74/10 万。根据国际应验，孕产妇死亡率一般会有至少 25% 的漏报率，因此中国的孕产妇死亡率应该不止这个数。

 ### 婴儿死亡率

2014 年中国婴儿死亡率为 8.9/1000，上海的婴儿死亡率为 4.83/1000。中国的围产儿死亡率为 5.53/1000，上海的围产儿死亡率为 2.44/1000。

这些数据在不同的年份、不同的区域会有上下浮动。

 ### 自然流产的概率

在整个人群中，临床妊娠的自然流产率大约为 10% ~ 15%，其实如果把临床上无法察觉的"生化妊娠"也计算进去的话，流产率可以高达 50% ~ 60%，甚至更高。随着年龄的增加，临床妊娠的流产率也会上升，在 35 岁时流产率为 25%，40 岁时流产率上升到 35% 左右。

怀孕其实就是一个不断试错的过程，不试不知道会不会错，错了还得接着试。

反复自然流产的概率

反复自然流产指的是连续两次及两次以上的自然流产，发生的概率为 1% ~ 3%，有的文献报道的概率可能会略高一些。

不孕症的概率

在正常人群中，不孕症的发生概率大约为 10% ~ 15%。

臀位的发生概率

到妊娠晚期，臀位的发生概率大约为 4%。

早产的概率

中国的早产率为 5% ~ 8%，低于国外数据，这里有几个原因，一是中国早产的高危人群的确是少于国外，二是统计标准不一样。

妊娠期糖尿病的概率

在实施新标准之前的几年，妊娠期糖尿病的发生率为 5%，在实施新标准以后，妊娠期糖尿病发生率一跃升高到 15% ~ 18%。

双胎的概率

自然情况下，双胎的概率为 1/88，这些年随着辅助生殖技术的发展，双胎的发生率上升到 1/60 ~ 1/50。双胎不仅仅是双重喜悦，也意味着是双重或者更高的风险和麻烦。

 VBAC 子宫破裂的概率

上次剖宫产，此次妊娠阴道分娩，子宫自发破裂的概率为 1% 左右。

 出生缺陷的概率

出生缺陷（包括结构缺陷和染色体异常）的概率为 3% ~ 5%，其中出生时可以发现的缺陷为 1% 左右。

 不同年龄孕妇生唐氏综合征孩子的概率

- 20 岁，1/1441
- 25 岁，1/1383
- 30 岁，1/959
- 35 岁，1/338
- 40 岁，1/84
- 45 岁，1/32

 围产期子宫切除的概率

生孩子时，因为产后出血或其他原因导致不得不切除子宫的概率为 1/1000 ~ 2/1000。

脑瘫的概率

脑瘫的概率为 1/1000 ~ 2/1000。

 死胎的概率

胎儿在宫内发生死亡的概率为 4/1000 ~ 6/1000。

 子宫肌瘤的概率

30 岁以上女性子宫肌瘤的发生率为 20%。

 宫外孕的概率

早孕期的超声检查很重要,因为在所有怀孕的人当中,大约有2%是可能致命的宫外孕。

 乳腺癌的概率

我国城市乳腺癌的发病率为 52/10 万,农村为 42/10 万。按照美国的文献,大约 12%(或者说 1/8)的美国女性在一生中会被确诊为乳腺癌。终生风险表示的是不同女性的平均风险,而不是说对于任何一个女性风险都是这个值。

 出车祸的概率

日本的万车死亡率是 0.77,英国是 1.1,加拿大是 1.2,澳

大利亚是 1.17，法国是 1.59，美国是 1.77，而我国为 6.2。

 飞机失事的概率

飞机失事的概率为 1/300 万，乘飞机是最安全的，比生孩子还安全。

 羊水栓塞的概率

最后再说说羊水栓塞的概率，为什么要谈羊水栓塞？是因为羊水栓塞经常会被媒体报道，会引起惊天动地的纠纷，会在坊间、网络上疯传。本来羊水栓塞是个很专业的名词，发生率只有 1/80 000 ~ 1/8000，完全是个小概率事件，结果被炒作的路人皆知，弄得不少孕妇心惊胆战。

No matter what happened, the Sun also rise tomorrow.

不管你开心也好，不开心也好，明天太阳照样升起！

怀孕期间臭男人使用说明书

男朋友有男朋友的使用方法，老公有老公的使用方法，怀孕以后，老公的使用方法又会不一样，请注意在不同的模式之间切换。使用前请仔细阅读此"臭男人使用说明书"，以免选错模式，导致故障，引起不必要的麻烦。

谈朋友的时候，你基本上是处于"公主模式"，结婚以后进入"不确定模式"，怀孕以后自动升级为"女王模式"，可以借着肚子里的宝宝对老公呼来唤去，作威作福了，老公也不得不调整，来适应这些新的角色。

老公变劳工

自从怀孕以后，你就可以母凭子贵，自动升级为"女王"，不管以前是否有积分，积分是多少。平日里完全可以自己做的事情可以开始吩咐老公去做了，平时不想做的事情，更加可以让老公去做了。

于是老公就变成了劳工。

但是，请注意态度，你态度好，老公做牛做马都愿意；你态度不好，老公虽然还是会去做，但心里会很不爽。

Attitude is everything.

 ## 老公变公公

不少人怀孕以后有很多的禁忌，不允许这不允许那，甚至还不允许有XXOO，活生生地把老公变成了公公，请注意此"公公"不是你老公的老爸，是宫里的"公公"。

这种做法不太合适，对于老公来讲是不人道的，其实对于大多数正常的孕妇来讲，整个孕期都是可以XXOO的，只有少数的有某些合并症和并发症的孕妇是不建议XXOO的。

 ## 老公变老司机

老公变快乐的老司机有两层意思，一是真的要变司机，开车接送你去产检，开车陪你到处跑来跑去；另外一层意思是要努力学习，争取成为把屎把尿带娃的行家里手。这些技术上手比较快，关键看用心不用心，第一个孩子当"宝"养，成了老司机，第二个孩子就当"猪"养了。

 ## 老公变老妈

当你自己老妈不在身边的时候，有时候老公是真的会变得像老妈一样，唠唠叨叨，神神叨叨，絮絮叨叨，穿多了怕你热，穿少了怕你冷，吃多了怕太胖，吃少了怕委屈了宝宝，我还真的见过比老妈还老妈的准爸爸。

不用担心，孩子一生出来，他就会变回去的。

 老公变老爸

有了孩子以后，不少男人会从男孩自动升级为男人，会变得体贴了，会变得懂事多了，会关心人了，有些像你老爸了。不管你是真的不舒服还是假的不舒服，他都会当回事，都会很认真地对待。

老公对你的宠不算啥宠，老爸对你的宠那才是真正的宠！

不过，最后请允许我替臭男人们说几句话，虽然怀孕以后你可以升级为女王，可以对老公呼来唤去，但是最好不要太过分。

小作怡情，大作伤人。

不怕女人作，就怕怀孕的女人要求多。

是的，怀孕以后你需要更多的关注、更多的照顾、更多的陪伴，都没有问题，but in a reasonable way 好不啦！

预产期和纠正预产期

其实对于女性来讲，在计算和等待预产期的时候不应该太纠结。因为这和你在没有怀孕时每个月都要等待月经来没什么大的区别，也和你平时约会时等男朋友有点类似，基本上是在约好的那个点左右到，真正十分准点的还是少。预产期也是如此，真正在预产期那天分娩的孕妇只有大约5%。

计算预产期有很多方法，现在最常用的是 19 世纪初德国的 Naegele 医生提出的方法。这种计算方法采用的原则是假设月经周期为 28 天，整个孕期的持续时间为 280 天（40 周）。按照这种计算方法，大约有接近 5% 的女性在 40 周预产期这一天分娩，在预产期前后 3 天分娩的大约为 25%，在预产期前后 1 周内分娩的大约为 50% ~ 60%，在预产期前后 2 周内分娩的大约为 80%。还有另外的 20% 在 38 周之前和 42 周以后分娩。

按照目前的计算方法，预产期是一个点，其实在产科医生看来，预产期更应该是一个面，只要孩子正常，在 37 ～ 42 周之间任何一天分娩都算是正常。因为预产期是按照月经周期为 28 天的"标准人"计算的，并没有考虑年龄、产次、月经周期、人种等差异，即使都考虑到了，分娩的时间还是会有不同，所以预产期到了还没有生的话，根本没有必要纠结。

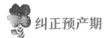 纠正预产期

前文所说的预产期，专门针对月经规律，预产期比较清楚的准妈妈的。有些女性月经不规律，如果只是按照末次月经来计算预产期的话，就会出现超声估计的预产期和末次月经计算的预产期不一致的情况，这时候就有可能会需要纠正预产期。

我们现在应用的预产期计算方法是按照月经规律，28 天月经来潮一次，第 14 天排卵的标准女性来制订的。现实的情况是，有一部分女性的月经是不规律的，无法判断何时排卵，有一部分女性的月经周期比较长，不会在第 14 天排卵，即使是 28 天月经来潮一次的女性，也有可能会提前或者是推迟排卵。

正是因为如此，我们会建议女性一定要在早孕期做一次超声检查来核实胚胎的大小，以确定预产期。当然，早孕超声还有很多其他的目的，包括确认胚胎是在宫内还是宫外，一个还是 2 ～ 3 个，以及胚胎是否存活。

用早孕期超声的检查结果来判断受孕的时间、判断胎儿的大小

和孕产期比较准确，误差一般不会超过 3 ~ 5 天。如果进入中孕期，或是晚孕期再行超声检查来判断胎儿孕周的话，误差会比较大，可以相差 1 ~ 2 周。

所以，纠正预产期的最可靠依据是有早孕期的超声检查，在纠正预产期之前一定要有至少连续两次以上的超声检查来证实与末次月经计算孕周不一致的孩子的生长趋势是正常的，不存在胎儿生长受限的可能性。胎儿生长受限是胎儿在早期的生长发育是正常的，在进入中晚期以后，生长明显落后。

如果按照末次月经计算的预产期和超声检查计算的预产期相差不超过 1 周的话，一般不需要纠正预产期，因为预产期本来就是一个范围，不是 40 周这个点。

如果没有早孕期超声的话，纠正预产期时就要相对慎重一些，要通过至少 2 ~ 3 次的连续超声检查的结果来看胎儿的生长趋势是否一致，并进行相应的调整。

在随访过程中，可能会出现每次超声检查的胎儿实际孕周与末次月经计算的孕周相比前后不一致的情况。例如第一次超声检查提示孕周相差为 8 天，第二次超声检查提示孕周相差 12 天，这时候该如何纠正？

首先，出现这种情况很正常，因为胎儿生长发育的速度不一定都是匀速的，有些胎儿是前面生长的速度快，后面生长的速度会慢下来，有些胎儿是正好反过来的。

其次，在纠正预产期时首先以早孕的结果为主，然后是采用几次检查相差天数的平均值作为标准来适当调整孕产期。

 到了预产期还没有生咋办

听医生的，继续该干嘛就干嘛，要注意每天认真数胎动，必要时做胎心监护和超声检查，没事多走走路，走着走着就生了。

 到了 41 周还不生咋办

一般情况下医生会帮你做个判断，如果符合顺产条件的话，多数会要求你住院准备帮助你生。宫颈条件不好的话就用药物或其他方法促进宫颈成熟；宫颈条件好的话就会准备给你引产。

一般情况下医生不希望拖到妊娠 42 周以后，因为超过 42 周发生围产儿不良结局的风险会增加。

最后需要强调的是，预产期只是参考，不是精确的某一天的一个点，而是一个 ±2 周的范围，不要太过于纠结。

生孩子就像树上结果子一样，熟了就会往下掉，至于哪天会掉下来，无所谓。

熟的时间久了不往下掉咋办？去摘啊（引产）。

生孩子不是数学，不会那么精确，也没有必要搞得那么精确。

预测胎儿性别的方法可靠吗

在自然状态下，男孩和女孩的出生比例大约为 106 ~ 107 ：100，为什么会多出 6 ~ 7 个男孩？这是老天的安排，因为在孩子成长的过程中，男孩的夭折率比较高。打架夭折 2 个，游泳出事夭折 1 个，爬树爬山出事夭折 1 个……基本上到了生育年龄男女比例就平衡了。

到了现在，男孩子绝大多数都很乖了，很少夭折。这下子麻烦就来了，到了婚育年龄男性的数量多于女性，再加上中国的特殊国情，部分人会通过技术手段选择男孩，就进一步加大了男女性别的失衡，中国 2012 年男女出生性别比高达 117.7 ：100。有人统计现在中国有上千万的男性光棍，这是个巨大的社会问题。

> 要管住这漫天乱飞的"雄激素"可不是件容易的事。

有这么多的男性光棍，为什么还会有为数不少的单身女性呢？这里有个经济学和社会学的解释。一般情况下，A 男可以娶 A 女，也可以向下兼容娶 B 女、C 女或 D 女；但是女性一般只会嫁同水平男或是向上兼容，不太愿意下嫁。所以到了最后，剩下比较多的是 A 女和 D 男。

在上海,生男生女有个说法：生女儿叫"招商银行",生儿子叫"建设银行",生两个儿子叫"农业银行",生三个儿子就成了"农村信用合作社"了。

我家有个"招商银行",因此我实际上住的是女生宿舍,上的是女厕所,不过还好,我是妇产科医生。

说了这么多,让我们回到最初要讨论的问题——各种预测胎儿性别的方法可靠吗? 每当有人问我这个问题的时候,我都会笑一笑,笑一笑就是我的回答。

有人看到我笑了以后就会说,我知道你会觉得这种预测很可笑,但是我身边的例子都很准哎,比如谁谁谁,还有谁谁谁,还有还有谁谁谁。

好吧,那我们就一起看看大家常用的预测胎儿性别的方法。

 酸儿辣女

很多人在怀孕以后会有早孕反应和饮食口味上的变化,这些变化多种多样,不仅仅是酸和辣的改变,而且不同区域的人对饮食的偏好也会不一样,和胎儿的性别没有半毛钱的关系。

尖儿圆女

怀孕以后腹部的形状和大小取决于很多因素，包括胎儿的大小、你自己的胖瘦、腹部肌肉的松紧程度以及胎儿宫内的位置。有的人就是"显"，怀孕只有五个月，看上去像怀孕七八个月；有的人就是"不显"，快生了只有看上去像怀孕六七个月。

胎儿是头位时腹部的形状和胎儿是横位时腹部的形状会完全不一样，和胎儿两条腿之间的那一点点小东西完全没有关系。

美女丑男

怀孕以后皮肤变细腻漂亮了是女孩，皮肤变粗糙难看了是男孩（有种说法正好是反过来）。

怀孕以后皮肤的变化是和升高的雌孕激素水平有关系的，和自身的皮肤条件有关系的，和胎儿的性别没有半毛钱关系。

好吧，你如果一定要说有关系，那可能有半毛钱关系。

因为你如果坚持猜男孩的话，胜算的概率是超过50%的，因为在自然的情况下，没有外界干预的前提下，每生100个女孩，相对应会有105～106个男孩，目前在中国的实际数字是高于这个比例的，至于原因你懂的。

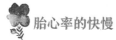

胎心率的快慢

复杂版：如果你的胎心率在110～130次/分钟，男孩的可能性比较大，如果是 140 ~ 160 次 / 分钟，女孩的可能性比较大，如果是 130 ~ 140 次 / 分钟，比较难预测。

简单版：胎心低于 140 次 / 分钟就是男孩，高于 140 次 / 分钟就是女孩。

1993 年，美国 Kentucky 大学有一位医生做了一项研究证实了这个理论是靠谱的，因为用这种方法可以准确预测 91% 的男孩和 74% 的女孩。

呵呵，这下子段爷可没话说了吧，这也是科学的证据哎。

先别得瑟，首先这个研究的样本量并不大，又很快被后面更大样本量的研究否定了。其次，在现实生活中的确会有这种案例，在这一拨人群中预测得很准，在接下来的一拨人群中预测很不准。

就像在我们产房一样，在三八妇女节这一天，可能生出来的是一大波的女儿，到了 4 月 1 号愚人节那天可能生出来的是一大波的儿子，但是你不能说三八妇女节是生女儿的日子，愚人节是生傻儿子的日子吧。

数量大了，时间长了，这种预测的偶然性就会消失了。

在 20 世纪 80 年代，有人研究了 10 000 例的胎儿心率，发现它和胎儿的性别没有半毛钱的关系。

另外，胎心率的变化和孕周相关和胎动相关。

在孕早期的时候，胎心率的范围一般是在 120 ~ 160 次 / 分钟，到了孕晚期，一般是在 110 ~ 150 次 / 分钟。胎儿睡觉和活跃胎动后的心率变化可以相差至少 10 ~ 20 次 / 分钟，即使是同一个胎儿，在不同的时间和状态下，胎心率是可以完全不同的，可以在 140 次 / 分钟以上，也可以在 140 次 / 分钟以下。

那肚脐的形状呢？那妊娠线呢？那做梦梦到的胎儿性别呢？

都不准！

唉，你摩羯大叔真的好无聊哎，我们是纯粹为了好玩，为了开心，侬懂伐？你找这么多的科学证据来破坏我们的好玩，真是摩羯透顶了，和婆婆妈妈在一起，和闺蜜在一起总得有些话题要聊吧。

孩子究竟长得像爹还是像妈

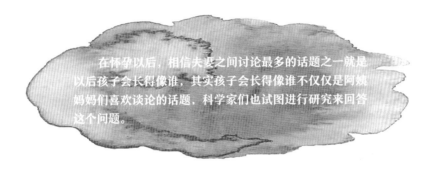

在怀孕以后，相信夫妻之间讨论最多的话题之一就是以后孩子会长得像谁，其实孩子会长得像谁不仅仅是阿姨妈妈们喜欢谈论的话题，科学家们也试图进行研究来回答这个问题。

从理论上讲，我们从父亲和母亲遗传了同等数量的基因，我们长得像谁取决于这些基因混合的程度。但是，说孩子会更像爸爸的说法略占上风，支持这种说法的理由来自于进化论的说法和实验室的研究。

首先是进化论的说法，这种理论认为，在人类的进化过程中，孩子出生以后，母亲肯定知道这孩子是自己的，但是父亲无法肯定孩子是自己的。从自私和维护家庭血统的角度来讲，父亲会把所有的资源给肯定是自己的孩子，唯一靠谱一些的标准就是长得像自己的孩子，成千上万年的进化就会有利于长得更加像父亲的孩子。

另外一个支持孩子会像父亲更多一些的理论是，虽然在受孕时孩子遗传了父亲和母亲各一半的同等数量的基因，但是在使用这些基因时，父亲基因的用量会更多一些，这是实验室研究的发现。

理论归理论，现实是真的如此吗？

你先别急着去照镜子，看孩子的脸，看你老公的脸，等我说完了你再去琢磨。

 遗传是有道理的

遗传是有道理的，遗传是基本靠谱的，一个孩子的长相是由以下几个方面来决定的：头发、眼睛、鼻子等面部特征和身高。

头发：中国人都是黑头发，除非你找个欧美人或非洲人，不然的话头发都是一样的，都是黑色。

眼睛：眼睛最突出的特征是颜色（虹膜的颜色），从基本色来讲，人类眼睛的颜色分为三种，棕色、蓝色和绿色，当然还有由各种混合的颜色。对于中国人来讲，只有不同深度的棕色。所以区分眼睛遗传自谁，只能看大小，形状和单双眼皮，眼睛像谁都有可能。

不过如果有一个人的家族里面都是小眼睛的话，估计你生再多的孩子基本上都会是小眼睛，不过这种比较强大的基因在人群中并不算多见。

鼻子：鼻子的大小和形状不是单一基因决定的，这取决于多种基因，中国人的鼻子不像白人的鼻子那么高，都差不了多少，既可以像爹，也可以像妈。

其他面部特征：除了头发、眼睛和鼻子以外，其他的面部特征就更难说了，一般是在爸爸和妈妈家里向上各看三代，看哪些面部特征在整个家族里是非常强大的，孩子遗传这些强大的面部特征的可能性就更大。

例如，如果父亲的家族都是国字脸，母亲的家族什么脸型都有，估计你们家孩子生出来多数是国字脸，无论生几个孩子，都是国字脸的可能性也很大。如果父亲的家族都是国字脸，母亲的家族都是圆脸，那就很难说了，这就要看谁拼得过谁了。

身高：中国人的说法是："爹矮矮一个，娘矮矮一窝。"美国人的说法是：取父亲和母亲身高的平均值，如果是儿子的话，在平均值上加 2 英寸（1 英寸相当于 2.54 厘米，2 英寸相当于 5 厘米左右），如果是女儿的话，在平均值上减去 5 厘米。

当然，这只是遗传的潜力，决定身高的重要因素还有营养和健康状态，如果营养状态好，身体健康的话，身高一般会超过计算的平均值。

智商：孩子的智商像谁更多？很多的研究好像是认为孩子的智商更多的是遗传自母亲，理由如下：

首先，和智商相关的基因主要位于 X 染色体，母亲有两条 X 染色体（XX），父亲有一条 X 染色体（XY），孩子从母亲遗传 X 相关基因的可能性会更大。另外，有些基因被称为"条件基因"，例如有些基因只有是来自母亲的话，才有可能起作用，如果是来自父亲的话，就会被失活，和智商相关的基因就被认为是属于这一类。

其次，很多的人群研究也证实了这一点，来自格拉斯哥Glasgow超过12 000人的长期研究发现，在包括各种重要的种族、社会和经济因素中，母亲的智商是预测孩子智商的最佳指标。

当然，不能就这么简单地说父亲的遗传物质不重要，父亲的遗传物质不影响智力。研究发现，父母双方对于孩子大脑的发育都有贡献，只不过是分工不同。母亲的遗传物质支持大脑皮质的发育，这一部分大脑是负责比较高级的认知功能，例如语言、记忆、绘画、思想和智力；来自父亲的遗传物质负责大脑边缘系统的发育，其主要功能是控制呼吸、消化、情绪、饥饿和性反应等人类的生理本能。

尽管大脑皮质负责比较高级的认知功能，但是大脑的边缘系统对于人类的思考、感受和解决问题的能力方面也很重要，所以不应该把大脑皮质和边缘系统的功能分离开来去看。

人类40%～60%的智力是遗传的，后天的环境（包括父母的教养）对于智力的发育也很重要。研究显示，如果孩子在成长的过程中能够和母亲有很好的身体和情感上的接触，保持良性亲密关系的话，在解决问题时，孩子会有很好的自信心和好奇心，也不会容易沮丧和放弃。

男生在选择女朋友的时候，可以有不同的标准，可以是B&B（Brain & Beauty），可以是B&B（Brain & Breast），可以是B&B（Breast & Buttock），也可以是B。

（Brain:大脑；Beauty:美女；Breast:乳房；Buttock:臀部）

为了下一代的智商，你在找老婆的时候可要仔细想想好，究竟是 B 呢？还是 B&B 呢，还是 B&B 呢？

 遗传是不讲道理的

遗传是有道理的，遗传是基本靠谱的，遗传有时也是不讲道理的，也是不太靠谱的。孩子长得可以像爹，也可以像妈，也可以像隔壁老王。

龙生九子各不同，同一个爹妈生出来的孩子可以长得完全不一样。

有的是生十个孩子，都像是同一个模子里刻出来的。

有好多我接生的孩子，老公是白人，太太是中国人，孩子生出来就是一个纯种的白人，看上去完全和中国妈妈没有关系，以后长大一些，抱着他在街上走的话，别人还以为她是保姆，或是抱的是别人的孩子。

其实，孩子刚生出来的时候都长得差不多，不会太好看，泡在羊水里那么久，你还能指望他多好看，以后慢慢长开了，就会看得出差别了，当然也会有少数小宝贝一出生的时候就看上去很漂亮的。

人类有 46 条染色体，2 万多个基因，孩子从父亲和母亲那里各获得 23 条染色体，按照不同的组合方式，理论上讲一对夫妻可以生育几十万亿个不同的孩子，所以预测孩子长得像谁是很困难的。

人类的长相特征基本上都是多基因遗传性的，是很多基因共同起作用的，另外环境因素也起着很大的作用。

孩子最后像谁？我总结出一个"3N"决定论：Nature（天赐的遗传物质），Nurture（后天的教养），Nutrition（营养等外界因素的影响）。

孩子像谁的故事

做产科医生会遇到各种各样的孩子像谁的故事，讲几个给大家听听。

1. 准外婆坚持要让我亲自给她女儿做手术，理由是段医生长得帅，想让小宝宝出生时第一眼就看到我。

2. 我曾经在澳门工作过一年多，有一次和一位葡萄牙医生一起做手术，孩子出来以后，大肚婆问葡萄牙医生孩子长得像谁，这位葡萄牙医生很搞笑地说（他会讲广东话）：像医生！

3. 有一次在做剖宫产时，妈妈要求孩子出来时要给她看看长得是什么样子，当护士把孩子抱给她看时，她惊呼道：天呐，怎么这么难看！手术室里爆发出一阵笑声。

因为护士常规给妈妈第一眼看的不是脸，是屁股，是为了让妈妈确认孩子的性别，然后才给她看脸，不知道她是太紧张还是眼神不济，蒙眬之中把孩子的屁股当成脸了。

"一孕傻三年"是真的吗

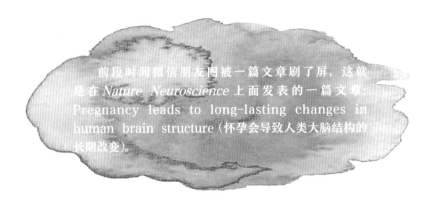

前段时间微信朋友圈被一篇文章刷了屏，这就是在 *Nature Neuroscience* 上面发表的一篇文章：Pregnancy leads to long-lasting changes in human brain structure（怀孕会导致人类大脑结构的长期改变）。

这个研究发现，怀孕生孩子以后女性的大脑结构发生了明显的变化，大脑灰质区域明显缩小，而且这些变化至少持续 2 年以上，于是大家纷纷刷屏，一致认为"一孕傻三年"总算找到了很好的科学依据。

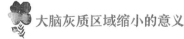

大脑灰质区域缩小的意义

本研究最大的发现不是首次报道怀孕生孩子会让大脑灰质的区域明显缩小，而是首次发现这种改变可以持续长达 2 年以上。

通常情况下，大脑灰质是负责外界信息处理的，与我们的记忆、认知和思考功能相关，许多人在印象中直接把它与"聪明"挂钩。

按照一般的推论，既然怀孕生孩子会造成灰质减少，那就有可能与认知功能减退（也就是变笨）相关。但是，本研究只发现了大脑灰质区域的减少，并没有发现记忆和认知能力的下降，这和以往的一些研究结果有些不一致，因为以前的一些研究发现的确存在"孕傻"的情况。

所以，本研究发现了和"一孕傻三年"可能相关的大脑形态学变化，但是没有发现"一孕傻三年"的结果，所以很多人都是刷屏的"标题党"，没有认真阅读原文。

本研究发现，这种生育带来的灰质减少，会导致母亲对自己孩子的敌对态度降低和亲密程度的增高，以及可以帮助母亲判断哪些外来因素会给自己的孩子带来威胁。因此，这种大脑灰质区域的缩小所带来的是更加积极和正面的意义，是在帮助女性做好做母亲的准备。

这个研究的结果不是告诉大家"怀孕会让你失去一部分大脑"，大脑灰质的丢失其实是一个有益处的大脑成熟过程和特殊分化的过程。

当然，本研究也存在一定的局限性，因为参与研究的样本数量只有25个女性，而且参加研究的女性都是受过良好教育的。

虽然本研究并没有得出"一孕傻三年"的结论，但是之前的其他一些研究也的确发现存在"一孕傻三年"的情况——爱忘事，精力难以集中等。

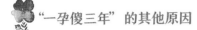

"一孕傻三年"的其他原因

"一孕傻三年"不是中国人的独创，在国外也有类似的说法，即所谓的：pregnancy brain 或 baby brain。

多数的研究发现，在孕期，特别是孕晚期到产后一段时间，妈妈们的短期记忆、语言记忆能力均有所下降，注意力也难集中，在事情轻重缓急的判断方面会存在一定的问题。

虽然会有这样那样的问题，但是无论是怀孕期间还是生孩子以后，女性的智商并没有下降。

对于"一孕傻三年"的原因，一直有不同的说法：

心理暗示：既然大家都说"一孕傻三年"，人们往往会接受这种心理暗示，再加上的确会出现记忆力下降和注意力难以集中的情况，说多了就会信，信多了就成了事实。

生理变化的影响：在怀孕的后期和孩子出生以后，妈妈往往会面对很多的问题和挑战，情绪波动会很大，家务事、带孩子的事情太多，有压力，可能会出现焦虑或抑郁，睡眠少，睡眠质量差，这都会让你记忆力下降、注意力难以集中。不要说怀孕生孩子带孩子的女人了，就是男人，休息不好的话，记忆力也会出问题的。

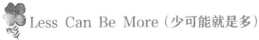

Less Can Be More（少可能就是多）

大脑灰质区域的减少是件坏事情吗？倒真的不一定，有另外一个同样的变化也在提示我们——"少"真的可能就是"多"。

在进入青春期以后，随着性成熟和雌激素水平的上升，女孩子会发生很多行为、认知、社交－情绪、身体和神经系统的变化，在这个时间段，女孩子同样会出现大脑灰质的明显减少。

这种大脑灰质主动的减少其实是一种进化的表现，标志着大脑灰质神经网络系统进一步成熟，调控更加精细化，更有效率，可以执行更多的特殊功能。这种变化对于一个健康的认知、情绪和社交能力的发展是非常重要的。

从人类进化的角度来讲，出现"孕傻"爱忘事也许是一件好事情，因为你忘记的往往是一些杂事和小事，这些事多数和养育孩子无关，可能是为了让我们把更多的精力集中在孩子身上。

在这"一孕傻三年"的阶段，你的智商并没有改变，只是你生活中最优先的事情在改变，可能排在前三位的都是和孩子有关的。

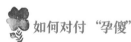 **如何对付"孕傻"**

真的没有太好的办法，傻就傻了呗，把精力放在孩子身上也是值得的，理论上讲，这种情况在孩子 2 岁以后就会好起来。

不过还是有些调整的办法，在孩子出生以后，妈妈最大的挑战就是睡眠少和睡眠质量差。有人做过一项研究，发现在孩子出生后的第 1 年，妈妈会少睡至少 700 个小时，所以要尽量争取能有更多高质量的睡眠，这样就可以从一定程度上缓解"孕傻"。

怀孕了还能上夜班吗

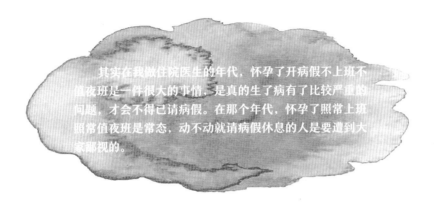

　　其实在我做住院医生的年代，怀孕了开病假不上班不值夜班是一件很大的事情，是真的生了病有了比较严重的问题，才会不得已请病假。在那个年代，怀孕了照常上班照常值夜班是常态，动不动就请病假休息的人是要遭到大家鄙视的。

　　我身边的很多女医生和护士都是上班值夜班到自己生，经常是挺着大肚子帮别人接生，接完生发现自己临产了，就直接在产房里自己生了。

　　好吧，我承认那个年代是有点不太人性化，但是现在也有点走向了另外一个极端。月经刚推迟几天就去验血，β-hCG 稍微升高就开病假休息在家躺在床上不动。我以前的旧同事曾经闹过一个笑话，已经是资深的妇产科主治医生了，突然有一天高调宣称自己怀孕了，要拿病假在家休息安胎，弄得总住院很狼狈地去安排人代班。

谁知道过了两周她又回来上班了，后来大家才知道她根本没有怀孕，是自己以为自己怀孕了，结果在床上躺了两周以后月经来了。

怀孕以后，大多数人是可以继续上班，继续值夜班的。

但是，究竟要不要继续上班，要不要继续值夜班应该视具体情况而定。

怀孕以后继续上班或值夜班，大家最大的担心是太疲劳了会不会耽误工作，会不会引起流产和早产。而且有些人怀孕以后，特别是在早孕和晚孕期，状态不好，早孕期老是孕吐、打瞌睡，晚孕期水肿、心慌、气短，路也走不动，在这种情况下继续上班或值夜班是会影响身体健康的，也会影响工作效率和工作效果的。

其实，真正经常要在怀孕以后继续值夜班的行业不太多，主要还是在医疗行业，主要是医院的医生和护士。在二孩政策开放以后，很多妇产科医院和综合医院的妇产科压力骤增，一床难求，建卡困难。但是，最焦虑的其实不是孕妇，而是医院的院长和产科主任。因为二孩政策开放以后，护士纷纷怀孕，住院医生纷纷怀孕，主治医生纷纷怀孕，有些副主任医师也怀孕了，用某些领导的话说："忽如一夜春风来，千树万树梨花开，连千年铁树都开花了！"

这些人都是写病史、看门诊、做手术、值夜班的主力啊。如果都同意大家不上班不值夜班的话，那妇产科基本上就开不出来了。

所以啊，请体谅你们的老板（院长），请原谅你们的科主任，请饶了你们的护士长，他们也是没有办法啊。

多数情况下，班是可以继续上的，夜班也是可以值的，但是要注意好安全，不仅仅是自己的安全和健康，还有患者的安全和健康。

 孕妇值夜班可能面对的问题和困难

• 一旦遇到紧急突发事件，可能会没什么人帮助你。

• 怀孕以后的睡眠不足可能会影响你的工作效率。

• 夜班太忙、压力太大的话可能会导致流产或早产风险的增加。

• 怀孕以后记忆力可能会下降，反应会迟钝，注意力会不容易集中，如果你是医生或护士的话，这都是患者安全的危险因素。

 孕妇值夜班需要注意的事情

有腹痛、阴道流血、阴道流水或者是其他明显突发不适，需要立即终止工作，去医院急诊。

值夜班的时候随身带着你的病历本。

告诉你的上级，你是孕妇，在值夜班的时候如果发生意外的话，需要一些帮助的设施和人员。

不要穿紧身的衣服，衣物宜宽松透气，穿平底鞋。

下了夜班，好好休息，至少要保证每天 7 ~ 8 小时的睡眠时间。

上班悠着点，没有人会逼着孕妇出啥成绩（逼你的不是人！）。

尽量避免或减少接触化学物品。

如果你真的不舒服，需要病假，直接明确地告诉你的上级（如果他继续装傻，你也可以装傻，假装孕吐，吐他个天女散花！）

定期小歇，起身活动一会儿，做一些拉伸的动作，这可以防止水肿和腰酸背痛。

定期吃小食，多喝些水，没有人会和你计较孕妇上班吃东西的（不过也不要太明目张胆，别当着顾客或患者的面吃东西），反正是肚子里的小东西要吃东西，又不是你要吃东西。

上班特别是值夜班时，不要吃得太油腻，这会导致胃胀不消化，上班不舒服。宜轻食、少食、多餐，蔬果、坚果、奶制品都是不错的选择。

虽然叫外卖很方便，虽然值班的同事还是会引诱你，最好要戒掉那些你没有怀孕时值夜班喜欢吃的那些好吃的垃圾食品。

值夜班时不要喝含有咖啡因的饮料（咖啡和浓茶），不要喝碳酸饮料，不要多喝那些很好喝的奶茶（特别是那个……奶茶，实在忍不住了偶尔喝"一点点"也可以，我也是经常忍不住，不能经过那家奶茶店的门口，经过了就会内心特别挣扎）。

如果你真的不舒服，不想上班或值夜班，可以找我来开病假。在我做院长的时候，有时候会接到某些公司的律师函，投诉我们的同事为孕妇开病假，我多数是一笑了之的。当然，也会和开病假的同事说一声，要实事求是，要写明原因，讲清楚道理。

天大地大，孕妇最大。老板再大，也比不上孕妇的肚子大。

孕期吃喝玩乐之吃

对于女性来讲，怀孕究竟意味着什么？是可以继续百无禁忌该干啥干啥，还是要小心翼翼啥都不能做？我的说法是：怀孕不是怀春，生孩子不是生病。

我意思是说，怀孕以后可能会出现各种各样的不适，别指望怀孕以后还是和没有怀孕时一样，有不舒服是正常的。但是，对于大多数人来讲，怀孕是个正常的生理过程，不需要有太多的禁忌。怀孕了，照样可以吃喝玩乐，但是要有节制，有些原则还是要遵守的。

今天要和大家讲的是吃。民以食为天，怀孕了，吃饭依然是件很重要的事情。

没有怀孕的时候，吃饭没人管你，基本靠自觉，多数看心情。你想怎么吃就怎么吃，想吃什么就吃什么，想吃多少就吃多少。喜欢吃，想多吃，可以自封为吃货；为了好看，为了减肥，也可以吃得很少。

一旦怀孕了，所有的人都会来关心你，来管你。好像以前是白活了，一下子变得不会吃饭了，得有人教你吃饭，但是好像每个人的说法都不一样。实在放心不下去问医生吧，要么医生没时间没心情搭理你，要么给你一套计算公式让你回去计算卡路里，天啊，我吃的是食物，不是卡路里哎。

一来二去，你真的可能不知道该如何吃饭了。

好吧，吃喝玩乐吃为先，那就先教你如何吃饭吧。

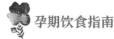

孕期饮食指南

一个中心：一切以胎儿为中心。孕期的饮食不能你想吃什么就吃什么，想吃多少就吃多少，得考虑到胎儿生长发育的需要。

两个基本点：不能太多，不能太少。这两个基本点听上去很有道理，但是落实起来没有头绪，基本上像领导的讲话，也就是所谓的"正确的废话"，后面我会告诉你怎样吃才能算是不多不少。

三个原则：适量、均衡、多样化。

适量就是不多不少，吃得太多母亲就会超重，就会有一系列的并发症，吃得太少会影响胎儿正常的生长发育。

均衡就是讲究营养要素的均衡摄入，原则上蔬菜是可以多吃，想吃多少就可以可劲吃多少。

蛋白质的摄入要适量，如果实在吃不下去也问题不大，因为纯素食主义者整个孕期一点动物蛋白也不吃，孩子照样也长得挺好。

你看食草类动物，像牛啊羊啊啥的，从来不吃肉只吃草，照样一窝一窝地生，孩子也长得挺好。

脂肪的摄入量要适当控制。

碳水化合物的控制很重要，孕期体重增加的速度和孩子生长的速度主要与碳水化合物的摄入量有关。碳水化合物不仅仅是主食，还包括含糖饮料和点心以及水果。体重控制的关键主要在于控制好碳水化合物的摄入。

多样化就是不要盯着一样东西吃，以蛋白质为例，你可以吃鸡蛋，喝牛奶，吃家禽，牛羊肉和各种海鲜。多样化的目的在于保障均衡，还可以换口味，但是最重要的出于食品安全的考虑，因为你永远不知道下一个食品安全出问题的是什么，换着吃可以减少食品安全的风险。

 吃多少

怀孕以后每个人的情况都不一样，有的人是胃口大开，有的人是啥都吃不下，随着孕周的不同，胃口好胃口坏的情况还会发生不同的变化。

原则上是要有节制，有节奏。

胃口好的时候少吃点，胃口不好的时候要少食多餐多吃点，老祖宗的中庸之道用在孕期饮食方面也挺合适。

请注意千万不要相信婆婆妈妈的话："怀孕了就要一个人吃两人份，要为肚子里的孩子多吃一些，最好能生一个大胖小子"，这是不科学的说法。

 吃什么

原则上怀孕前可以吃的,怀孕以后照样可以吃,没有太多的禁忌。

烧菜可以用酱油,可以吃火锅,可以吃辣椒,可以吃生鱼片(前提是保障食物安全),你老公可以吃的你都可以吃,但是要适量,不要太过分。

好吧,在炎热的夏天,也可以偶尔吃吃冰激凌。

 怎么吃

体重控制得比较好的,可以按照正常的一日三餐吃。

如果体重控制不好,血糖控制不好,特别是妊娠期糖尿病的准妈妈,可能需要一日四餐或五餐。

原则是少食多餐,目的是让血糖的水平不要波动太大,也不至于一日三餐时晚上 5 ~ 6 点吃完晚饭,到了晚上 11 ~ 12 点就会饥肠辘辘,实在饿的熬不住还要加餐。

 有标准吗

前面提到过两个基本点:不能太多,不能太少。这个好像掌握起来比较难,其实也没有那么难啦,只要饮食调整达到以下三个标准,就算是不多不少了。

血糖正常,孕期体重增加正常,胎儿大小正常。

管不住自己咋办

饮食控制很难，就算明白了很多道理，可能依然过不好这一生。

知易行难，想想整个孕期都要这么去控制，实在是太难了，既然做不到，不如放弃算了。

且慢，我还有最后一个很重要的锦囊妙计给你，这就是每周一次的放纵。

也就是说，你要给自己先定一个小目标：每周7天，总共21顿饭，你只要能坚持20顿饭按照我的要求去做，就可以给自己一次放纵的机会。这一顿饭你想吃什么吃什么，爱吃多少吃多少，尽情放开，充分享受美食。

放纵完了，回来继续控制。

孕期的食补与药补

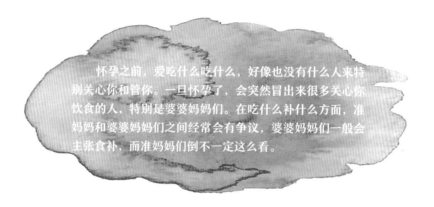

怀孕之前，爱吃什么吃什么，好像也没有什么人来特别关心你和管你。一旦怀孕了，会突然冒出来很多关心你饮食的人，特别是婆婆妈妈们。在吃什么补什么方面，准妈妈和婆婆妈妈们之间经常会有争议，婆婆妈妈们一般会主张食补，而准妈妈们倒不一定这么看。

 药补不如食补，食补不如睡补

年纪大的人相信中医的比较多，多数认同"是药三分毒"的说法，他们经常会认为不管你吃什么药都不好，最好连铁片和维生素也不要吃，可以多吃猪肝补铁，多吃各种食物和蔬菜补充维生素和矿物质。

对于轻度的贫血或是轻度的营养缺乏或不均衡来讲，食补是可以解决问题的。但是对于中度以上的贫血也好，缺钙也好，预防神经管缺陷补充叶酸也好，靠食补就有些不靠谱了。因为要想达到治疗效果，可能需要每天吃好几斤的猪肝（铁元素够了，但是蛋白质会明显超量，而且谁又能保障猪肝的食品安全呢？），喝几十碗的骨头汤，吃几公斤的蔬菜或水果。

这些中医和民间说法听起来好像有道理，但是和其他经验性医学一样，是有不少相互矛盾的地方的。例如一会儿说"药补不如食补"，一会儿又说"药食同源"，而按照中医理论，很多有毒的东西又是入药的。其实，很多类似的建议是在食品和物质很匮乏的年代提出的，那时候又没有西药，所以把这些建议放在今天去推荐并不合适。

对于一般的小问题，首先推荐食补。如果有临床需要，该服药的还是应该服药，例如铁片、钙片、维生素、叶酸等。

 爱是克制，喜欢是放肆

这句话来自于韩寒的电影《后会无期》，用在孕期的饮食管理与控制上也比较适合。美食是文化，讲究的是享受，可以放肆；营养是科学，讲究的是均衡和适量，需要克制。孕期的饮食要讲究科学，但是也别丧失了做人的乐趣。life is not science，偶尔放纵自己一下也无妨，不碍大局，无伤大雅。所以我给准妈妈的建议是，一周内一日三餐，21顿饭中20顿要讲科学、讲营养均衡，但是有1顿饭可以胡吃海喝，放纵自己，这样既讲了科学，又享受了美食，两不误的。

其实我也经常会挣扎在享受美食与科学营养的冲突之间，实在抵挡不住美食诱惑的话，给自己的借口是enjoy a little before it is too late！吃多了，就去快步走，就去跑步。其实朋友之间除了约吃饭以外，还可以约跑步的。如果真的跑步上瘾了，你会觉得比享受美食还要爽！

 孕期饮食管理原则

要吃好，别贪饱；十分饱太多，八九分饱正好；中庸的中国文化也适用于孕期营养原则：适量均衡不超标；营养金字塔是参考，没有人是完全按照教科书去吃饭的，吃的是美食，不仅仅是科学；要科学地享受孕育孩子的过程，不需要折磨自己。

当吃素遇到怀孕

吃素有很多好处，吃素是一种态度，吃素是一种生活方式，吃素是一种风尚，对有些人，吃素也是一种情怀。

在美国，素食者大约占成人的 2.5%，其中严格素食者大约占不到 1%。印度是全世界素食者最多的国家，据估计大约占了总人口的 40%。至于中国，没有权威的素食者比例的数据，估计大约有5000 万素食者，这个数字还在逐年上升。

同是素食，素食主义者和严格素食主义者还是不一样的。

素食主义者（veggie）：这些人不食用飞禽、走兽、鱼虾等动物类食品，只吃粮食、蔬菜和水果等植物，世界各国或不同文化中的素食主义有所不同，有些素食主义者可食用蜂蜜、奶类和蛋类等"荤菜"。

严格素食主义者（vegan）：这些人只吃素食，连奶、蛋、蜂蜜等食品也不吃，甚至不使用动物制品，如皮革、羊毛等。

 怀孕后素食者的烦恼

没有怀孕之前，吃素是个人的事，但是一旦怀孕之后，好像就成了家族的事了，婆婆妈妈们就开始利用各种手段威逼利诱准妈妈吃荤。

To be or not to be, that is a question!

虽然都是威逼利诱，婆婆和妈妈还是有区别的。妈妈一般是劝，如果女儿不听，妈妈一般会很无奈地摇摇头，或是私下偷偷和我说："医生，拜托你好好劝劝我女儿。"婆婆的口气往往和妈妈不太一样，眼神也不同，好像准妈妈不吃荤就是在残害她们家的孙子或孙女似的。

不是每个婆婆都如此啦。

其实怀孕吃素没那么可怕，把这篇文章给你婆婆妈妈看吧，如果她还不信，下次看门诊时把她带过来，我来和她们聊聊循证医学，谈谈临床指南。

 怀孕了可以不吃荤

在自然界，很多食草类的哺乳动物从来不吃荤，生出来的孩子照样挺好的。在几百年前，人类也很少有机会吃荤。对于素食者来讲，如果自己可以接受，怀孕后可以吃些荤菜；如果不喜欢，完全没有必要逼着自己吃荤，但是饮食结构还是要进行适当调整。在整个孕期，如果能调整平衡好饮食结构，素食者唯一需要额外补充的只有维生

素 B_{12}。

 蛋白质

豆制品完全可以像肉类、鱼虾类一样提供优质蛋白质，如果是素食主义者的话，还可以吃蛋、奶来补充蛋白；如果是严格素食主义者，单纯的豆类和其他植物蛋白的摄入也足够了。

钙、铁、DHA

素食者（特别是严格素食者）容易出现钙、铁、DHA 的缺乏，但是即使不是素食者，如果饮食结构不均衡，也会出现缺钙、缺铁、缺乏 DHA 的情况。只要饮食结构均衡，素食者也可以通过不同的谷物、坚果、蔬菜和水果的选择来获得足够的钙、铁和 DHA 等（由于可以选择的种类比较多，大家的喜好天差地别，我就不一一推荐了，大家网上查一下就可以得到相应的信息）。如果不够，可以补充钙片、铁片。

维生素 B_{12}

维生素 B_{12} 只存在于动物性食物中，如果长时间吃素，不吃任何荤菜，就有可能会缺乏维生素 B_{12}。维生素 B_{12} 又被称为"营养神经"的维生素，如果严重缺乏，会引起精神不振、抑郁、记忆力下降、麻木感、神经质、偏执，以及多种认知功能障碍。如果是素食主义者，每日摄入足够的奶类或奶制品，基本不会发生维生素 B_{12} 缺乏；

如果是严格素食主义者或是只吃蛋不吃奶类或奶制品的素食主义者，那么还是容易发生维生素 B_{12} 的缺乏。

在欧美等发达国家，有专门为素食者设计的强化维生素 B_{12} 的食物，以及含有维生素 B_{12} 的增补剂。然而在中国，这类营养强化食品和营养补充剂还未普及，而大众也缺乏这种意识，因此加强宣传和推广补充还是有意义的。

 建议

怀孕了依然可以继续吃素，但请注意食物结构的均衡性，如果是严格素食主义者或是只吃蛋不吃奶类或奶制品的素食主义者，请额外补充维生素 B_{12}。以上说的同样适用于哺乳期的妈妈。

我本人是 meat lover，无"硬菜"不欢，也经常纠结于 to be or not to be。吃"硬菜"是饱口福，吃素是追求健康，唉，且吃且追求吧！

都是水果惹的祸

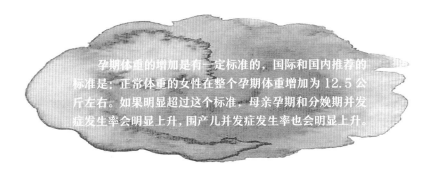

孕期体重的增加是有一定标准的，国际和国内推荐的标准是：正常体重的女性在整个孕期体重增加为 12.5 公斤左右。如果明显超过这个标准，母亲孕期和分娩期并发症发生率会明显上升，围产儿并发症发生率也会明显上升。

对于孕期体重的增加，日本的要求更加严格，对于正常体重的女性，其推荐的孕期体重增加为 10 公斤，推荐的新生儿出生体重为 3 公斤，在产后 6 ~ 8 周要恢复到孕前体重。

孕期的体重控制的确不容易，一是不少准妈妈怀孕以后会胃口大开，很容易饥饿；二是怀孕以后运动量往往会明显减少，消耗得少就容易长肉；三是婆婆妈妈们老是会劝准妈妈为了孩子要多吃。

为了控制好孕期体重的增加，一般的饮食建议是：蔬菜类原则上可以放开，想吃多少吃多少；蛋白质的摄入要适量，不过量；要控制的主要是碳水化合物类，包括主食、点心和含糖分的饮料。

在和超重的准妈妈复盘回顾她的饮食结构时，她往往会说："医生啊，我已经很听你的话了，我主食和点心已经吃得很少了，或者干脆是基本不吃了，为什么体重还是控制不好呢？"

如果你问她水果吃吗？她往往会告诉你，吃的，而且是吃得很多，是把水果当饭吃，这都是水果惹的祸。

 先谈谈果糖的代谢

除了各种维生素和纤维素以外，水果中还含有丰富的果糖。果糖具有口感好、甜度高、升糖指数低以及不易导致龋齿等优点。在各种天然糖中，果糖的甜度最高，其甜度大约是蔗糖的 1.8 倍。

果糖是一种单糖，无法被人体直接利用，经过肠道吸收以后进入肝脏代谢，可分别转化成葡萄糖、糖原和脂肪。与葡萄糖相比，果糖转化合成脂肪更容易。

当少量摄入果糖时，果糖主要转变为葡萄糖，使肝脏中糖原的储存量增加。但是，当果糖摄入量大时，果糖就主要被当成合成脂肪不受限制的原料。在导致人体肥胖的因素中，可以说果糖的危害性甚至超过了葡萄糖和蔗糖。

另外，由于果糖与葡萄糖被人体吸收的途径和利用不同，果糖没有抑制食欲和刺激机体增加能量消耗的作用。进食葡萄糖后，人体的胰岛素分泌就会增加，将血液中的葡萄糖送进细胞，分解供能。同时，身体会增加"瘦素"的分泌，帮助人体减少食欲和脂肪贮存量。

一般来讲，在我们在进食含葡萄糖的食物后，饥饿感就会减弱，食欲会下降。但是，果糖却没有这样的功效，当人们吃了果糖之后，食欲不但不会下降，仍然还想吃东西。不仅如此，果糖不会刺激"瘦素"的分泌，机体的能量消耗也不会增加。因此，大量吃果糖和大量吃脂肪一样，是导致肥胖的重要原因。

从人类进化的角度来讲，这是一种合理的选择。因为在人类开始直立行走，还没有进入农耕的时代，每天要花大量的时间去觅食。在那种年代，很少能够获得动物性蛋白质，主要依靠的是碳水化合物。但是由于谷物和根茎类食物比较难以获得，最容易获取的就是水果类。水果中的果糖不容易有饱腹感，会让你不断地去获取更多的水果。进食水果以后，可以将果糖转化为糖原和脂肪储存起来，以防饥饿。这是一种进化上的绝妙安排，但是很可惜，在食物极大丰富的今天，这种进化中形成的优势反而成了问题。

每天吃多少水果比较合适

水果是个好东西，除了有营养以外，很多准妈妈还相信多吃水果会对皮肤有好处。但是好东西也不能多吃，按照中国营养学会妇幼分会的推荐：孕期每天水果的食用量为 200 ～ 400g，这是一天的总量。吃了水果，就不要再另外喝果汁，喝了果汁就不要再吃水果。如果是喝果汁的话，专家建议一天不要超过 150 毫升。

一般情况下，建议直接食用水果，而不是喝果汁。专家称，水果本身富含纤维素、各种维生素和抗氧化物质，这些物质有益于健康，有助于对抗肠癌，但这些物质会在加工过程中都丢失掉，所以建议吃水果，尽量不要榨成汁。

在我们的生活中，除了水果以外，其实还有很多的食物含有大量的果糖，例如非鲜榨的果汁饮料和软饮料、饼干和冰淇淋。虽然这些饮料标明是"无糖"的，但是它指的是这些饮料不含蔗糖，其实它们都含有果糖，或者用果葡糖浆作为甜味剂。此外，各种甜食中所含的蔗糖在体内也会分解成葡萄糖和果糖。因此应当限制各种甜食的数量，特别是甜饮料。

如果你的孕期体重可以控制在合理的范围之内，可以尽管放心去享用水果。如果体重超标，我看你还是算了吧，就尽量少去碰水果吧。

孕期吃喝玩乐之喝

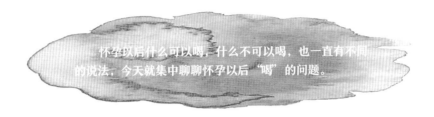

怀孕以后什么可以喝，什么不可以喝，也一直有不同的说法，今天就集中聊聊怀孕以后"喝"的问题。

 喝水

你可以其他什么都不喝，水是要喝的。孕妇应该每天喝多少水？不同的专家有不同的说法，多数专家和学术组织建议孕妇每天应该摄入不少于 2000ml 的水分，因为怀孕以后代谢增强，孕妇的血容量也会逐渐增加，所以你的身体需要更多的水分。

 喝奶

孩子全身骨骼的生长需要大量的钙，我们食物中钙的主要来源是牛奶和奶制品，进入妊娠中期以后，需要每天摄入大约 1000 ~ 1200mg 的钙，这大约相当于 1000 ~ 1200ml 的优质牛奶。一般建议喝低脂牛奶，不然的话会摄入过多的脂肪。

当然，不是每个准妈妈都喜欢喝奶，喝得进去那么多奶。你可以每天喝 500 ~ 600ml 的奶，然后再喝一些酸奶或吃一些其他的奶制品来满足每天钙的需要量。

 喝豆浆

豆浆好啊，除了含有优质的植物蛋白以外，还有一定的利尿作用。所以有水肿的准妈妈可以尝试多喝一些豆浆试试看，虽然不是每个人都有效，不少准妈妈听了我的建议回去尝试以后告诉我还是挺管用的。

不过我说的豆浆最好是自己家里做的豆浆，没有加防腐剂，也没有加糖。

 喝饮料

饮料是人类很不好的一种发明，不建议孕妇喝各种饮料，特别是碳酸饮料，这些饮料里面的主要成分除了糖，还有各种添加剂。饮料除了会额外让你增加体重以外，没有任何好处，各位准妈妈应该像远离香烟一样对其敬而远之。

 喝果汁

不要一听到果汁就觉得健康，觉得应该多多益善。对于准妈妈来讲，果汁是属于谨慎推荐的，因为为了口味，生产商会在果汁里面添加糖分、甜味剂或其他的食品添加剂。

要喝就喝新鲜榨出来的果汁，这更加安全和健康，专家建议一天不要喝超过 150 毫升的果汁。吃了水果，就不要再另外喝果汁，喝了果汁就不要再吃水果。

请注意，如果你体重控制不好，一直超重的话，不建议喝果汁，因为果汁里面含有大量的果糖，果汁虽好，也不能多喝。

 喝茶

喝茶类似于喝咖啡，主要是担心摄入过多的咖啡因，增加流产的风险。所以，孕妇也是可以喝茶的，但是要控制量。

孕期喝咖啡的正确饮用方式

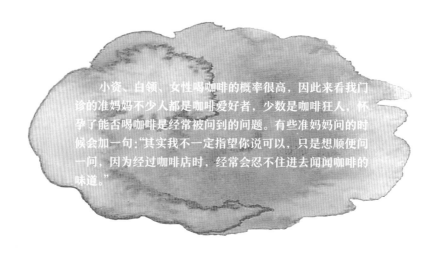

小资、白领、女性喝咖啡的概率很高，因此来看我门诊的准妈妈不少人都是咖啡爱好者，少数是咖啡狂人，怀孕了能否喝咖啡是经常被问到的问题。有些准妈妈问的时候会加一句："其实我不一定指望你说可以，只是想顺便问一问，因为经过咖啡店时，经常会忍不住进去闻闻咖啡的味道。"

其实，网络上说的孕妇不能喝咖啡是误传，咖啡是可以喝的，但是不能过量，过量会导致流产的风险增加。

安全喝咖啡的量是多少？不能按照喝几杯算，因为杯子有大小，咖啡有不同。根据美国的研究，每天喝咖啡时里面的咖啡因的量超过 200mg 时，流产率会增加一倍；每天咖啡因的摄入如果不超过 200mg，流产率并不升高。因此，怀孕后可以喝咖啡，只要控制总的咖啡因的量不超过 200mg 就可以了。

另外需要注意的是，不仅仅是咖啡里有咖啡因，茶水和其他饮料里也有咖啡因，以下的表格里列举了咖啡和各种饮料里咖啡因的含量。看了以后，大家就可以放心选择小酌了。

饮品类型	容量（盎司）	咖啡因（毫克）
一般咖啡（蒸馏咖啡）	8	102～200
A 品牌蒸馏咖啡	16（大杯）	330
B 品牌蒸馏咖啡	16	206
A 品牌 Latte/Cappuccino	16	150
一般 Espresso 咖啡	1	30～90
A 品牌 Espresso 咖啡	1	75
低因咖啡	8	3～26
红茶	8	40～120
绿茶	8	30～50
可乐	12	35

注：1 盎司 ≈ 30 毫升

孕期能否喝一杯

　　孕期饮酒并不少见，在欧美国家，孕期饮酒的比例比较高，例如在加拿大，大约14%的女性会在孕期有不同程度的饮酒。中国没有权威可靠的统计数据，虽然不会有欧美国家那么高，但是依然还是会遇到在整个孕期都会持续饮酒的孕妇。

　　在门诊遇到的最多的问题是在不知道自己怀孕的时候喝了酒，甚至喝醉了，会不会影响胎儿的生长发育？

　　为了回答这个问题，我们得先了解一些和饮酒相关的基本概念。

🌸 常见酒类的酒精含量

　　啤酒2%～12%（平均4%～6%）；葡萄酒8%～14.5%；外国烈酒（伏特加、朗姆酒、金酒、威士忌）40%～50%；中国白酒50%～60%。

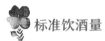

标准饮酒量

不同的国家对于饮酒的一个"标准量"的定义是不同的，以加拿大为例，一个"标准量"指的是酒类饮品中含有 0.6 盎司（17.7ml）的纯酒精，这相当于 354ml 普通啤酒（5% 酒精度），148ml 葡萄酒（12% 酒精度），或者是 44.4ml 烈酒（40% 酒精度）。

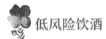

低风险饮酒

对于非孕期女性来讲，低风险饮酒指的是任何一天中饮用不超过两个"标准量"酒类饮品，每周饮酒不超过 9 个"标准量"。

孕期少量饮酒

对于孕期少量饮酒，国际上没有统一的标准，英国一项研究的定义为每周酒精的摄入量不超过 84g，或者是每天的饮酒量不超过 12g。1/2 品脱（284ml）普通啤酒的酒精含量大约为 8g，一小杯普通的葡萄酒的酒精含量大约为 12g，英国酒吧的一小杯烈酒（威士忌或伏特加）的酒精含量大约为 8g。

因此，孕期少量饮酒的定义基本上为：一杯 1/2 品脱的啤酒或一小杯葡萄酒或一小杯烈酒。

狂饮

狂饮（binge drinking）指的是饮酒以后血液中酒精的浓度

达到或超过 0.08%，这相当于一个标准身材的女性在 2 小时内饮用达到或超过 4 个"标准量"的酒精饮品。

有研究发现，在胚胎器官形成的敏感阶段（停经 5 ~ 12 周），狂饮可能会对孩子的发育和行为带来不良影响。这需要引起我们的重视，因为有不少的怀孕是非计划性的，女性可能会在没有意识到自己怀孕的情况下狂饮。尽管在早孕期不知情的情况下偶尔一次狂饮的不良影响并不严重，但是次数多了还是可能会有不良影响的，应该尽量避免。

胎儿酒精谱系障碍

胎儿酒精谱系障碍指的是孕妇在孕期饮酒对婴儿可能带来的不良影响，包括体格方面的影响、精神的影响、行为的影响和学习障碍。

胎儿酒精综合征

胎儿酒精综合征（FAS）是严重的胎儿酒精谱系障碍，FAS 会引起胎儿生长受限、精神问题、行为问题，以及异常的面部特征。

多大的饮酒量会引起 FAS

孕期大量饮酒孕妇的孩子通常会发生 FAS（一次饮酒量达到或超过 3 个"标准量"或每周饮酒超过 7 个"标准量"），但是在饮酒量没有这么大的情况下，也有可能发生 FAS。

有没有一个可以在孕期安全饮酒的标准量

没有一个孕期饮酒的安全标准范围，在整个孕期酒精都有可能会对胎儿产生不良影响，在知道自己怀孕以后最好不要饮酒。

 结论

1. 有证据显示孕期饮酒会对胎儿产生不良影响，没有足够的证据证实孕期少量饮酒对于胎儿来讲是安全的还是有害的。

2. 没有足够的证据来帮助我们定义孕期少量饮酒的标准阈值。

3. 对于任何有可能怀孕的女性来讲，不喝酒是最审慎和稳妥的做法。

4. 早孕期少量饮酒不是终止妊娠的指征。

（本文主要参考了加拿大妇产科学会的妊娠期饮酒的指南）

孕期吃喝玩乐之玩

这里的"玩"，其实是想和你聊聊孕期运动的话题。生命在于运动，怀孕后应该继续保持运动，这本来是常识，但是在强大的传统的"保胎"和"安胎"理论指导下，孕期坚持运动的人反而显得有些异类了。

 孕期运动的好处

每天至少运动 30 分钟会有以下各种好处：帮助减少腰酸背痛、便秘和水肿；保障体重的合理增长，预防和治疗妊娠期糖尿病；增加体力，增加肌肉力量；改善情绪，帮助睡眠；保持身材。当然，运动还有很多其他以上没有提到的好处。

 影响孕期运动的不利因素

怀孕以后雌激素和孕激素水平明显上升，这会导致韧带的松弛，使得准妈妈的关节容易松动，除了会引起腰酸背痛、关节痛以外，运动时关节损伤的风险会上升。

怀孕以后，特别是进入中晚孕期，增大的子宫相当于一个"违章搭建"，除了会对韧带、肌肉和关节产生额外的压力和牵拉以外，还会导致整个身体平衡的改变。这些改变直接的后果是会引起腰酸背痛，还会导致运动时身体容易失去平衡，容易跌倒。

 合理安排运动的时间和强度

运动有理，运动也要讲科学。对于准妈妈来讲，最好能坚持每天运动 30 ~ 60 分钟。对于之前没有运动习惯的人来讲，刚开始的时候可以隔天运动 30 分钟，让自己的身体慢慢适应，然后逐渐延长运动时间和增加运动量。一旦身体适应了，就会渐渐喜欢上运动，甚至会上瘾，每天不运动会觉得少了些什么。

准妈妈可以先从散步开始，然后根据自身的情况逐步过渡到快步走以及其他运动方式。有效运动的标准是心跳要有明显加快的感觉，要有出汗的感觉。当然要以安全为前提，运动不要让自己不适，不要引起明显的宫缩，一般的生理性宫缩不要紧。

如果自己一个人运动很无聊或无法很好坚持，最好能结伴运动，拉上你的老公。他可以不陪你去产检，但是至少要陪你运动。在看门诊时，我经常会要求老公督促准妈妈每天运动。说实在的，有时候不仅仅是为了准妈妈，是实在看不下去老公那比孕妇还要大的肚子。

> 如果我意味深长地看着你的大肚子说，你要督促你老婆每天运动的时候，其实我是在说你啦！

妊娠期安全的运动

以下的这些运动对于孕妇来讲都是安全的。

散步：对于任何人来讲，散步都是一种很好的运动方式，但是走得太慢效果会打折扣。可以先从散步开始，然后逐渐过渡到快步走，如果走得快了或者是久了引起生理性子宫收缩，可以稍事休息以后再散步。可以慢慢快快，快慢结合。

准妈妈如果在怀孕前有很好的跑步习惯，怀孕后多数情况下还是可以坚持跑步的，但是可能需要对强度进行适当的调整。

游泳：游泳是一种很好的运动方式，可以协调锻炼到身体各个部位的肌群，如果是孕前就喜欢游泳，怀孕后请继续坚持。对于有水中分娩想法的准妈妈，更是要坚持孕期游泳。如果在怀孕期间连水都不愿意多碰，突然说要水中分娩，是不是有些太突兀？

骑车：骑车是一种很好的有氧运动，在我做住院医生的年代，绝大多数的孕妇在孕期都是坚持上班到生孩子那一天的，而且很多人上下班的交通工具都是自行车。如果你觉得在外面骑自行车掌握不好平衡，可以在健身房的室内骑行器上运动。

有氧操：有氧操也是一种合适的运动方式，对于心肺功能的锻炼很有帮助，如果有教练的指导，运动效果会更好。

哪些运动在孕期应该避免

对于长期在中国生活的人来讲，提醒要避免哪些运动好像显得有些多余，因为大家基本上对孕期运动是持保守态度的。但是在门诊会看到有越来越多的生活方式很西化的女性和来中国生活和工作的海外女性，这些人有不少是运动的狂热爱好者，所以还是有必要讲一讲孕期不宜的运动，有时候在门诊我也会遇到一些准妈妈就各种运动方式来征询我的意见。

一般的原则是，要避免容易导致跌倒的运动和需要身体接触的竞争性团队运动，例如体操、滑水、骑马、滑雪、曲棍球、篮球、足球等。

其实，以上的这些运动方式大家问的并不多，最近一段时间被问及比较多的一种运动休闲方式是潜水。不少准妈妈依然会在孕期安排度假，在海滨度假时，能否可以继续潜水？从医学的角度来讲，不建议孕妇潜水，特别是深度潜水。因为怀孕以后孕妇本身的血流会出现再分配，潜水时压力的突然改变会导致一系列血流改变而引起减压症状，对胎儿造成危害。

 出现哪些症状需要停止运动

少数人在少数情况下会出现如下症状，一旦发生，请停止运动并暂时休息，必要时要去医院就诊：

- 阴道流血

- 眩晕或是觉得要昏过去

- 呼吸短促

- 胸痛

- 头痛
- 肌肉无力
- 小腿疼痛或肿胀
- 子宫收缩
- 胎动明显减少
- 阴道流液

（本文参考了美国 ACOG 的部分文件）

孕期运动与营养

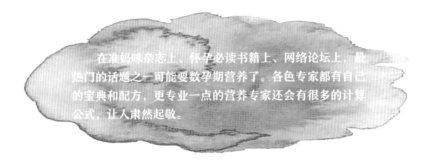

在准妈咪杂志上、怀孕必读书籍上、网络论坛上，最热门的话题之一可能要数孕期营养了。各色专家都有自己的宝典和配方，更专业一点的营养专家还会有很多的计算公式，让人肃然起敬。

曾经有个妊娠期糖尿病的准妈妈来看我的门诊，说营养专家通过计算机营养评估系统评估之后给了她很"专业"的指导，但是严格执行下来，她的体重非但没有控制好，血糖还持续走高。后来经过我"非专业"的指导，很快控制好了体重和血糖。

其实孕期营养没那么复杂，以下就是这些年我总结下来，听得懂、记得住、挺有效、没有科学数据的孕期营养指导建议，总结起来就是：管住嘴，迈开腿。

管住嘴

没怀孕的时候，想吃啥就吃啥，想吃多少就吃多少。但是怀孕了就不是为自己吃了，要想着肚子里的孩子。但绝不是婆婆妈妈们说的那样，怀孕了是两个人，就应该多吃，要吃双份的量。

怀孕之后的饮食原则是：适量均衡。适量就是不要吃十分饱，九分饱就差不多了，饿了咋办？可以吃黄瓜、番茄、胡萝卜，这些瓜菜既有营养，又含糖分很少，任吃不动气。均衡就是荤素搭配好，提倡多样性，保障各种维生素和矿物质的摄入。

甜点与饮料：要少吃甜的点心和饮料，因为这些点心和饮料中含有大量的糖分，吃了以后很容易会吸收转化，体重会明显上升。

"健康的水果"：要注意控制水果的摄入量，"多吃水果好"这句话在孕期并不完全正确。现在的水果和以往相比越来越甜，也就意味着糖分的含量很高，吃得太多，体重会增加很快。有的准妈妈体重增加得太快，始终控制不好，问她一日三餐的时候会说吃的很少啊，再问她水果吃多少时就会告诉你可以一次吃半斤葡萄，一个西瓜。

救了你命的那根稻草：先说个笑话，有个中年男人去看医生，说想多活几年，问医生有什么好的养生秘诀。医生问道：抽烟吗？不抽；喝酒吗？不喝；喜欢美女吗？一般；喜欢美食吗？一般；你可以回家去死了，一点爱好也没有，活那么久干嘛？

请注意，这里不是提倡抽烟酗酒，本人不抽烟，略饮美酒，热爱美食！如果让准妈妈在整个孕期只能吃毫无滋味的所谓"健康餐"

和饿肚子的话，那就太不人道了。而且很多人一看这个架势，根本就无法坚持下去。我有一个妙招，屡试不爽。这就是要求准妈妈平时每天要严格按照我前面的要求去做，但是要有奖励，就是每周有一顿饭可以完全放纵自己，想吃什么就吃什么，想吃多少就吃多少（前提是别闹出人命来）。就是这根稻草救了很多人，有不少妈妈生好了告诉我，多亏了有一周一次的放纵，才能让她既控制好了体重，又享受了美食，不然的话根本无法坚持下去。

　　饮食日记：有些准妈妈记性不好，毅力不够，体重增长太快，控制不好，我一般会建议她写饮食日记。就是把每天吃的所有的东西都记录下来，不管是正餐还是点心和饮料。写一个星期以后来给我看，我会告诉她如何调整，减少摄入。其实写饮食日记的过程就是让她参与自我认识和调整的过程，有些准妈妈在回来见我之前就已经自己发现了存在的问题并进行了自我调整。

迈开腿

　　除了饮食控制，还要坚持运动。孕期最简单有效的运动方式就是快步走，最好能每天坚持快步走半小时，原则上走完以后要有出汗的感觉，心跳要明显加快。当然这要因人而异，刚开始的时候可以坚持散步，然后逐步过渡到中速走和快速走。除了走路还可以坚持游泳、做瑜伽。

　　目标：进入中孕期以后每周体重增加不超过 1 斤，孩子出生体重 6 斤左右。如果孩子出生体重 6 斤左右，平时坚持快步走，可以

健步如飞，这孩子生起来肯定会很顺利，就像树
上结果子一样，熟了就会往下掉！

做不到？好吧 6 ~ 7 斤。

曾经有一个比较肥胖的准妈妈在我这里就诊，孕期十分听话，到分娩时，比孕前体重减少了 2 斤，生了个 7 斤的孩子。羡慕嫉妒恨吧，正常怀孕生孩子居然还能减肥，当然这仅仅是罕见的个案，告诉大家的目的是鼓励大家要坚持"管住嘴，迈开腿"。

好吧，我承认：美食当前，诱惑很大，控制很难，我自己都不一定能做到。但是你能做到的，为了自己可能做不到，但是为了你的宝贝，你肯定能做到的！

孕期吃喝玩乐之乐

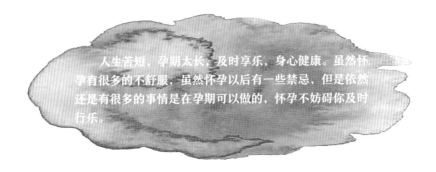

人生苦短，孕期太长，及时享乐，身心健康。虽然怀孕有很多的不舒服，虽然怀孕以后有一些禁忌，但是依然还是有很多的事情是在孕期可以做的，怀孕不妨碍你及时行乐。

 看电影

孕妇当然可以放心看电影，多数电影的声音强度一般在 80 分贝左右（吵闹一些的电影在 80 ~ 100 分贝），持续时间大约在 2 个小时左右，所以理论上是不会影响到胎儿的听力的。

但是在选择电影方面要斟酌一下，最好不要选恐怖电影，除此之外没有什么大的禁忌。有些准妈妈在分享经验时说，在看一些比较吵的枪战片时，肚子的宝宝会不耐烦，大概是嫌太吵了吧，动得很厉害，请自行斟酌。

唱歌

有些准妈妈是 K 歌女王，时间久了不唱歌会很难受，那就去呗。有人不建议孕妇 K 歌主要是有两个方面的担心，一是怕声音太吵会影响胎儿的听力，二是担心 K 歌是否会导致流产或早产。

其实这些担心都是多余的。

准妈妈去 K 歌的时候，只要音量控制好，不要超过 80 ~ 90 分贝以上就可以了，80 分贝是什么概念？就是达到吵闹的程度，相当于大流量交通或嘈杂的办公室，90 分贝相当于电风钻的噪声，只要不长时间超过这种程度就没有问题。

另外有人在网上说 K 歌需要用"丹田"之气，会引起流产、胎膜早破和早产。我的神，这"丹田"之气厉害了，居然会引起宫缩？如果真的是这么厉害，那以后流产门诊可以取消啦，让大家去 K 歌来做人工流产好了；到了预产期还不生，就可以 K 歌来引产啦。

退一万步讲，就算是有人 K 歌以后胎膜破裂早产了，也是纯属巧合，就像看电视时胎膜早破，就像你婆婆看了你一眼你胎膜早破一样，巧合而已，没有必然的因果关系。

不过，在孕妇去 K 歌的时候，要事先做个规矩，男生不允许抽烟，否则空气不流通，吸二手烟对准妈妈和孩子都不好。

听音乐会

音乐会让你身心愉悦，音乐会可以有，但是比较吵的摇滚乐音乐会最好是少去，因为你不知道音响师会把声音调到多少分贝。

一般音乐会的噪声会在 80 ～ 90 分贝左右，不会给胎儿带来不良的影响，如果现场声音太大，人太多太拥挤，那就早点离场呗，浪费张票子不是啥问题，反正你也不差钱。

 玩手机

现在手机基本上成了很多人的另外一个不可或缺的器官，出门忘记带手机就像没了魂一样。所以怀孕以后你想让她戒手机基本上是不可能的事情。

很多人说孕妇不可以玩手机，主要是担心辐射，这是多虑了，手机的所谓辐射根本没有你想象的那么可怕，是不会对胎儿造成什么严重影响的。

所以，孕妇照样可以玩手机，但要有节制，不能太长时间玩手机，盯着那个小屏幕看。

有事看手机，没事多看看书，多出去走走，手机看久了，眼睛会受不了的。

 泡温泉

孕妇照样可以泡温泉、蒸桑拿、泡热水澡，因为很爽啊，因为很舒服啊，因为很放松啊。

但是孕妇泡温泉、蒸桑拿、泡热水澡需要注意以下几点：

· 不要温度太高、时间太长，因为在早孕期的时候，当孕妇的体温持续超过 39℃太久的话，可能会增加某些出生缺陷的发生风险。另外，体温持续升高时间长了，会导致孕妇血压下降、心率加快，大量出汗，脱水，以及其他各种不适，甚至晕厥。

• 美国妇产科医师学会的建议是：孕妇蒸桑拿时间不要超过 15 分钟，泡热水澡或者泡温泉不要超过 10 分钟。

• 泡温泉、蒸桑拿、泡热水澡时最好身边有人，以防意外的发生。

当补钙遇到怀孕

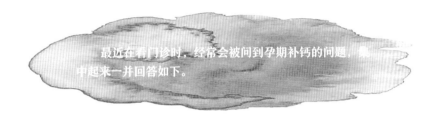

最近在看门诊时，经常会被问到孕期补钙的问题，集中起来一并回答如下。

 每个孕妇在进入妊娠中晚期以后都要补钙吗

是的，绝大多数孕妇都需要额外补充钙。从孕早期的一个受精卵发育到一个足月的孩子，需要很多的钙来帮助孩子长骨骼和牙齿。根据膳食调查，我国女性在孕期的每日钙摄入量大约为300～400mg，即使是钙摄入量比较多的西方女性，孕期的每日平均钙摄入量也只有800mg左右，均低于妊娠中晚期每日推荐的1000～1200mg的钙摄入量。如果每天食用的食物中有很多的牛奶和奶制品（例如酸奶和奶酪），是可以不需要额外补钙的，但是绝大多数人是做不到的。

补钙的同时要补维生素 D 吗

是的，维生素 D 的一个主要作用是帮助钙的吸收和利用，如果在补充钙的同时不补充维生素 D 的话，钙的吸收和利用会受到一定的影响。另外，维生素 D 对于母亲和孩子的皮肤和视力也有额外的好处。

 有哪些钙的制剂比较好一些

多数钙剂的吸收率基本上差不多，所以不要相信那些广告中夸大其词的骗人鬼话，重要的是钙制剂中钙元素的含量是真实的，还有钙制剂的生产工艺是有安全保障的。

 在进入妊娠中晚期后经常出现腿抽筋是缺钙引起的吗

妊娠中晚期腿抽筋的主要原因是钙缺乏，补充钙剂会缓解该症状。但是腿抽筋还有其他原因，例如血供不足和疲劳等，这也是为什么有些人吃了钙片还会腿抽筋的原因。

 妊娠晚期继续补钙会不会造成胎儿头太硬，生不出来

明显缺钙时胎儿的头会比较软，但是多吃了钙并不会造成胎儿头太硬，根本没有必要担心胎儿头硬或双顶径比较大生不出来。和成人不一样的是，胎儿的颅缝没有闭合，在产道的挤压下，胎儿的颅缝可以重叠，双顶径变小，从而顺利地从阴道分娩。所以经阴道分娩的孩子的头往往是"长长的",过了几天就变得"圆圆的"了。你的担心、你隔壁王大妈的担心,老天爷早就替你想好解决方案了。

听说补钙会让胎盘老化

首先,补钙不会造成胎盘老化;其次,所谓的"胎盘老化"和孩子的出生以及不良预后之间没有必然的联系。

如果看了以上的回答,还有人说补钙不好,或者是质疑我是在为钙剂厂家推销代言,你也不要和他争论了,直接建议他去买些猪脑补补脑子吧,因为隔壁张大爷说过的——吃啥补啥!

当肥胖遇到怀孕

> 这个世界真的很不公平，有的人放开吃也不长膘，有的人每天处心积虑地减肥，到最后仍免不了走向肥胖的宿命。对于很多女人来讲，美容和减肥都是一辈子的事业。

即使大家已经很努力很努力了，但是中国女性的超重和肥胖的比例依然在逐年上升。国家卫生计生委发布的《中国居民营养与慢性病状况报告（2015年）》指出，我国居民超重肥胖问题凸显，全国18岁及以上成人超重率为30.1%，肥胖率为11.9%，比2002年上升了7.3和4.8个百分点；6～17岁儿童青少年超重率为9.6%，肥胖率为6.4%，比2002年上升了5.1和4.3个百分点。不论成人还是青少年，超重肥胖增长幅度都高于发达国家。

在怀孕以后超重和肥胖的比例也在上升，这种趋势的发生主要和两个方面的因素有关：一是随着中国经济的增长和家庭收入的提高，中国人的生活方式和饮食结构也发生了很大的改变，逐渐西化和快餐化，人均卡路里的摄入逐渐增加，但是运动并没有增加，甚至是减少；二是在怀孕生孩子方面，老观念依然横行：怀孕了要多补营养，要一个人为两个人吃，要安胎，要保胎，要多休息，少活动，别动了胎气……

其实，孕期的超重与肥胖所带来的麻烦要比你想象的要多得多。

 如何判断自己是否超重

体重指数（BMI）是根据身高和体重计算出来的一个指数，计算方法是体重（公斤）数除以身高（米）的平方，用于判断一个人的体重是属于正常、偏瘦、超重，还是肥胖。

其实你用不着做这么复杂的计算，在网络上会有现成的 BMI 计算器，只要输入身高和体重，就会得到你的 BMI。

 孕期肥胖的危害

孕期肥胖不仅仅会增加孕妇自身的风险，还会给胎儿带来危害。

肥胖对于准妈妈的不良影响：孕期准妈妈肥胖，妊娠期高血压、子痫前期、妊娠期糖尿病的风险增加，剖宫产率也会上升。

肥胖对于胎儿的不良影响：出生缺陷的风险增加，例如先天性心脏病和神经管缺陷；如果准妈妈腹部脂肪太厚，无法看清楚胎儿的器官结构，会影响超声检查的准确性。巨大儿的发生率增加，早产的发生率增加，死胎的发生率也上升。

孕期应该增加多少体重

胖人和瘦人在孕期的体重增加标准是不一样的，美国医学科学院根据孕妇和围产儿的结局，给出了孕期体重的合理增加范围，可以供大家参考。

对于双胎妊娠，推荐的妊娠期体重增加为：体重正常妇女为 16.8 ~ 24.5 公斤，超重妇女为 14.1 ~ 22.7 公斤，以及肥胖妇女为 11.3 ~ 19.1 公斤。

对于单胎孕妇，推荐的体重增加范围参考下表：

2009 年 IOM 依据不同孕前 BMI 的孕期体重增长推荐

孕前体重分类	体重指数	体重推荐增长范围（磅）	孕中晚期推荐体重增长率（磅／周）[平均范围（磅／周）]
体重不足	< 18.5	28 ~ 40	1（1 ~ 1.3）
标准体重	18.5 ~ 24.9	25 ~ 35	1（0.8 ~ 1）
超重	25.0 ~ 29.9	15 ~ 25	0.6（0.5 ~ 0.7）
肥胖	≥ 30.0	11 ~ 20	0.5（0.4 ~ 0.6）

注：1 磅 =0.454kg

 怀孕以后我需要减肥吗

即使是肥胖的女性，也不建议在孕期减肥，但是要控制体重的增加，原则是按照美国医学科学院推荐的标准执行。只要是胎儿的生长发育在正常范围之内，即使是你的体重增加低于美国医学科学院的推荐，甚至是比怀孕前体重减轻了，也没有问题。但是不能不顾自己的身体健康状况和胎儿的生长发育情况去盲目减肥，体重控制要在医生的监测和指导下进行。

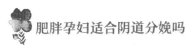

肥胖孕妇适合阴道分娩吗

对于肥胖孕妇来讲，阴道分娩是最理想的方式，然而对于部分肥胖孕妇来讲，阴道分娩会有一定的困难，首先是临产以后由于腹部脂肪太厚比较难以监测胎心，其次是肥胖孕妇容易有巨大胎儿，可能会导致难产。

如果要做剖宫产，肥胖的孕妇面临的风险要比正常体重的孕妇大很多。一般来讲，肥胖孕妇打麻醉比较困难，麻醉并发症的发生概率相对比较高，剖宫产手术时间会比较长，发生产后出血和其他并发症的概率也会比较高，例如感染、深静脉血栓、伤口愈合不良等。

其他注意事项

体重控制不仅仅是孕期要做的事情，最好能在怀孕前就启动减肥计划，以良好的身体状态备孕。分娩以后也要减肥，生完孩子以后，除了要坚持健康饮食和适量运动以外，最好能坚持母乳喂养，与不母乳喂养的妈妈相比，母乳喂养的妈妈可以更快地降低体重。

我不希望看完这篇文章以后胖子孕妇都跑到我门诊来，特别是快乐的胖子，如果你们真的要来，也不要和我谈美食，这会让我很受不了！我目前正在很努力的控制体重，看到你们我怕会动摇自己的信心和决心！

当疫苗遇到怀孕

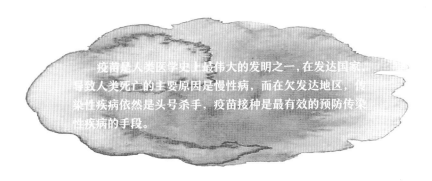

　　疫苗是人类医学史上最伟大的发明之一，在发达国家，导致人类死亡的主要原因是慢性病，而在欠发达地区，传染性疾病依然是头号杀手，疫苗接种是最有效的预防传染性疾病的手段。

　　在孕期接种疫苗大家还是有顾虑和担心：首先是担心孕期接种疫苗是否会对胎儿造成不良影响，其次是担心怀孕以后免疫状态的改变是否会影响疫苗接种的效果。

　　中国没有孕期接种的临床指南，以下所介绍的内容主要参考了美国相关的指南和其他文献资料。

 为什么要在孕期接种疫苗

　　每个国家传染性疾病发生的情况很不一致，因此每个国家都会根据自己的具体情况制订自己国家的疫苗接种方案。原则上讲，这些预防接种最好是在计划怀孕前就进行。但是，依然还是会有一些女性没有在怀孕前接受必要的疫苗接种。

对于这些妊娠期妇女，如果传染性疾病暴露的风险比较高，而且一旦感染有可能会对母亲和胎儿带来较大风险的话，还是需要进行免疫接种，前提是疫苗是安全的。孕期进行免疫接种可以保护母亲和胎儿免受一些感染的伤害，还可以给出生后的婴儿提供被动保护。

应该向所有孕妇常规推荐破伤风、白喉和百日咳疫苗，以及流感疫苗。这些疫苗在孕期接种是很安全的，可以为新生儿提供很好的被动免疫，不会导致流产的发生。

分娩以后，应该接受所有推荐的，在孕前没有接种和孕期无法接种的疫苗，例如麻疹、腮腺炎、风疹、水痘、破伤风类毒素、白喉、百日咳等疫苗。

 孕期接种疫苗安全吗

灭活病毒和细菌疫苗、类毒素、免疫球蛋白制剂可以在孕期安全应用，没有证据显示其会对胎儿或母亲本身有什么不良影响，如果有指征的话可以在整个孕期应用，包括早孕期。如果没有即刻应用的指征，可以延缓到中孕期以后再使用，推迟到中孕期应用还有一个好处，就是可以打消孕妇的顾虑，这样她们就不会将早孕期常见的不良事件（例如自然流产和出生缺陷）和疫苗接种联系在一起了。另外，妊娠 28 ～ 32 周接种更有利于抗体传递给胎儿。

161

活疫苗有感染胎儿的潜在风险，虽然没有证据显示会对新生儿和母亲造成伤害，但是对胎儿伤害的潜在风险不能完全除外，所以不建议在孕期使用活疫苗。但是如果母亲暴露的风险很大，感染以后会引起严重的并发症，有很高的死亡率，还是可以考虑使用活疫苗的。使用活疫苗的风险－益处应该和感染专家商量以后再作出决定，例如，如果孕妇暴露风险很大的话，可以使用黄热病活疫苗。

如果孕妇意外接种了活疫苗或者是在疫苗接种以后 4 周内怀孕，应该向医生咨询疫苗对胎儿带来的可能风险，在这种情况下不一定要去终止妊娠，因为缺乏直接对胎儿造成伤害的证据。

 孕期接种疫苗和非孕期接种一样有效吗

尽管怀孕以后女性的免疫调节系统会发生较大的变化，但是孕期免疫接种的效果和非孕期妇女的免疫接种效果还是差不多的。

 孕期推荐接种的疫苗有哪些

流感疫苗：为避免在孕期感染流感病毒引起的不良后果及住院治疗，孕妇接种灭活的流感疫苗非常有必要。如前所述，孕期接种流感疫苗是安全的，在流感高发的季节，建议在医生的指导下进行接种。

百白破疫苗：在整个孕期都可以接种百白破疫苗，最佳的选择是在妊娠 27 ～ 36 周期间接种。

旅行前接种：有些孕妇需要出差或旅行，特别是出国旅行，在

出发之前需要向专家咨询目的地的感染性疾病发生情况，根据目的
地疫情接种相应疫苗预防。

 孕期应该避免接种的疫苗有哪些

HPV 疫苗：属于灭活疫苗，理论上不会对妊娠造成不良影响。
目前研究也没有发现疫苗对孕妇和胎儿产生不良影响，但各国指南
均建议孕妇不要接种，如果接种后发现怀孕应停止后续接种，其他
剂次在分娩后继续进行。

麻疹、腮腺炎、风疹（MMR）：MMR 是减毒活疫苗，不建议
在孕期应用，因为有潜在的感染母亲和胎儿的风险，但是到目前为
止没有发现导致母儿不良结局的证据。

水痘疫苗：水痘疫苗也是活疫苗，不建议在孕期应用，因为有
潜在的感染母亲和胎儿的风险，但是到目前为止没有发现导致母儿
不良结局的证据。

LAIV：LAIV 是流感减毒活疫苗，不建议在孕期接种，可以在
产后或母乳喂养的母亲接种。

BCG 疫苗：虽然没有发现有什么不良影响，依然不建议在孕
期接种 BCG 疫苗预防结核。

带状疱疹疫苗：带状疱疹疫苗是减毒活疫苗，不建议在孕期
接种。

当用药遇到怀孕

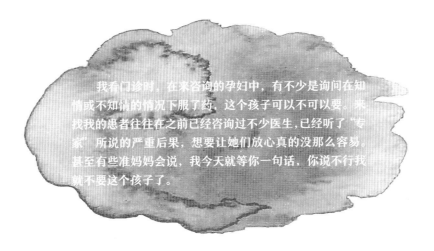

我看门诊时，在来咨询的孕妇中，有不少是询问在知情或不知情的情况下服了药，这个孩子可以不可以要。来找我的患者往往在之前已经咨询过不少医生，已经听了"专家"所说的严重后果，想要让她们放心真的没那么容易。甚至有些准妈妈会说，我今天就等你一句话，你说不行我就不要这个孩子了。

回答这个问题并不简单，说不要紧是需要勇气的，也是需要有科学依据的。但是我多数情况下是会说不要紧的，可以继续妊娠。我们产科医生应该口下留情，口下积德，应该珍惜和保护任何一个生命，在让患者作出终止妊娠的决定时一定要慎之又慎。说不定这孩子以后就是国家的栋梁，他可能会是个普通人，也可能会是个威武的将军，会是个获诺贝尔奖的科学家，也可能会是未来的总理或国家主席。

妖怪是妖怪他妈生的，普通孩子是普通孩子他妈生的，伟人也是伟人他妈生的。

做产科医生这么多年，单单是孕期用药方面我就挽救了不少生命，已经不止一次在和朋友吃饭的时候，父母会把聪明可爱的孩子叫过来让他们来给我"敬茶"。父母会感叹地说，"如果不是医生伯伯，就不会有今天的你，当初我们都快绝望地要放弃了，就是因为医生伯伯的一句话才让我们放心地留下了你。"看到这些跑来跑去的可爱的孩子，心里就会有莫大的安慰。

好了，不煽情了，我们来看看孕期用药咨询时应该掌握的原则是什么。

 一般原则

原则上讲，在准备怀孕的时候和怀孕以后，没有必要的话应该尽量避免服药。但是一旦有必要的话，还是应该服药的，因为与服药可能带来的不良影响相比，不服药的话疾病本身会给母亲和胎儿带来更大的不良影响。

其实，孕期用药的情况很普遍，孕妇在妊娠期间平均会服用 3 ~ 5 种药物。在医生指导下，多数药物是可以在孕期安全服用的。药物所引起的出生缺陷并不像我们想象中的那么高，在所有的出生缺陷中，真正是化学物质和药物引起的只占了 1% 左右的比例。

在解读药物说明书或文献中所列举的孕期用药所引起的出生缺陷时要谨慎，不能无限放大这种可能的危害。例如，某种药物在孕期长期大量服用以后可能会导致某一种类型出生缺陷发生率的增加，但是这种概率可能只有 2% 或 4%，绝大多数的孩子还是好的。

因此在孕期用药咨询时我们要掌握好"提供尽量多的信息"和"非导向性意见"的原则，要知情同意，知情选择。我们是"帮助"患者作出决定，而不是"替"患者作出决定。

 用药的时间

人类胚胎的器官分化发育最敏感的阶段为停经的第 5 ~ 11 周（有人认为是 5 ~ 13 周），如果在这个最敏感阶段服用对胚胎或胎儿有伤害的药物，最容易导致出生缺陷的发生。在此之前，它还只是一个受精卵，是一个细胞团，还没有组织器官的分化和发育，即使服用了有害药物，一般也不会增加出生缺陷的发生率，一旦有影响就会导致胚胎停止发育，这就是所谓的"全或无"的理论。

在此之后，多数重要组织器官已经分化完毕，以后主要是组织器官的继续长大，服用药物一般不会引起出生缺陷，即使引起出生缺陷，也往往比较轻。但是需要注意的是，人体的某些器官或系统是在孕中晚期才开始发育和完善的，我们不能简单的一概而论，要看具体的药物和它可能影响的器官和系统。

 用药的种类

不同的药物有不同的致畸性，会作用在不同的组织器官靶点，因此不能一概而论。在进行咨询并作出决定之前，需要去搞清楚药物的种类，并查询相应的药物说明书和文献。

大家最常用的孕期用药咨询的依据是美国 FDA 对孕期和哺乳

期用药的分类方法，根据药品安全性，FDA 要求将药物分为 A、B、C、D 和 X 五类。2014 年，FDA 发布了一项新规定，要求处方药标签要更清楚地阐明孕期和哺乳期女性服用药物的风险。作为改革的一部分，要取消这种简单的五分类方法，在药品标签上不允许再使用字母来描述风险。

取消这种分类系统的理由是这种做法过于简单化，更重要的是，这种分类系统常常被误解，药物制造商被要求用更加直接和翔实的信息来取代之前利用字母对药物进行分类的方式。未来的药品标签上将分别包含三部分：风险概要、临床注意事项和数据。这些会给临床医生提供更多有关人和动物研究的详细信息、不良事件以及孕期和产后用药剂量调整的相关信息。

改变药物标签这一行为得到了美国妇产科医师协会的赞同和支持，专家认为，FDA 的新规定可以将药物的风险和益处等信息全部呈现出来，这将有利于提高医生处理孕期和哺乳期用药的能力。同时，美国妇产科医师协会也希望更详细的标签会使更多的人研究处方药对孕妇和哺乳女性的影响。

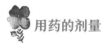 用药的剂量

偶尔少量的服用药物一般不会增加出生缺陷的发生概率，要看服药的持续时间和服药的剂量。药物说明书或者文献中提到的服药和出生缺陷之间的关系，一般是在长期大量服用药物的情况下才会出现。当然，不能排除个别情况下个别药物在少量服用的情况下可

能带来的不良影响。

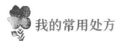 **我的常用处方**

补钙与补铁：我经常会给准妈妈开钙片，因为中国人的饮食结构里奶和奶制品经常是不够的，所以对于这些钙摄入不足的准妈妈，每天一次 500 ~ 600mg 的钙片还是有道理的。当然，如果你饮食中钙的摄入足够，是不需要补钙片的。

铁片也是我经常开的处方，因为大约有 1/3 的准妈妈会有不同程度的贫血。对于明确的临床贫血，我一般不建议食补，因为食补太慢，另外吃太多的红肉和内脏是可以纠正贫血，但是蛋白质的量往往会超标，会增加肾脏和肝脏的代谢负担。我一般只会推荐铁蛋白缺乏和轻度贫血的准妈妈食补。

抗生素：我最常用抗生素有三种：青霉素类如阿莫西林，头孢类和阿奇霉素，这几种抗生素对胎儿没有不良影响，临床效果也不错。不过一般的感冒我不会给准妈妈开抗生素，因为大多数的感冒是病毒性的，用了抗生素也没有用。但是如果是上呼吸道细菌感染，是可以考虑以上三种抗生素的。其他器官和系统的细菌感染，也可以首先考虑这三种抗生素。

另外，我在孕期经常会给有阴道真菌感染的准妈妈开抗真菌药物克霉唑，这是很安全的药物，可以放心地阴道用药。

退热药物：感冒发烧如果达到 38.5℃，特别是达到或超过 39℃的话，最好还是用解热镇痛药物，因为持续的高热会导致出生缺陷的风险增加，最常用的对胎儿安全的解热镇痛药物是对乙酰氨基酚。

皮肤过敏：可以考虑使用含有低浓度糖皮质激素类软膏，例如丁酸氢化可的松、糠酸莫米松。如果皮肤科医生不肯给你开这些药膏，你可以尝试一下炉甘石洗剂。

痔疮：可以考虑肛门塞药，建议使用对胎儿没有不良影响的复方角菜酸酯栓。

便秘：首选乳果糖，次选开塞露，即使用开塞露的话，也不要用太多。

 结论

通常情况下，我和患者充分沟通以后，会在门诊病史上慎重地写下如下的一段话：从患者所服用药物的时间、种类和总的累积剂量来看，不会明显增加出生缺陷的发生率。但是不能除外其他不良因素对胎儿的可能影响，胎儿仍具有正常人群的出生缺陷的背景风险，需要按照常规进行必要的出生缺陷的产前筛查与产前诊断。

当左侧卧位遇到怀孕

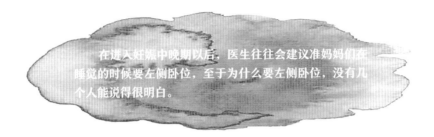

在进入妊娠中晚期以后，医生往往会建议准妈妈们在睡觉的时候要左侧卧位，至于为什么要左侧卧位，没有几个人能说得很明白。

其实建议左侧卧位的依据是人体大血管的位置，我们的脊柱位于人体的正中间，下腔静脉位于脊柱的右侧，腹主动脉位于脊柱的偏左侧（少数人例外）。进入妊娠中晚期，如果睡觉时依然采取仰卧位的话，沉重的子宫会同时压迫下腔静脉和腹主动脉，不少准妈妈血液循环会受影响，人比较难过，出现心慌、气短等不适症状，无法入睡。由于同样受压的情况下，静脉受影响的程度比动脉要大，所以一般会建议左侧卧位，宁愿压迫腹主动脉。

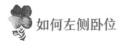 如何左侧卧位

应该是 15 度 ~ 30 度左侧卧位，而不是 90 度左侧卧位，试一

下你就知道了。90度左侧卧位有时会比较难受，而且这种姿势比较难以长时间保持。入睡时是左侧卧位，但睡着以后老是会不自觉的翻身转换姿势怎么办？最好是用长条枕头放在身体的一侧，这样就不会乱翻身了。

 左侧卧位难受怎么办

建议左侧卧位的主要原因是怕你难受，如果左侧卧位难受，那就换右侧卧位呗。那左侧卧位和右侧卧位都难受，反而仰卧位舒服怎么办？睡觉的姿势是怎么舒服怎么来，左侧卧位是一般情况下给一般人的建议，不是强制性的，既然你不是一般人，就不要按照一般做法来啦！

 侧卧位会压到胎儿吗

侧卧位不会压到胎儿，因为胎儿在子宫中有羊水的保护。有些准妈妈在左侧卧位时，胎儿胎动会明显增加，又是乱踢又是乱打。如果睡觉姿势让孩子胎动明显增加，准妈妈无法入睡的话，那就只好换个姿势了。

当辐射遇到怀孕

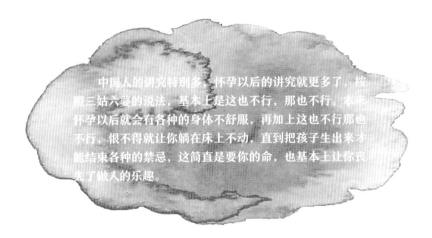

中国人的讲究特别多，怀孕以后的讲究就更多了，按照三姑六婆的说法，基本上是这也不行，那也不行。本来怀孕以后就会有各种的身体不舒服，再加上这也不行那也不行，恨不得就让你躺在床上不动，直到把孩子生出来才能结束各种的禁忌，这简直是要你的命，也基本上让你丧失了做人的乐趣。

这些话说起来冠冕堂皇，说是为了你好，实际上是为了传宗接代，从某种程度上是对女性的不尊重，是把女性当成了生育工具，是不应该的。

我曾经说过："人生苦短，孕期太长"，男人要对自己狠一点，女人要对自己好一点。孕期虽然应该有一些禁忌，但是这些禁忌是要有科学依据的，不该无限放大，也不该随意夸大。

Pregnancy is a challenge, take it.

Life is beautiful, enjoy it.

If you don't understand this, Google it!

今天要和大家谈的是大家经常要问到，我也在不同的场合分别回答过的问题——辐射，现在把这些零散的问题集中起来，放在一篇文章里，省得大家一次次的老是问我，问得我上火。

 ## 辐射对胎儿有害吗

是的，但是要看辐射的孕周和总的辐射剂量。在早孕期最敏感，中晚孕期的时候胎儿受伤害的概率明显下降；当胎儿总的辐射剂量达到或超过 50 ~ 100mGy 的时候，才有可能导致流产、死胎、胎儿生长发育迟缓等不良事件的发生。单次胸部拍片胎儿接受的放射量为 0.0005 ~ 0.01mGy，单次腹部拍片大约是 0.1 ~ 3.0mGy，所以在孕期拍摄 1 ~ 2 次的 X 线胸片或腹部平片是没有问题的，根本没有必要为此而去担心，甚至要把孩子流产掉。

但是，即使是没有那么大的危害，还是要尽量避免不必要的放射检查，要在有必要、有指征的时候去做放射检查。

 ## 生活或工作环境中的辐射对胎儿有影响吗

在自然界、在家庭、在工作场所、在公共场所，有很多辐射源，这些辐射源的影响经常被一些三姑六婆和各种"砖家"夸大和放大，搞得很多人神经兮兮，无所适从。

其实这些家庭或工作环境中的辐射的特点，一是辐射剂量小，二是非电离辐射，影响很小；X 线和 CT 设备属于电离辐射，放射剂量往往会比较大一些。

大家比较担心的辐射源有手机、WiFi、电吹风、微波炉、电磁炉、复印机、电热毯、电脑、电视机、高铁、安检、乘飞机等。

手机：孕期可以玩手机，可以看段爷涛哥的文章，因为手机的辐射不会像有些人夸大的那么大，但是最好还是要有节制，不要和手机形影不离。幸福的生活和美好的风景在外面，在和朋友家人的相处之中。

WiFi：辐射很小，可以不用去考虑，家里照样可以用 WiFi，你没有听说过人生有一大悲剧是"情到深处断 WiFi"吗？

电吹风：辐射很小，可以用。

微波炉：可以用，如果微波炉的质量不是太好的话，会有一些辐射泄漏，所以在开启微波炉以后最好离开，停下来再过去。

电磁炉：可以用，用的时候离开一定的距离。

复印机：可以用，辐射很小。

电热毯：可以用，在睡前半小时开启预热，睡觉时关掉。

电脑：可以用，现在的电脑基本上都是液晶显示屏，辐射很小。虽然可以用，但是也不要长时间使用，主要是长期坐着看电脑本身对身体也不是一件好事。

电视机：可以看电视，但是不要做沙发土豆，现在的电视机多数都是平板的，辐射很小，但是不要坐得太近，看得太久，对身体健康不好。

高铁：不影响，辐射很小，可以乘。

安检：可以过安检，安检门的辐射不像有人夸大的那么大，而且过的时间很短。

乘飞机：是的，高空的辐射会比地面的辐射大一些，但是没那么大，不可怕，可以乘飞机的。

那些让你尴尬的孕期症状

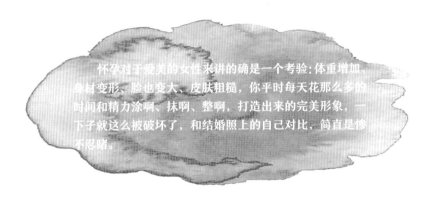

怀孕对于爱美的女性来讲的确是一个考验：体重增加、身材变形、脸也变大、皮肤粗糙，你平时每天花那么多的时间和精力涂啊、抹啊、整啊，打造出来的完美形象，一下子就这么被破坏了，和结婚照上的自己对比，简直是惨不忍睹。

我曾经在中国澳门工作过一段时间，有一天夜班的时候，有一位孕妇来看急诊，处理完以后，陪我看诊的护士小姐很神秘地和我说："段医生，你知道刚才的那位孕妇是谁吗？"看我一头雾水的样子，她说："她是澳门小姐的选美冠军，很漂亮的。"

好吧，不管你是选美冠军还是亚军，怀孕之后雌孕激素都会把你打回原形，甚至把你整得惨不忍睹。这也就算了，有时候还会出现很多让你很尴尬的症状，出门见个人都难为情。

让我们一起看看这些令准妈妈尴尬的症状。

放屁

女人在众人面前放屁让人比较难以接受，你自己非常尴尬，听众也很尴尬，你老公也很尴尬，他恨不得这屁是自己放的。

怀孕以后老是会放屁是比较常见的，而且有时候根本控制不住，你事先也不知道，你是和别人一样同时很错愕、很尴尬地发现原来有人放了一个很响的屁，而且这个人就是你！

在怀孕之前，绝大多数情况下你是知道自己要放屁的，而且你完全有机会有能力决定是否放个带响声的，还是把它做消音处理。但是，怀孕以后大量的雌孕激素会让你的胃肠道活动减弱变慢，胃肠道产生的气体也会增加，更加要命的是可能你对肛门括约肌的控制功能也在下降，于是你无法自我控制让放屁保持为一种私人事件，于是你可能会在老板面前放屁、在公公婆婆面前放屁、在客户面前放屁。

唉，屁大的事也是天大的事，既然你问了，得有解决方案。

虽然你控制不了放屁，但是还是有其他办法来减少放屁。

运动可以加快胃肠道的蠕动，食物运转的快一些，发酵产生的气体就会少一些；多吃一些蔬菜或者是膳食纤维也可以帮助解决便秘和肠胀气的问题，加快肠道内容物的运输和排泄；在食物的选择上也要加以适当调整，最好不要喝碳酸饮料，也不要吃豆类和干果等容易产气的食物。

另外，要不要喝牛奶也是一个需要考虑的问题。医生是鼓励孕妇喝牛奶的，但是中国人乳糖不耐受的发生率比较高，虽然说法不一，但是不少的数据显示中国人乳糖不耐受的发生比例大约在50%左右。

你可以自己试试看，如果喝了牛奶，会出现腹胀、放屁甚至腹泻，那就基本上是乳糖不耐受了，可以尝试不含乳糖的牛奶及奶制品，例如酸奶，或者是其他富含钙质的食物。

 尿失禁

思想失禁大不了就是发发牢骚，发发脾气，尿失禁的后果可大可小。

春风十里，荡漾的是你春心；

细雨斜吹，湿的是你的头发；

尿失禁，湿的可以是你的内裤，也可能是你老板办公室的椅子，你闺蜜的美人靠，你公公婆婆看电视专用的沙发。

湿的是别人的沙发，红的是你的脸，尴尬的是你老公的面。

看到这里你千万别笑，因为笑完了，你可能又会湿了……

老师，老湿咋办？

孕期尿失禁没啥好办法，往往会在大笑或者是打喷嚏等腹压增大的时候出现，生完孩子就会好的，为了避免尴尬的情况出现，经常带个护垫就可以了。

失禁常有，护垫也可以常有。

流口水

怀孕以后流口水不是什么大事情，流得多了就很烦人，很尴尬。有些人唾液多得不得不吐口水，还有更严重的，外出的时候手里得带着一个杯子，要随时吐口水。

孕期流口水的确切原因不是太明了，可能和怀孕以后激素水平的升高有关，恶心也会增加流口水的概率，因为恶心的时候吞咽会减少。

正常情况下，我们的唾液腺每天大约会分泌 1.5 升唾液，由于我们吞咽唾液的动作是持续的和无意识的，所以基本上不会察觉到口水的存在，就像自己意识不到眨眼睛的存在一样。

唾液增多还和孕期的"反酸"有关系，因为胃液是酸性的，反酸会刺激口腔内唾液的分泌来中和胃酸，因为唾液是碱性的。你每一次吞咽都会让口水中和胃酸，这就是恶心呕吐反酸的孕妇会容易分泌更多口水的原因。

为了减少口水，平时需要注意以下几点：

• 多刷牙，每天多用几次漱口水。

• 少食多餐，避免摄入过多的含淀粉比较高的食物。

• 多喝水。

• 嚼无糖口香糖，主要目的不是减少唾液的分泌，而是帮助你更多的吞咽分泌的唾液。

• 不要吃比较酸的食物，因为这些食物会刺激更多的唾液分泌。

• 对于比较多的唾液，可以直接吞咽，如果觉得吞咽这些唾液会让你恶心，那就吐掉，如果唾液吐的很多，记得要多喝水，以免脱水。

痔疮出血

怀孕会让不少人出现痔疮，多数不需要特殊的处理，如果症状明显，可以在医生的指导下使用孕妇可以用的痔疮药，最好不要用含有麝香的痔疮药。

如果出血，需要去肛肠科医生那里就诊处理。

痔疮出血不常有，护垫可以经常有。

体味很重

怀孕了，你可能会闻到自己身上明显的体味，特别是来自下体的体味，这会让你很尴尬，让你不愿意出门见人。

其实这有两种可能，一是阴道有感染导致的体味，另外一种可能是怀孕以后你自己的嗅觉发生了明显的变化，像换了一个狗鼻子，可以闻到很多人闻不到的气味。

如果是前者，可以进行对症治疗。

如果是后者，不需要任何处理，只是你自己闻得到，别人闻不到的。

有一个比较简单的辨别方法，那就是让你老公闻一下你是否有明显的体味，他如果闻不到的话，就没问题啦。

怀孕后浑身不舒服怎么办

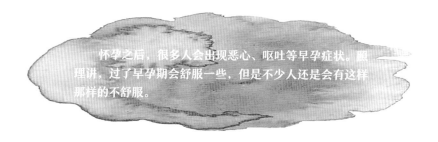

怀孕之后，很多人会出现恶心、呕吐等早孕症状。照理讲，过了早孕期会舒服一些，但是不少人还是会有这样那样的不舒服。

 恶心呕吐

主要出现在早孕期，多数人过了 3 ~ 4 个月以后会好的，但是少数人会恶心呕吐到妊娠中晚期。多数人不需要特殊处理，注意要少食多餐，饮食清淡。如果吐得厉害，可以尝试喝浓一些的姜汤，或者某品牌可乐，这种偏方会对有些人有用。

如果吐得相当厉害，就需要住院治疗了。有些人怀孕后没有恶心呕吐，但是口味会变得很奇怪，有强烈的愿望一定要吃一些奇怪的东西，只要这些稀奇古怪的东西吃了不影响健康，就满足她吧。

水肿

进入妊娠中晚期，不少人会出现手肿或脚肿，有些人没有明显的水肿，但是早上醒过来后会发现手指胀痛不舒服，无法弯曲。这多数是隐性水肿造成的，多活动一下手指，过一会儿就会好的。

对于水肿明显的准妈妈，除了晚上睡觉时在脚部垫枕头抬高以外，还可以按照中医的说法尝试喝些利尿的冬瓜汤和淡豆浆，有时候会有用的。

失眠

在怀孕以后，不少准妈妈会失眠甚至无法入睡，虽然很痛苦，但是真的没有好办法。一般不建议准妈妈服安眠药，可以试试睡前热水泡脚、喝杯牛奶。

这种失眠往往是暂时的，生完孩子就会好的。即使无法自动恢复，宝宝也会把你的失眠治好的，因为他就像个小闹钟，每3～4个小时就会把你吵醒要喝奶，那时候喂完孩子你就会倒头就睡，有人甚至还在喂着奶就睡着了。

皮疹、湿疹

这些皮疹、湿疹有时会伴有瘙痒，你去看皮肤科医生的话，多数会给你开炉甘石洗剂，不肯给你开含有激素的药膏或口服的药物。其实，如果湿疹严重的话，是可以局部涂少许含低浓度糖皮质激素的药膏的，不会影响胎儿。

腕关节痛

主要是隐性水肿引起的腱鞘或神经压迫疼痛，在孕期没有很好的治疗方法，分娩后多数会好的，少数继续疼痛的人可以找中医看看。

腹部不舒服

"这里有些痛，那里有些痛"。没事的，这些多数是子宫增大牵拉腹膜韧带所造成的不适。如果腹部不适进行性加重，或者是明确定位在同一个地方的疼痛，就需要找医生进行进一步的详细检查了。

腰痛

怀孕后，雌孕激素水平明显上升，会导致某些部位韧带松弛，关节有时会有小的移位或错位，导致腰痛或其他关节痛。另外，子宫增大也会增加对腰部韧带的牵拉，造成不适。解决的办法是适当做些腰部或关节的拉伸动作，局部适当按摩也会有帮助。

腿抽筋

部分原因是缺钙，另外一部分原因是血流不畅。注意在孕中期以后摄入足够量的钙，适量的运动和局部按摩也会有些帮助。

尿频

很多孕妇会出现尿频的症状，特别是晚上，经常要起夜。引发尿频的主要原因是进入妊娠中期后，增大的子宫向前压迫膀胱所致。到了妊娠晚期，子宫以向上增大为主，反而会好一些。

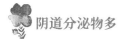阴道分泌物多

阴道分泌物多是正常的妊娠期表现，如果伴有明显的瘙痒、异味，或者有豆渣样白带，就需要进一步检查了。怀孕后，在雌孕激素的作用下，阴道内环境发生变化，很容易发生阴道真菌感染，对于症状明显者，可以用 B 类抗真菌药物治疗。

心跳快、胸闷、头晕

在进入妊娠中晚期后，更多的血流灌注子宫，准妈妈很容易出现低血压综合征，往往和体位相关。另外，还容易出现低血糖。

需要注意的是：不能空腹太久；在改变体位时要慢慢来，不能太快；不要在空气不流通的地方待太久。

痔疮

增大的子宫影响下肢静脉回流，容易导致妊娠期出现痔疮，绝大多数不会影响自然分娩，分娩后症状会明显缓解，多数痔疮会消失。症状严重者可以去肛肠科就诊，以保守性局部药物治疗为主，目的

是缓解症状。

 心里很不舒服，看到谁都来气

产后抑郁症常见，产前抑郁也会有发生。好吧，老公让着点，但是别太过分，脾气要少发。怀孕了，受罪的是老婆，受气的是老公。

怀孕了，不舒服是正常的，很少人是没怀孕之前浑身不舒服，怀孕后变得浑身舒服了，这种机会比买彩票中奖的概率还要小。

这种不舒服是正常的"不正常"，多数不需要药物治疗。如果需要治疗，以中医中药为主，因为怀孕后出现的这些问题主要是"症"，不是"病"。吃西药打针或开刀可以治"病"，对"症"治疗是中医中药的拿手好戏，西医就没什么好办法了。

如果孕期症状加重，影响到正常的工作和生活，就需要去看相应的专科医生了。

孕期呕吐

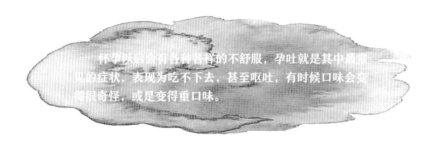

怀孕以后会有各种各样的不舒服，孕吐就是其中最常见的症状，表现为吃不下去，甚至呕吐，有时候口味会变得很奇怪，或是变得重口味。

为什么会发生孕吐

生理原因：与孕吐相关性最大的生理原因是怀孕以后 hCG 水平升高，虽然 hCG 水平升高和孕吐相关，但并不是所有怀孕的人都会出现孕吐。

进化原因：其实孕吐的发生也有所谓的人类"进化"学说，最大的目的是保护孩子。其作用首先是提醒准妈妈已经怀孕了，需要注意适当调整自己的生活方式。其次是一种自我保护机制，让准妈妈把不好的、有毒的食物随时呕吐出来，以免伤害到孩子。

其实，对于"保胎"中的准妈妈，医生一般希望看到孕吐的出现，吐的厉害一般说明 hCG 水平高，胚胎不好的概率比较小。如果一点感觉都没有，反而要警惕，因为胚胎停止发育以后 hCG 水平下降，不会出现"孕吐"，或者是孕吐缓解。

 孕吐的程度和口味的改变与胎儿性别有关系吗

关于生儿生女，民间有很多说法，"酸儿辣女"是其中一个版本，这些民间传说多数不靠谱。对于再次怀孕的准妈妈，如果本次妊娠和上次妊娠的孕吐模式完全不同，比如上次吐得很厉害而本次一点感觉也没有，或者是反过来，倒是真的有可能是胎儿的性别不一样了，按照民间的说法是男孩和女孩的"胎气"不同。

但是请注意，这种说法也没有那么靠谱，可能只是概率稍微大一些而已，别太认真，认真就不好玩了，当奇闻逸事听听也就可以了。

 孕吐吃不下是否会影响胚胎的生长发育

孕吐一般不会影响胚胎的生长发育，因为早孕期胚胎比较小，需要的营养比较少，如果需要的话，他会自动从母体获得。

不管准妈妈吃还是不吃，吐得有多厉害，孩子照样可以从母亲的身体里获得营养，这就是母亲的伟大之处。

孕吐主要发生在早孕期，过了早孕期，基本上会消失。极少数准妈妈会吐到孕中晚期，对于这些准妈妈，医生可能会采取相应的措施来保证孩子的生长发育。

过了孕吐期是否应该尽快把体重补回来

不少准妈妈会因为"孕吐"而体重降低，过了早孕期之后，胃口会逐渐找回来，在婆婆妈妈的督促下，便开始补吃，甚至是恶补。这种做法既不科学，也对妈妈和宝宝不健康。

孕吐消失以后，不管准妈妈胃口有多好，还是要本着"适量，均衡"的原则来调整，孕期超重会导致很多母儿并发症的发生概率升高。

 孕吐的处理原则

对于孕吐，一般不用药，可以尝试清淡食物，少食多餐，吃不下就别勉强。不少国人，特别是婆婆妈妈会喜欢中医，中国也有不少针对"孕吐"的偏方，其中之一就是喝姜茶。有人做过姜茶治疗孕吐的研究，对有些人还是有效果的，不妨尝试一下。

别以为国外就没有偏方，其实也有的，针对孕吐，外国人的偏方是：喝某品牌可乐。这个偏方是外国人教给我的，教我这个偏方的还是位著名的妇产科教授。对某些走投无路的准妈妈，我还真的推荐她们尝试过，告诉我有效果的不在少数。

 实在吐的厉害可咋办

如果实在吐的厉害，喝水都吐，尿酮体阳性，体重明显下降，就需要住院"挂盐水"，至于挂什么补什么医生会帮你判断，原则是补充必要的营养，保证水、电解质平衡，补充必要的维生素。

孕期腰酸背痛

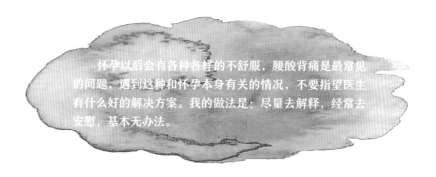

怀孕以后会有各种各样的不舒服，腰酸背痛是最常见的问题，遇到这种和怀孕本身有关的情况，不要指望医生有什么好的解决方案。我的做法是：尽量去解释，经常去安慰，基本无办法。

 解释

怀孕以后的腰酸背痛有很多原因,首先是激素的作用。怀孕以后,雌激素和孕激素的水平明显上升，会导致准妈妈的韧带松弛，引起关节的松动或错位；其次是妊娠期水肿，有时虽然表面上没有明显的水肿,但是会存在隐匿性的水肿,水肿也会影响局部的神经和肌肉,导致腰酸背痛。

其实，导致腰酸背痛最主要的原因还是人的身体构造，我们的祖先以前是四肢着地行走的，因此脊柱是像弓一样呈弧形弯曲的,用来均匀地承担吊在下面的内脏的重量。随着人类的进化，我们的祖先逐渐学会了直立行走和奔跑，这让整个脊柱和内脏系统转了九十度，打乱了原来合理的力学构造和安排，脊柱被迫变成了直立的柱形。接着，为了支持直立和双足行走，脊柱下端又不得不向前弯曲；为了让头部保持平衡，脊柱的上半部分又要向后弯曲，最终形成了颈、胸、腰、骶四个生理性弯曲，颈曲和腰曲凸向前，胸曲和骶曲凸向后。这些弯曲给椎骨造成了极大的压力，大多数成年人的腰酸背痛都是由此造成的。怀孕进入中晚期以后，等于在腹部放置了一个20～30斤左右的大球，向前向下牵拉脊柱长达5～6个月，因此腰酸背痛也就很正常了。

 安慰

和其他一些怀孕后经常出现的不舒服一样，腰酸背痛绝大多数是暂时性的，是"有期徒刑"，生完孩子就会好的，只有很少的人生完孩子还会继续腰酸背痛。

所谓生孩子没有做好"月子"会落下腰酸背痛病根的说法是不靠谱的，多数情况下不是怀孕生孩子"导致"了腰酸背痛，而是怀孕生孩子给你原来有问题的脊柱带来挑战，让你"发现"了早已存在的问题。

怀孕是对你身体的一次检测，可以帮助预测你未来可能会生什么病，我杜撰了一个词——PCT，Pregnancy Challenge Test，说的就是这种现象。

人生无常，产科很忙；和生生死死的危重病例来比较，腰酸背痛已经算是很好的了；有好有坏才是产科，有喜有悲才是产科。

办法

办法总比困难多，虽然我说过对于这种腰酸背痛基本上没有什么好的办法，但还是有方法可以尝试。例如局部的放松性按摩，还有可以尝试各种的拉伸动作来放松调整受牵拉的脊柱、韧带和肌肉。

在休息时，可以尝试各种体位来放松，比如所谓的"胎儿体位"，在这种体位时，我们的脊柱基本上可以恢复到最原始的"弓状"状态。其实，不管是男人还是女人，不管是否是在怀孕状态，在痛苦和疲劳时，我们往往会不自觉地回归到最原始和最让我们有安全感的"胎儿体位"。

孕期乳房疼痛

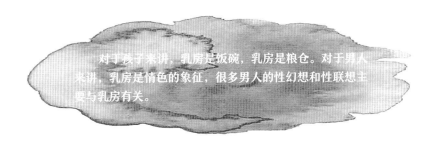

对于孩子来讲，乳房是饭碗，乳房是粮仓。对于男人来讲，乳房是情色的象征，很多男人的性幻想和性联想主要与乳房有关。

当脂肪位于腹部的时候，谁都不喜欢，但是一旦这些脂肪换个地方，到了乳房，就大受欢迎，一下子身价百倍。这说明了一个道理，一个人的价值和重要性并不完全取决于你的能力，而是取决于你在什么岗位。

好的，是扯得有些远了，我们回来谈谈怀孕以后你的乳房会发生什么变化。

乳房出现很多的静脉

这是比较常见的正常现象，怀孕以后，你的乳房开始二次发育，要为哺乳做准备，乳房的血供会增加，就会出现很多怀孕前不会有的静脉，有的人还很明显。

这种静脉的出现只是个孕期的暂时现象，分娩以后经过一段时间的哺乳就会逐渐消退，不需处理，也不必担心。这种静脉显山露水的情况其实并不仅仅局限于乳房，有时也会出现在腹部和腿部，属于孕期的正常生理现象。

乳头改变

怀孕以后乳头会发生很多的变化，会变得敏感，会增大，会变黑，乳晕区域也会变大，也会变黑。乳晕处的皮脂腺肥大而隆起，形成许多圆形结节状突起，还会分泌一些油脂来防止乳头干燥，这就是蒙哥马利腺，或称蒙氏结节，乳头受刺激时也极易勃起，会出现一些小的结节。

少数准妈妈还会在腋下出现一个或数个小的结节，可能会逐渐增大，也不必过于担心，这多数是所谓的"副乳"，也就是在发育过程中没有完全退化的乳房。这说明在很久很久以前，人类是有不止两个乳房的，是在进化过程中逐渐退化剩下两个乳房。

如果副乳长得比较大，甚至于在产后哺乳的过程中继续增大甚至泌乳，就需要找乳腺科专家就诊，有些副乳是需要手术切除的。

乳房增大

怀孕以后，多数人的乳房会有二次发育，会逐渐变大，这是为之后的哺乳做准备。乳房增大不仅仅是脂肪组织增多，乳腺也在变大，所以内衣的罩杯也会增加。正常情况下，从 A 杯会变为 B 杯，或者是 C 杯，但是一般不会直接从 A 杯跳升到 E 杯。

为了增大的乳房，你需要选择新的内衣，在选择的时候可能需要选择比怀孕前罩杯要大的孕妇专用内衣：支撑罩杯的束带要厚一些，罩杯的材料最好是透气的纤维，肩带最好是可调整的，具体细节可以向售货员请教，我一大老爷们说这种事是说不清楚的。

 乳房结节

怀孕以后，乳房可能会出现结节或肿块，这可能是新出现的，也可能是以前就有，怀孕以后变得比较明显了。这些结节或肿块可能是囊肿、纤维腺瘤，或积乳囊肿（充满乳汁的囊肿），这都是孕期常见的正常情况。

如果是出现生长速度快、肿块固定、比较疼痛等不适，最好找乳腺科医生就诊。

 漏奶

少数人会出现漏奶的情况，这种初乳通常为淡黄色，数量可多可少，属于正常情况，不必担心，注意清洗干净就可以了，不建议经常去触碰刺激乳头，因为有可能会引起不必要的子宫收缩。

乳房敏感

乳房的敏感性和身体内的雌孕激素水平，特别是和雌激素水平相关。有些女性在没有怀孕的时候也会有乳房的敏感，这和月经周期相关，在月经来潮的前后会有乳房触痛甚至肿胀。

在怀孕以后，特别是在孕早期，这种敏感性会特别明显，有些人最明显的早孕症状不一定是孕吐，反而是乳房的敏感和疼痛，不过这种乳房的敏感和疼痛会随着孕周的增加而改善，会在孕末期缓解和消失。当然，每个人都不一样，少数人会疼得厉害，连戴胸罩都会觉得痛，一直痛到孕末期。

乳房敏感没有好的处理方法，有时候泡个热水澡会帮助适当缓解乳房的敏感和触痛，但是注意不要泡太久时间，体温超过39℃以上时间长了，可能会给胎儿带来一些不良的影响。

在晚上睡觉的时候，不妨脱掉内衣，否则戴着胸罩睡觉会很难受很痛。

说完了孕期乳房的变化，我们再来聊聊乳房疼痛的问题。

乳房疼痛的主要原因

乳房的纤维囊性变：这是怀孕以后乳房疼痛的最常见原因，充满液体的小囊肿会导致乳房的肿胀和疼痛。

个人体质：有些人的乳房组织对激素的变化特别敏感，会更容易引起乳房的肿胀和疼痛。

激素变化：在早孕期，激素特别是雌激素的变化波动过大时，会容易导致乳房的疼痛。

乳房的变化：怀孕以后，为了分娩以后的乳汁分泌，整个乳房会经历二次发育，乳腺组织和乳腺导管会增大，脂肪组织也会明显增加，这会导致整个乳房的增大，内衣的罩杯会增加一个号码，有的人甚至会增加两个号码。如果你选择的内衣大小和形状不合适，再加上乳房会变得敏感，就很容易出现乳房疼痛。

如何减少乳房疼痛

要想完全消除乳房疼痛是很困难的，有些方法可以帮助你适当减轻疼痛。

饮食调整：有很多的身体不适是可以通过饮食调整来改善的，例如进食比较清淡的食物，特别是减少盐分的摄入，可能会帮助缓解乳房的肿胀、敏感和疼痛。

内衣的调整：在选择新内衣的时候，除了要考虑比较柔软的材料以外，还要考虑罩杯的大小和罩杯的形状，最好还能支撑住变得越来越大、越来越重的乳房。

必要时可以考虑运动型内衣，其对于乳房的支撑效果比较好。

适量的运动：对于怀孕以后出现的各种身体不适，你需要做的不是整天卧床休息，而是运动。运动可以增加血液循环，促进新陈代谢，缓解身体的各种不适，包括乳房疼痛。

热敷或冰敷：可以尝试用冰敷或者是热敷来缓解乳房疼痛，每个人的感觉会不一样，有的人热敷有效，有的人冷敷有效，有的人啥都没有用。

如果试了各种方法都没有效果，不要自己随便用药，可以去看一下乳腺科医生，主要是看一下是否合并其他的乳腺疾病。

孕期感冒

　　大概是为了让我体会得更加深刻一些，老天安排我这几天得了一次重感冒：发烧烧得我浑身打战，头痛痛得我想撞墙，咳嗽咳得我肺都快要咳出来了。对于我来讲，只要吃一些药，熬上几天，这些折磨很快就会过去，但是对于准妈妈来讲可就没那么简单了。

　　感冒了不吃药的话，持续发烧会不会把肚子里的孩子烧坏了？吃药的话药物会不会影响胎儿？咳嗽会不会震破胎膜引起早产？

　　一系列的问题会持续困扰准妈妈很久。去医院看病时，产科医生说感冒发烧归内科管；内科医生又说你怀孕了不归我管，药能不能吃，吃什么药你还是去问产科医生吧。

　　唉，感冒不算什么病，但是准妈妈得了感冒没人管真要命。好吧，既然这么多人来问，老天又积极安排我体验了一回感冒，只好我来接招了。

预防

对于准妈妈来讲，最好的策略就是不要感冒，穿着合适的衣物，尽量少去空气不流通、人流量特别大的地方去凑热闹，离感冒的人远一点。

 处理

得了病毒性感冒没有办法治，我们能做的只是控制感冒的症状而已。要注意多饮水，可以服用一些清热解毒的中成药，例如板蓝根冲剂，感冒退热冲剂等。再次声明，这些药物只能帮助缓解部分症状而已，起不了什么大作用，需要进一步处理的是以下两种情况。

感冒有咳嗽和咳痰：这往往是感冒合并上呼吸道细菌感染的症状，可以在医生的检查和指导下服用头孢类或阿奇霉素等抗生素治疗，这些药物治疗效果不错，而且对胎儿没有不良影响。

感冒发热：根据现有的文献，一般认为准妈妈在胚胎发育的致畸敏感阶段（停经 5 ~ 12 周）感冒发热，体温持续超过 39℃时会增加出生缺陷的发生率，特别是中枢神经系统异常、心脏畸形、唇腭裂、骨骼系统异常等，还有文献提示会增加孩子自闭症的发生率。所以一般建议在准妈妈的体温接近和达到 39℃时，应该给予降温治疗，有文献证实短期应用退热药会减少出生缺陷的发生。

千万不要因为担心吃退热药会影响胎儿而让体温持续超过 39℃，吃退热药的好处远大于你担心的吃药的坏处。临床常用的退热药包括阿司匹林、对乙酰氨基酚（或含对乙酰氨基酚的退热药）等，都可以在医生的指导下使用。

其实，对于患感冒的准妈妈来讲，大可不必过于担心，因为在所有的出生缺陷当中，真正与化学品、药物、物理因素和发热相关的胎儿畸形只占了不到 1%。

孕期失眠

人有三大简单的快乐：吃得下，拉得出，睡得着。怀孕以后，不少人会出现不同程度的吃不下、拉不出、睡不好的情况，今天和大家聊聊睡不好。

虽然我没有怀过孕，但是我曾经经历过睡不好，对失眠所带来的困扰依然记忆犹新，只有经历过失眠的人才知道睡不着是多痛苦的一件事。

失眠很常见，有些人是暂时性的失眠，有些人是习惯性的失眠。在我做小医生的年代，失眠的人会听电台的"相伴到黎明"节目，或是看电视台的深夜黑白经典故事片的重播，更多的是直挺挺地躺在床上数羊。但是究竟有多少人失眠，无从得知。

现在要想看有多少人失眠就简单得多了，你只要看看深夜或凌晨还有多少人在刷屏发微博看微博，发朋友圈和看朋友圈就可以有个初步判断了。

不少人怀孕以后会有各种各样的不舒服，这也包括睡不好。常见的睡不好（睡眠障碍）不仅仅是失眠，还包括呼吸相关睡眠障碍，以及多动腿综合征。今天主要和大家谈失眠。

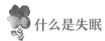 **什么是失眠**

失眠指的不仅仅是入睡困难，还包括无法很好的维持睡眠状态，很早就醒过来，即使入睡也是翻来覆去的浅睡眠。

失眠的结果是让你白天没精神，老是打瞌睡，无法集中精力工作，易激惹，情绪低落，会导致更多的工伤、车祸和病假。在失眠的人当中，大约有 40% 会同时患有抑郁症，失眠会加重抑郁，抑郁也会加重失眠。

人生有高潮也会有低谷，各种工作压力、人生危机和疾病都会不同程度地让人抑郁或失眠，大约有 1/3 的成年人会有过不同程度的失眠，怀孕以后失眠的概率会上升。据统计，大约有 80% 的孕妇在不同的孕周有过不同程度的失眠，其中在孕晚期失眠的发生率更高。

在孕期体重控制的时候，我和大家讲过写饮食日记的重要性，要想了解自己睡眠质量和控制自己的失眠，"睡眠日记"也是一个很好的工具。

睡眠日记需要你记录下自己的睡眠时间，包括何时入睡、夜间醒来的次数和持续的时间，以及对睡眠质量的主观评价。

怀孕以后的各种不适症状都会不同程度地影响到睡眠质量，例如背痛、夜尿、频繁的胎动、腿抽筋等，当然怀孕以后雌孕激素水平的明显升高也是导致失眠的一个重要原因。

失眠并不是小事，失眠除了会影响自己以外，还会影响到夫妻关系和家庭关系，影响母亲和婴儿的关系。除此之外，失眠还有可能增加早产、高血压、糖尿病、产后抑郁的风险，导致产程持续时间比较长，剖宫产的概率增加。

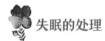 **失眠的处理**

首先是评估造成失眠的原因，然后进行有针对性的干预，处理的目的是增加有效的睡眠时间和提高睡眠质量。

处理失眠的关键在于打破失眠的恶性循环，建立良好的睡眠习惯，这包括饮食调整、睡眠姿势的调整。此外，针灸、按摩、瑜伽、锻炼都可以帮助准妈妈在不同程度上缓解失眠，处理好抑郁的情绪也可以明显帮助改善失眠的治疗效果。

良好的睡眠习惯包括：定时睡眠，减少一些不利于睡眠的环境刺激，在睡觉前减少液体的摄入量，在下午就不要喝咖啡和茶以减少咖啡因的摄入，在睡觉前几个小时规律运动至少 30 分钟，将枕头放在合适的位置以减少背部的压力，在卫生间安装光线比较暗的夜灯，这就不需要开更亮的大灯，最好不要在中午和下午睡午觉。

调整睡眠姿势：首先，可以尝试"胎儿姿势"，胎儿姿势是我们的本能姿势，当我们还在妈妈肚子里时就一直是这种姿势。在你疲劳的时候、孤独的时候、无助的时候、痛苦的时候，胎儿姿势会给你安全感，就像你在妈妈的子宫里一样，那么舒服和温暖。

可以在采取胎儿姿势的时候把枕头夹在两腿中间，抱在怀里，垫在背后，除了增加安全感，还可以缓解背部的压力，减少背痛。

采取胎儿姿势可以避免仰卧位，在进入中晚期妊娠时，仰卧位时增大的子宫会压迫大血管，导致血液回流不畅，引起仰卧位低血压和呼吸困难，这样就会难以入睡或者是半夜会醒过来。在侧卧位时首选左侧，不舒服的话选择右侧。还有侧卧位时不一定要侧卧90度，因为有些人在90度侧卧位时会不舒服。可以侧卧20度～30度，在背部放一个长枕头顶住就不会在睡着时翻身成为仰卧位了。

在治疗睡眠方面，不少人会去尝试各种偏方，其实多数情况下这些偏方的心理作用远远大于实际作用，因为这些偏方都没有循证医学证据的支持。

药物治疗对于孕期失眠来讲是最后的手段，也是暂时的手段。只有在一般处理无效，失眠严重影响准妈妈的身心状况时才去使用。

孕期常用的治疗失眠的药物包括苯二氮䓬类药、具有催眠作用的苯二氮䓬类受体激动剂、抗抑郁药物、抗组胺药物等。按照美国食品药品监督管理局以前的分类，这类药物多数是属于C类和D类，在孕期是需要权衡利弊以后谨慎使用的。

虽然没有孕期使用这些药物会增加出生缺陷风险的确切证据，

但是由于这些文献的样本量不够大，不足以让我们完全放心，另外使用这些药物可能会增加早产、低出生体重和新生儿呼吸抑制的风险。

褪黑素有可能会影响激素的水平，没有可靠的临床证据支持可以在孕期使用。

注意：请在专科医生的指导下服用治疗失眠的药物。

其实，对于孕期失眠也不要太过于担心和焦虑，一般生完孩子以后就会消失或有不同程度的缓解。即使没有缓解也不要紧，还有一个帮助你治疗失眠的杀手锏——你的小宝贝！

新生婴儿就像一个小闹钟，每 2 ～ 3 小时就会闹一次，叫你起来给他喂奶。那时候你哪还会有什么失眠，你恨不得喂完奶倒头就睡，甚至喂着奶就睡着了！

快来吧，宝贝，治疗妈妈的失眠症就全靠你啦！

孕期便秘

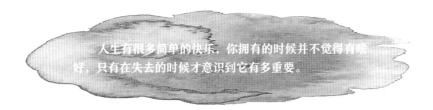

人生有很多简单的快乐，你拥有的时候并不觉得有啥好，只有在失去的时候才意识到它有多重要。

孕妇便秘是比较常见的症状，发生率为 11% ~ 38%。别小看便秘，那不舒服是写在脸上的，"便秘脸"是看得出来的。

妊娠期便秘的原因

很多激素作用：怀孕以后孕激素和生长抑素分泌增多，胃动素分泌减少，会导致结肠传输时间延长。

机械性因素：子宫增大会导致肠道运动障碍，膈肌、腹肌运动受限导致排便缺乏动力。

结肠水分吸收增加：怀孕以后肾素－血管紧张素以及醛固酮分泌增加，使得肠道蠕动减慢，导致结肠水分吸收增加，大便秘结。

药物因素：怀孕以后不吃药的人好像不多，孕期最常用的药物是铁剂，因为孕期贫血和铁缺乏的概率比较高。即使你不补铁，也会补钙，补铁和补钙都会不同程度地引起便秘。

饮食、活动因素：怀孕以后，不少准妈妈吃蔬菜的量不能够得到很好的保障，膳食纤维摄入不足，再加上活动量会比非孕期减少，这均不利于结肠蠕动。

 如何对付便秘

便秘是个小问题，但是便秘很麻烦，处理起来并不那么简单。虽然有药可以用，但是首先要建议准妈妈调整生活方式：合理的膳食、多饮水、适量运动、建立良好的排便习惯，这是处理便秘的基础治疗措施。

膳食：要增加膳食纤维和水分的摄入，也就是多吃蔬菜、多喝水。推荐每日摄入膳食纤维 25 ~ 35g，每日至少饮水 1.5 ~ 2.0L。如果实在是不喜欢吃蔬菜，或是吃了蔬菜也无法缓解，推荐服用从植物中提取的膳食纤维，在一般的药店和保健品店里都可以买得到。

适量运动：尤其对长期卧床、运动少的准妈妈更有益。非常不推荐大家"卧床保胎"，首先是"卧床保胎"没有用，这是有循证医学证据证明的；其次，"卧床保胎"会有很多的副作用，除了会增加下肢静脉血栓的风险以外，还会引起便秘。所以，孕期最好能保持适量运动。

建立良好的排便习惯：结肠活动在晨醒和餐后时最为活跃，建议患者在晨起或餐后 2 小时内尝试排便，排便时集中注意力，减少外界因素的干扰。

 便秘的药物治疗

如果通过以上的处理仍无法缓解便秘，可以进行药物治疗。

乳果糖：乳果糖是双糖渗透性泻药，服用后不会被吸收入血，不影响营养吸收，不影响胎儿生长发育，不影响哺乳，不会引起血糖波动，对于乳糖不耐受的人群乳果糖同样适用。对于妊娠期便秘，乳果糖的治疗效果比较好，安全且副作用少。

复方角菜酸酯栓：孕妇有痔疮并发便秘时可以使用，该药是一种含有海藻提取物——角菜酸酯的肛门栓剂，有润滑作用，使粪便易于排出，该药还含二氧化钛和氧化锌，具有止痒、减轻肛管直肠充血和炎症、收敛以及促进愈合的作用。

 孕期禁用和慎用的药物

孕妇禁用含麝香的中药栓剂及乳膏；请谨慎使用润滑类泻药如开塞露，开塞露有增加流产和早产的潜在风险，用药前要请教你的妇产科医生。

（本文参考了《通便药在妇产科合理应用专家共识》，孕期药物请在医生的指导下谨慎使用，我只是列举了自己比较熟悉和常用的药物，并不包括孕期可以使用的所有的药物）

208

孕期腹泻

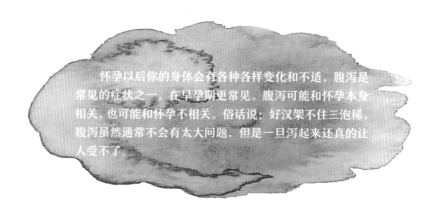

怀孕以后你的身体会有各种各样变化和不适，腹泻是常见的症状之一，在早孕期更常见。腹泻可能和怀孕本身相关，也可能和怀孕不相关。俗话说：好汉架不住三泡稀，腹泻虽然通常不会有太大问题，但是一旦泻起来还真的让人受不了。

　　轻度的腹泻问题不大，但是如果腹泻程度严重或是每天腹泻次数超过 3 次以上，就有可能引起严重的后果，包括脱水、水电解质紊乱、母亲和胎儿的营养缺乏，严重时还可能会导致流产和早产。

　　孕期，特别是早孕期腹泻的常见原因很多，可以分为与怀孕本身相关的原因，以及和怀孕不相关的原因。

 与怀孕本身相关的原因

　　激素水平的变化：怀孕以后，你身体里的雌孕激素和 hCG 水平在短期内明显上升，这些激素会引起你一系列的身体反应，包括各种早孕反应，会引起恶心、呕吐或者是腹泻。

孕期维生素：大多数女性在怀孕前的备孕阶段和孕期都会服用孕期维生素，少数人在服用维生素以后会出现胃部不适和腹泻状况，这需要和你的医生商量，必要时需要暂时停用维生素。

饮食改变：怀孕以后，为了给宝贝更加均衡的营养，不少准妈妈会改变自己的饮食习惯，怀孕以后你的饮食喜好也有可能会发生很大的变化，会去吃一些以前从来不会去碰的食物或水果，这会导致胃肠道不适甚至腹泻。

这都是暂时性的改变，可以不要吃这些食物或水果，或者是少吃一些，逐渐适应。

食物过敏：摄取食物种类的改变有可能会引起腹泻，食物过敏也有可能会引起腹泻，例如食用某些海鲜以后引起的腹泻。怀孕以后，以前你不过敏的食物也可能会变得过敏了，除了会导致腹胀以外，还有可能会引起腹泻。

乳糖不耐受：怀孕以后，为了增加蛋白质，特别是钙的摄入，医生会建议你多喝牛奶。但是在中国人群中，乳糖不耐受的比例会比欧美国家偏高，有些人在饮用牛奶以后会出现腹泻的情况。你可以暂时停止饮用牛奶几天，然后再尝试慢慢恢复。如果还是有乳糖不耐受引起腹泻的话，就要停止饮用牛奶，可以考虑食用酸奶或者是奶酪来保证钙的摄入。

与怀孕不相关的原因

除了以上和怀孕相关的一些因素以外，还会有其他一些因素引起腹泻，也同样需要引起重视。

食物中毒：怀孕以后，在大量雌孕激素的作用下，你身体的免疫系统会发生相应的变化，在食用不清洁的食物后有可能会容易引起腹泻。无论是细菌污染，还是细菌所产生的毒素，都会导致腹泻。

胃肠型感冒：有一种特殊类型的感冒被称为胃肠型感冒，胃肠型感冒主要是由一种叫"柯萨奇"的病毒引起的，可能会同时伴有细菌性混合感染。胃肠型感冒的主要症状包括：胃胀、腹痛、呕吐、腹泻，乏力，严重时会导致脱水、体内电解质紊乱。对于这种腹泻，要进行针对性的治疗，如果仅仅以止泻药物进行治疗，不但不会缓解病情，还有可能延误病情。

病原体感染：各种病原体的感染都有可能引起腹泻，例如细菌感染、病毒感染、肠道寄生虫感染等。

 何时要去看医生

腹泻每天超过 3 次，持续 2 ～ 3 天以上，或者是出现以下一些比较严重的症状，就需要去看医生了：

· 严重的胃痛或腹痛　　　· 大便出现黏液或带血

· 严重的头痛　　　　　　· 尿量减少

- 严重的呕吐
- 心跳加快
- 体温达到或超过 38℃

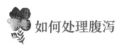如何处理腹泻

　　孕妇出现腹泻以后会比较麻烦，你去看产科医生的话，他会说腹泻不是产科问题，你应该去看内科医生；你去看内科医生的话，他会说，你怀孕了，不能随便检查和用药，还是去看产科医生吧。

　　好吧，他们都不要你，我要你；内科医生不要你，产科医生要你。

　　毕竟你是产科患者，首诊负责制，主诊医生负责制。产科医生看了觉得诊断和处理有困难，可以请内科医生会诊。

　　由于引起腹泻的原因很多，处理原则会完全不一样，所以我就不给大家详细介绍了，还是要去看了医生再决定，不要自己随便乱用药，这里给大家介绍的是一般的处理原则。

　　避免一些食物的摄入：有些食物会加重腹泻，例如辛辣、油炸、高脂肪含量的食物、红肉等。一些含咖啡因的饮料和碳酸饮料也会加重腹泻。另外，干果、糖果和巧克力也会有类似的作用，在出现腹泻以后，要尽量避免摄入。

　　腹泻时推荐的食物：按照中国人的饮食习惯，在出现腹泻以后，大家一般会推荐喝粥。国外也有推荐的食谱，这包括 BRAT & CRAM。

- BRAT（Bananas，Rice，Apple sauce and Toast）

Bananas 香蕉，Rice 米饭和米粥，Apple sauce 苹果酱和

Toast 烤面包片，其中烤面包片最好适当烤得焦一些，烤焦的木炭和谷类有收敛作用，可以帮助止泻。

BRAT 的营养可能不太够，可以考虑适当增加一些煮熟的胡萝卜、燕麦、土豆、瘦肉等。

• CRAM（Cereal，Rice，Apple Sauce and Milk）

Cereal 谷类或麦片，Rice 米饭米粥，Apple sauce 苹果酱和 Milk 牛奶（乳糖不耐受者不建议喝牛奶，可以考虑喝酸奶），CRAM 的蛋白质会更丰富充足一些。

当然，还可以考虑喝一些含乳酸杆菌的酸奶，和食用一些活性炭做成的木炭片。

补充水分：腹泻会脱水，建议喝很多的水和果汁，喝水是为了补足失去的液体，果汁可以保证你身体里钾离子的水平。

口服补液治疗也是很有效的补液方法，主要是补充水分、糖分和盐分。

其他：无论是在西方国家还是东方国家，都有很多的家庭偏方来帮助控制腹泻，例如姜茶或姜粉、柠檬汁、黑胡椒、新鲜薄荷、洋甘橘等，也可以考虑以开水冲泡饮用。

孕期白带增多

怀孕以后，会有各种不适和异常情况出现，白带增多就是其中一个难以启齿的小毛病。如果仅仅是白带增多，无色透明，不伴有异味、瘙痒或其他不适症状，不需要担心，更不需要治疗，这往往是孕期的正常表现。

在初次产检时，准妈妈需要进行阴道分泌物检查，最常见的异常情况是发现念珠菌（俗称霉菌）阳性，可能会伴有豆渣样稠厚白带并伴有外阴阴道瘙痒，也可以没有任何症状。

念珠菌是阴道的正常寄生菌，怀孕以后，阴道潮湿程度增加，在高水平雌孕激素的作用下，阴道的脱落细胞增加，细胞内糖分增加，增加了念珠菌快速生长繁殖的机会。因此，孕期发生阴道念珠菌感染的机会明显增加。

对于孕期发现的阴道念珠菌感染，有症状的可以采用局部用药的方法来治疗。由于一般的生理盐水法白带检查对念珠菌的检出率并不高（只有不到 50%），所以只要有典型的症状，看到豆渣样白带，即使白带检查没有发现念珠菌，也可以尝试局部抗真菌治疗，往往效果明显。

阴道用克霉唑是孕期可以放心使用的安全有效的药物，对胎儿没有不良影响。如果在孕晚期检出阴道有念珠菌，可以在孕 36 ~ 38 周使用一次长效克霉唑阴道治疗，目的是"清洁产道"，避免阴道分娩时念珠菌对孩子的可能影响。

孕期也有可能发现有阴道滴虫感染，可以口服甲硝唑或使用甲硝唑阴道片治疗，孕期应用甲硝唑不会对胎儿产生不良影响。对于说明书上和网上一些孕期不能用甲硝唑的传言则不必当真，美国食品药品监督管理局把甲硝唑列为 B 类药物，美国妇产科学会的指南中也推荐甲硝唑可以在孕期安全使用。

另外，妊娠中晚期的阴道液体增多有时需要和胎膜早破鉴别，在自己无法判断的情况下，请到医院就诊让医生帮助判断。

孕期晕倒

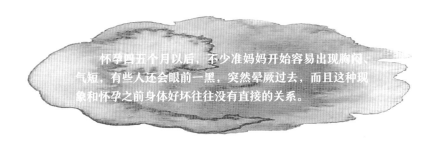

怀孕四五个月以后，不少准妈妈开始容易出现胸闷、气短，有些人还会眼前一黑，突然晕厥过去，而且这种现象和怀孕之前身体好坏往往没有直接的关系。

孕期出现胸闷、气短，甚至是晕倒，是常见现象，不必过于担心，但是要引起重视，以下是导致孕期晕倒的几种常见原因。

贫血

一旦出现晕倒的情况，七大姑八大姨和婆婆妈妈们首先会劝你不要上班了，最好躺在家里不要动，然后会告诉你很可能是营养不够，导致了贫血，需要赶紧多吃好的，多补营养。

如果你真的听了七大姑八大姨和婆婆妈妈们的话，可能情况会更糟。越是天天躺在床上不动，越是会越睡越累，越累越想睡，越容易肌肉萎缩，越是会起来容易晕倒。妊娠期贫血是常见，但是多数情况下还不至于经常让你晕倒，贫血只是让你容易晕倒的一个次要原因。

 体位性低血压

怀孕到中晚期，子宫逐渐增大，人体会出现血液分配的重新调整，优先保障对子宫的血液供应。因此，准妈妈们就会容易因为体位的改变而出现大脑的暂时性缺血缺氧，导致晕倒。

对于有高血压的中老年人，有一个所谓的预防脑血管意外发生的"三个5分钟"，容易晕倒的准妈妈们可以参考，不过一般不需要"5分钟"，大约1～2分钟就可以了。

醒来后先赖床1～5分钟，在床上坐1～5分钟，在床边坐1～5分钟，然后再起来活动。

除了卧床久了起身要注意之外，在其他情况下的体位改变也要注意，例如坐久了起身时。

 低血糖

怀孕以后，准妈妈的代谢速度一般会加快，部分准妈妈会容易出现老是吃不饱或容易饿的现象。如果医生让你控制体重，就只能忍着，这就容易出现低血糖，也会导致晕倒。解决的方法是总量控制，少食多餐，缩短空腹的时间间隔。

还有少数准妈妈既没有体位的改变，也没有贫血，还刚刚吃过东西，也还是会突然气透不过来，眼前一黑，晕了过去，这是咋回事？这种找不出原因的晕厥可能是神经性的，无法确认，也被称为特发性的，或者是原因不明的晕厥。

无论是何种孕期的晕倒，多数是生理性的，多数没有问题，对孩子也没有什么大的影响。晕倒以后，不要马上扶她起来，让她暂时平躺一会，很快就会恢复。对于经常晕倒的准妈妈，除了上面提到的有针对性的处理以外，身边最好经常有人在，以避免发生继发的意外。

孕期皮肤的改变

东方人与西方人的审美观不同，因此对化妆品的要求就会不一样，东方人对化妆品的一个重要诉求是美白，因此再大牌的欧美化妆品品牌在中国巨大市场诱惑面前也不得不进行产品的重新定位和开发。

关于美白在中国人审美观中的重要性，有很多的旁证，例如"一白遮百丑"，例如"白富美"等，很遗憾的是，一旦怀孕了，不少人皮肤会变粗糙（少数会皮肤变好），脸上会发痘痘，有色素沉着，经常会发皮疹，还可能出现妊娠纹。

这些皮肤变化的主要原因与怀孕后体内孕激素、雌激素，以及雄激素水平快速升高有关，这些皮肤的变化多数会在分娩后的数月内消失，逐渐恢复到孕前状态，但是少数人就没那么幸运了。

皮肤变黑

有色素沉着的原因是孕期的黑色素会增加，多数会在分娩后消失，少数无法消退。

发痘痘

有些人会在怀孕以后脸上发痘痘（粉刺），发痘痘主要和雄激素水平的升高有关，因此想要完全解决发痘痘的问题，还是要指望生完孩子，激素水平下降才可以。

不过还是有些办法可以帮助缓解发痘痘的程度的，例如要每天坚持用洁面乳清洁面孔，在国外，医生还会建议适当使用一些含有过氧化苯、甲酰壬二酸、水杨酸、羟基乙酸的非处方药在局部涂抹。

妊娠纹

怀孕后，不少准妈妈会在腹部、臀部、乳房以及大腿上出现妊娠纹，多数的妊娠纹在分娩后会变得不明显或消退，但是部分人永远不会消失。为了预防妊娠纹，涂橄榄油有用吗？用预防妊娠纹的化妆品有用吗？从临床效果来看，好像预防妊娠纹的化妆品的效果并不太理想，但是不少准妈妈还是会去试用，因为不让女人在身体上去涂涂抹抹好像不太可能，有钱就试试看吧，万一有用呢？

皮疹

  部分准妈妈在怀孕后会出现高出皮肤的皮疹，可能会伴有瘙痒。如果你去看皮肤科医生的话，他一般不会给你开药，顶多会帮你开帮助缓解症状的炉甘石洗剂。

  怀孕了，皮肤不好了，可以化妆吗？可以用美容护肤品吗？原则上可以，最好淡妆，最好选择无添加的天然的美容护肤品。很多美容护肤品做广告时讲的神乎其神，但是好像有可靠循证医学证据的并不多。即使如此，这些产品还是照样卖得很贵，卖得很火。在美容护肤品方面，好像女人一般是不讲道理、不讲科学、不讲循证医学证据的，只要感觉对了就可以了，哪怕只有 1% 的机会，她还是愿意花大钱的。

其实，女人不是不讲逻辑，不讲证据，不讲道理，而是选择性的讲，选择自己喜欢的讲，选择对自己有利的讲而已。多数男人并不明白这个道理，即使明白了，也没有办法。

孕期头发的改变

> 我喜欢听歌，喜欢听英文歌，也喜欢听中文歌，喜欢听青春的张扬，也喜欢听懒洋洋痞痞的调调，更喜欢听有经历有故事有文化的老男人的歌。老男人有毒，老男人的歌不但有毒，而且会让你入髓的上瘾，欲罢不能。

我喜欢的老男人包括但不仅仅局限于罗大佑、李宗盛、周华健、伍佰、陈升、庾澄庆、张宇，还有半老不老的痞痞的张震岳等。

不少人对鲍勃·迪伦获得今年的诺贝尔文学奖感到意外，其实他的身份除了流行歌手以外，还是作家和诗人。你仔细听和阅读他的歌词，就会发现他的歌词很美，歌词本身就是一首优美的诗。

这些老男人歌手往往是全能型的创作歌手，自己填词，自己谱曲，自己演唱，他们本身就是一首歌，是充满了故事，有

与他们相比，现在的一些只会蹦蹦跳跳的小鲜肉歌手就像一朵没有灵魂，没有特色，没有自我的塑料花。

文化，有底蕴，有智慧的一首歌，他们本身就是一个传奇。

一如喜欢老男人歌手，我还喜欢欣赏旧氏的老派的国画，老派的文人画。这些人往往是诗书画俱佳，他们既是画家，又是书法家，还是诗人。他们的诗书画是融为一体的，是既可以分开，但又是不可割裂的。

现在呢？哪还有现在，现在他们三者是分开的，而且专门做一样还做得不咋地。

好的，刹车了，现在要给大家讲讲孕期脱发的事情，因为最近经常会被问到这件事。

男人脱发比较常见，脱发与遗传有关，也与雄激素水平有关。对于中年男人来讲，最怕又很常见的两件事情是：头发越来越少，肚子越来越大。

女人脱发很少见，但是在怀孕生孩子以后，经常会出现暂时性的脱发。

我们头发的正常生命周期分为活跃生长期、静止期和脱落期，正常情况下，我们每天大约会脱落 100 根头发。

一般来讲，90% 的头发是处于生长期，10% 的头发处于不生长的静止期，大约每 2 ~ 3 个月静止期的头发会脱落，然后在原位再生长出新的头发。

对于女性来讲，孕期应该是头发最好的时间段，在各种激素的作用下，头发长得快，长得多，脱落得少，甚至头发的直径也会变粗。

和怀孕相关的脱发通常发生在产后 1 ~ 5 个月，这是正常现象，比较常见，是一种暂时的状态，通常在几个月以后脱发的现象会消失。所以即使出现暂时性的脱发也不用担心，你乌黑亮丽的长发还是会回来的，罗大佑的那首《穿过你的黑发的我的手》还是可以继续唱的。

在怀孕以后，雌孕激素和其他妊娠相关激素的水平明显上升，这会防止脱发，使得本来应该发生的正常的新陈代谢的脱发减少。

在未怀孕时，大约有 10% 的头发是处于非生长状态的静止期，怀孕以后，大约有 60% 的头发进入静止期，这样头发的脱落会少于非孕期。

分娩以后，随着激素水平的下降，本应该在孕期正常脱落而没有脱落的头发就一起脱落，所以感觉上会比平时的脱发要多一些。

大约在产后 3 ~ 4 个月时脱发会进入一个高峰期，但这是暂时的，大约 6 ~ 12 个月又恢复到正常状态。

正常情况下，孕期不会出现明显的脱发，如果出现脱发，可能和维生素、矿物质缺乏有关，或是有其他的原因，需要去看皮肤科医生，进行相关的咨询。

长胡子的孕妇

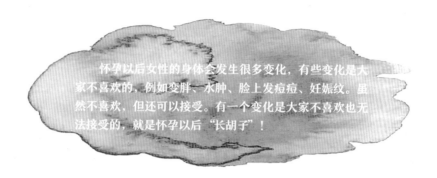

怀孕以后女性的身体会发生很多变化，有些变化是大家不喜欢的，例如变胖、水肿、脸上发痘痘、妊娠纹。虽然不喜欢，但还可以接受。有一个变化是大家不喜欢也无法接受的，就是怀孕以后"长胡子"！

女人长胡子让人很难接受，而且又没有很好的解决方法，因为你不敢去像男人一样"刮胡子"，因为刮了一茬还会长一茬，而且会越长越粗。

怀孕"长胡子"的概率不算太高，但是并不罕见。一旦发生以后，要引起重视，主要的原因不是为了好看，是因为这"长胡子"的背后还有一些对母亲和孩子潜在的风险。

孕妇"长胡子"的主要原因是雄激素分泌过多，在妊娠期导致雄激素分泌过多的主要原因包括黄体瘤、黄体反应过度（多发性卵泡膜黄体囊肿）、性索间质肿瘤、库肯勃瘤、黏液囊腺瘤。其中最常见的是良性的黄体瘤、黄体反应过度（多发性卵泡膜黄体囊肿）。

"长胡子"不过是妊娠期雄激素水平过高的其中一个表现，其他身体部位也会出现汗毛密集的情况，例如在双下肢和胸部。另外的表现包括出现面部痤疮、皮肤变黑、嗓音轻度低沉、阴蒂肥大等男性化体征。

怀孕以后，如果准妈妈出现"长胡子"等男性化表现，不必过于担心，但是要引起重视。需要做超声检查来了解双侧卵巢的大小，往往会发现一侧或双侧卵巢增大，有时卵巢可以增大至10~20cm，这就需要警惕卵巢扭转的发生。一旦发生明显的腹痛，需要紧急处理。

另外一个需要注意的是，如果是女性胎儿，在过高的雄激素水平的影响下，可能会出现女婴男性化的情况。不过在出生以后，随着雄激素水平的下降，女婴的男性化表现会逐渐消退。

妊娠合并的男性化肿瘤与非妊娠期有些区别，男性化通常出现在孕中晚期，持续时间短，通常是可逆的。由于大多数病例继发于黄体瘤，所以产后会自然消失，不必过于担心。

至于黄体瘤和黄体反应过度（多发性卵泡膜黄体囊肿），由于其本质上为生理性囊肿，有自然产生和自然消失的特性，多在分娩后自行消退，故应减少不必要的手术干预。尽管瘤体直径可以超过10cm以上，一般建议仅对少数合并卵巢扭转、出血等急腹症或需排除恶变的患者行手术治疗，但仍建议尽量减少手术范围。

孕期可以化妆、涂香水吗

爱美是女人的天性，不让女人化妆好像比较困难，有些人会固执地认为女人如果不化妆"裸脸"出门，有些类似"裸体"，是不合适的。对于不少习惯了出门化妆的女性来讲，怀孕以后是否还可以继续化妆就成了比较纠结的问题。

婆婆妈妈们多数反对化妆，男人们的态度有时会比较暧昧，特别是老婆比较强势时，往往会说："我嘛，无所谓，最好还是问问医生吧"。看到男人这种无辜可怜的样子，医生只好把这个皮球接过来。

 孕期可以化妆吗

是的，怀孕以后是可以继续化妆的，但是最好是淡妆，用的化妆品最好是"无添加"的，但如果你是天生丽质难自弃的话，就根本不需要化妆了。

在去医院就诊的时候最好不要涂口红，因为孕期贫血的发生概率比较高，涂口红可能会掩盖贫血的体征。虽然每个人都会检查血常规看血色素水平，但是临床的症状和体征对于临床判断和治疗效果的评估还是会有帮助的。

 化妆会导致胎儿畸形吗

要回答这个问题，得先看看出生缺陷的发生率和导致出生缺陷的主要原因。如果大家去网上查查看，一般认为中国出生缺陷的发生率为5%，但是这个数据从来不是一个实际的有证据支持的数据，是一个推论出来的数据。在中国，在出生之前通过各种影像手段和出生后通过影像学检查手段和肉眼检查可见的出生缺陷的发生率大约为1%左右，另外的4%左右的缺陷（结构缺陷或遗传缺陷，包括肉眼无法看到的缺陷）是在孩子的生长发育过程中慢慢表现出来，才能得以诊断的。

在所有的出生缺陷中，真正是由化学物质和药物引起的只占了1%左右，其中是由于孕妇化妆引起的比例就更小了。

 化妆引起胎儿畸形的前提条件是什么

外界不良因素（包括物理因素，例如孕期做X线或CT检查；化学因素，例如接触化学物质或服药或用含有化学物质或金属物质的化妆品）的暴露并不一定会导致出生缺陷的发生，不良暴露要导致出生缺陷的话，必须要满足以下三个条件：

暴露的时间窗：人类胚胎的器官分化发育最敏感的阶段为停经的第 5 ~ 11 周，如果在这个最敏感阶段暴露于不良因素，最容易导致出生缺陷的发生。在此之前，它还只是一个受精卵，是一个细胞团，还没有组织器官的分化和发育，即使暴露于不良因素，一般也不会增加出生缺陷的发生率。在此之后，多数重要组织器官已经分化完毕，以后主要是组织器官的继续长大，不良因素的暴露一般不会引起出生缺陷，即使引起出生缺陷，也往往比较轻。

暴露的化学物质种类：不同的化学物质有不同的致畸性，会作用在不同的组织器官靶点，因此不能一概而论。在进行咨询并作出决定之前，需要去搞清楚暴露的化学物质的种类，并查询相应的文献。

暴露的累积剂量：偶尔少量的不良接触一般不会增加出生缺陷的发生概率，要通过暴露的持续时间、暴露的水平来计算暴露的总累积剂量。一般来说，化学品或含有化学品的化妆品的少量、普通暴露不会增加或者是稍微增加出生缺陷的风险，真正增加出生缺陷风险的不良暴露是职业暴露，例如化工厂的工作人员等。

 孕期咨询哪家强

其实，即使是化了妆，化了浓妆或者是接触了其他的化学物质也没有那么可怕。药物或化学物质接触后并不是每个孩子都会有问题，只是某些组织器官畸形的发生率会增加，即使是增加了 10 倍，也可能只是从 1/1000 上升到 1/100，绝大多数的孩子还是好的，没有必要个个都要去终止妊娠。

所以遇到类似的问题去咨询产科医生时要小心,告诉你说孩子肯定有问题,最好赶紧去做人工流产的医生多数不靠谱。告诉你具体数字和道理,让你知情选择,鼓励你去其他医生那里听"二次意见"的医生才是好医生。

　　在这种情况下对终止妊娠说 NO 的医生是需要勇气的,是需要有很好的专业知识的,是有担当的。

　　当然,即使医生说了 NO,也并不意味着是万事大吉,并不一定能保证这个孩子肯定没有问题,只是说你担心的这个事情没有问题,你孩子出生缺陷的风险是回归到了正常人群的背景风险,不是没有风险。

　　最后,我一般会在门诊病史上写下这句话:根据患者所述的事实,判断不会增加出生缺陷的风险,但是不能除外其他不良遗传背景或不良因素的影响。

　　一个历史学家的养成:据说这是一个真实的故事,一位理工科教授利用业余时间研究历史,成为某一领域中著名的历史学家。有人采访时好奇地问他利用业余时间研究历史成功的秘诀,他说:"其实很简单,每次我和太太一起出门之前都要等她化妆打扮,在客厅等得无聊,我就开始读历史书琢磨历史,于是乎就成为专家了,我的成功完全归功于我太太,她给了我很多的时间!"

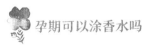 **孕期可以涂香水吗**

　　不少女性有每天涂香水的习惯,在英文里涂香水是 Wear

Perfume，Wear 是穿戴的意思，有些女性出门不涂香水就会觉得自己像没有 Wear 衣服一样。

但是，怀孕以后情况可能就会不一样了，你会发生很多的生理改变，包括嗅觉和味觉的明显改变，有些香水味会让你恶心、头晕、头痛。

香水的成分包括天然和人工合成的香味，以及一些化学合成物。一般情况下，香水中的化学成分对于孕妇和胎儿来讲是安全的，但是一些未经人类研究证实的动物研究提示，某些香水中的化学成分可能会对子代的健康带来一些不良影响。

为了安全起见，建议不要在孕期使用含有化学合成物的香水，可以安全使用的是 100% 纯天然的、无添加的香水。

所以，如果不是重要的场合，不建议经常涂香水。

为了让自己成为香喷喷的大肚婆，除了香水以外，还可以考虑使用有香味的身体喷雾剂、护肤液等。与香水相比，它们的味道比较轻，酒精的含量也更少，有些成分还可以帮助减轻恶心呕吐，例如薄荷、姜、豆蔻、柑橘、薰衣草、玫瑰、甘菊等。

这方面女人都是专家，比我这大老爷们专业得多了。

孕期可以旅行吗

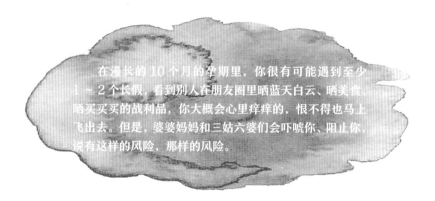

在漫长的 10 个月的孕期里，你很有可能遇到至少 1 ～ 2 个长假，看到别人在朋友圈里晒蓝天白云、晒美食、晒买买买的战利品，你大概会心里痒痒的，恨不得也马上飞出去。但是，婆婆妈妈和三姑六婆们会吓唬你、阻止你，说有这样的风险，那样的风险。

其实，没那么可怕啦，怀孕了，多数事情都可以继续做，包括旅行、乘飞机、自己驾车。看我门诊的很多准妈妈都是乐天派和行动派，在我的支持和鼓励之下，很享受自己的假期旅行。

🍀 知道自己是否可以旅行

最适合旅行的孕周是过了早孕期，因为不少人会有早孕反应，过了早孕期没了恶心呕吐，有了好胃口，没了流产的担心，有了好心情，旅行会变得更加舒适和美好。

到了孕晚期就不建议出门旅行了，一方面大腹便便不方便，另外一方面有随时分娩的可能，所以就太平一点吧，待在家里吧。但是待在家里不是让你整天躺在床上或沙发上啥事都不做，还是可以到处闲逛的，可以多走路、多逛街，只要你身体没有什么不舒服就可以。

在旅行之前，特别是长途旅行之前，最好咨询一下自己的产科医生，让医生帮你评估一下，看是否有流产的风险、早产的风险，以及在旅途中分娩的风险。如果有妊娠内外科合并症的话，还要评估一下合并症急性发作的风险。风险小的话可以放心旅行，风险大的话就太平一点吧。

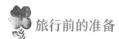
旅行前的准备

"小心驶得万年船"，即使医生同意你旅行，最好还是要做好一些意外发生的准备。在出发之前，了解好沿途和目的地相关医院的情况、医院地址与联系方式，一旦发生出血腹痛等意外，可以方便及时地去看急诊。如果有相熟的产科医生，获得相应的联系方式就相当于得到了另外一重保险。提醒一下，如果和医生不是相熟的朋友关系的话，别硬去问医生要电话号码。

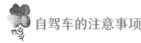
自驾车的注意事项

怀孕后依然可以开车，包括驾车外出旅行，除了要严格遵守交通规则以外，还需要特别重视安全带和安全气囊。

安全带：扣上安全带，腰带要放在"大肚子"以下，跨在臀部和骨盆上；肩带斜跨胸部，放在两个乳房之间，上面要放在锁骨中间部位，不要靠近颈部。

安全气囊：一旦发生车祸，安全气囊可以救命，但是怀孕以后注意事项和非孕期还有些不同。要保持胸部和方向盘之间的距离大约 25 厘米，如果车上的安全气囊有"on/off"开关，请调整到"on"。如果方向盘是可以调整的，最好把方向调整到对着胸部，而不是对着"大肚子"或头部。

一旦驾车或者乘车发生事故，特别是腹部受到撞击后，需要关注以下情况：是否有阴道流血和大量无色液体流出（胎膜早破），胎动情况。必要时要去医院急诊，需要做相应的检查，特别是超声检查，以除外胎盘早剥并确认胎儿的心跳。

 乘飞机的注意事项

怀孕以后依然可以乘飞机，包括长途国际旅行。在乘飞机之前最好和航空公司联系，确认孕妇可以乘飞机的最大孕周，多数航空公司不允许妊娠 36 周以后乘飞机（一些国际航线要求可以飞行的孕周还要早一些），多数航空公司会要求准妈妈提供医生出具的可以乘飞机的医学证明。

在乘飞机时请注意以下事项：

• 如果可能的话，尽量选择靠近走道的位置，这样在长途飞行时可以方便起身活动。

• 在长途飞行时，一般建议保持足够的水分摄入和每 2～3 小时起身来回走动，目的是预防下肢静脉血栓的形成和继发的栓子脱落引起的急性肺栓塞。

• 避免食用产气的食物和饮用碳酸饮料。

• 要全程系好安全带，把安全带放在"大肚子"下面。

孕期可以 XXOO 吗

俗话说人有三急——尿急、屎急、色急，前"两急"必须立刻、马上、就地解决，多数情况下不需要讲究什么场地、条件、氛围。"色急"不像前"两急"那么急迫，可以讲究多一些，鲜花、美酒、音乐会等创造浪漫情绪的氛围多多益善，但是真急起来可能也没什么仪式可讲究了。

啥叫"急"？"急"就是有了感觉就要抓紧落实，不能等，等久了要出事。老婆怀孕了，前"两急"可以照旧及时解决，"色急"咋办？好不好XXOO？问妇产科医生吧，多数医生，特别是老医生都会很严肃地说：不行！理由是会引起流产、早产。

怀孕以后不让XXOO的依据主要来自于我国博大精深的传统医学，XXOO会让准妈妈起邪念，动胎气。如果你的历史不是体育老师教的话，大概还会记得中国历史上曾经有过很不一样的朝代——唐代。在唐代，国人其实是很开放的，不单是文化上开放，性观念也是比较开放的。从皇上到贩夫走卒皆声色犬马，纵情声色，估计那时的中医是鼓励怀孕以后继续可以 XXOO 的。

我估计错了的话，请中医专家找证据来帮我纠错。

可是到了宋明，程朱理学盛行，主张"灭人欲，存天理"。连正常夫妻在非孕期都不鼓励 XXOO，更不要说怀孕以后了。我有个推测：提出"灭人欲，存天理"的老先生们（能著书立说，建立自己思想体系的人基本上都是老先生了）估计是基本丧失功能的人，所以便心理阴暗地呼吁大家"灭人欲，存天理"。

好话没人听，谬论代代传，所以到了现在，还是怀孕以后不可以 XXOO。对于血气方刚的小伙子来讲，十个月不可以和夫人 XXOO 是很不人道，也很危险的。

所以，我的临床建议是：怀孕以后，不管是早孕、中孕，还是晚孕，都可以继续 XXOO，除非是少数情况下，有合并症或并发症，不适合 XXOO。

当然，孕期 XXOO 还是有一些注意事项的，例如要注意体位，不要正面压迫和撞击到增大的腹部，另外还要注意不要动作过于剧烈等，你懂的。

什么？循证医学证据？你妈打你时需要循证医学证据了吗？你吃饭时需要循证医学证据了吗？你抽烟时需要循证医学证据了吗？不是做所有的事情都需要循证医学证据的，有时候常识就足够了。

其实，真正的循证实践包括三个方面：最佳的循证证据、医生的临床经验、患者的选择，三者缺一不可，不尊重循证证据和过度强调循证证据均不可取。

好吧，为了少费些口水，还是讲讲美国妇产科学会的推荐吧。美国妇产科学会没有这方面的指南，但是他们有给准父母的推荐，就是怀孕后照样可以XXOO！不信的话自己去网上查查看。

孕期可以按摩吗

怀孕以后会有各种各样的不舒服，腰酸背痛很常见，水肿也很常见，心情不好也很常见。心情不好可以去"作"老公，"作"好了就会舒服很多，但是"作"老公这招对于浑身不舒服是没有用的，"作"完了可能会更不舒服。

孕期身体的不舒服既不能打针，也没有药可以吃，虽然说只是10个月的"有期徒刑"，但是这10个月一直挺着也不是个事。

其实，按摩是一个很好的解决方案，不过孕期按摩是有一定禁忌的，网上对于孕期按摩的评价也褒贬不一，而且真正接受过孕期按摩正规培训的按摩师也很少，所以不少准妈妈是心向往之，但是不敢去尝试。

为了让各位准妈妈能够继续享受按摩的福利，我专门查阅了相关的中外文献和网络上的各种说法，总结以后给大家一个审慎的推荐，拿去，不谢。

孕期按摩的好处

孕期按摩很舒服，孕期按摩好处多，孕期按摩可以有。

孕期按摩通常为 60 分钟，也可以延长至 90 分钟。孕期按摩可以采用普通的按摩床，也有人专门为孕妇设计按摩床来适应孕妇增大的腹部，这就比较专业地道了。如果没有专门孕妇的按摩床，多数情况下可以用枕头来帮助孕妇侧卧，这是最舒适的按摩体位。

关于孕期按摩能带来什么好处的临床研究并不多，为数不多的一些研究提示，孕期按摩可以带来不少正面的好处：

• 整体情绪的改善。

• 减少焦虑。

• 改善睡眠。

• 降低和压力相关的激素，例如去甲肾上腺素的水平。

• 增加"好心情"激素，例如内啡肽、5-羟色胺和多巴胺的水平。

• 减轻水肿。

• 增加血液和淋巴回流，清除"毒素"，减轻疲劳感觉。

• 增强免疫系统。

• 减轻颈部痛、腰背痛、腿痛、坐骨神经痛，以及全身不适。

 孕期按摩需要注意的安全事项

不建议对腿部内侧进行手法比较重的按摩：进入孕中晚期以后，母亲的血容量增加，为了减少分娩时的出血量，母亲的凝血因子的数量会增加，有凝血倾向，下肢容易形成血栓。出于安全考虑，不建议对腿部进行手法比较重的按摩，以避免导致血栓的脱落和后续一系列的并发症。

不建议对腹部进行按摩：因为可能会引起子宫收缩，少数情况下用力较大会有导致胎盘早剥的风险。

对早孕期按摩要持审慎的态度：很多按摩师不愿意在早孕期按摩，主要是担心会发生流产，因为早孕期流产的发生概率为10%～15%。你不知道流产是否由按摩引起，因为担心打官司，多数按摩师选择不进行早孕期的按摩。

要避免某些身体部位的按摩：按照中医的说法，有些穴位的按摩会引起子宫收缩，导致流产和早产。一般情况下，要避免在孕期按摩合谷穴、三阴交穴、缺盆穴和昆仑穴。合谷穴位于手背虎口处，三阴交穴位于胫骨后缘靠近骨边凹陷处，缺盆穴位于人体的锁骨上窝中央，昆仑穴在足部外踝后方。

 老公在家为怀孕的太太按摩的七种方法

如果你不愿意去专业的按摩中心，或者是嫌专业的按摩中心太贵，可以在家让你老公帮你按摩，把他培训好了，既可以省钱，又可以让他减肥，还可以增进夫妻感情。不过，在使用这一招之前，请认真评估一下你和老公的关系。如果是错误判断，盲目强行要求老公为你按摩不仅仅不会增进夫妻感情，反而可能会破坏夫妻感情。

这一招存在理论上的风险，请慎用，后果自负！

向毛主席保证，这不是我想出来的折磨男人的方法，这是美国人搞出来的，我已经根据中国国情进行了适当的调整，本部分的内容主要参考自："7 Ways to Massage Your Pregnant Wife-wikiHow"。

方法 1：学会按摩的正确姿势

1. 侧卧位：在她的头部下面放 1 ~ 2 个枕头来支撑颈部，保持脊柱的舒适度；保持下面一条腿伸直，上面一条腿弯曲，在两腿之间放 1 ~ 2 个枕头。

2. 跪姿：在床上学会跪姿，让她的肩部得到床的支撑，可以在膝盖下放 1 ~ 2 个枕头增加舒适度，要保证她的腹部不会受到压力。记住要让你太太确定她觉得最舒服的体位和姿势。

方法 2：学习按摩的技巧

1. 用手掌从颈部开始，向下逐步按摩到臀部，然后从脊柱的另外一侧向上逐步按摩到颈部。要按摩脊柱的两侧，但是不要按摩脊柱本身。

2. 轻握拳头，向下施力，对臀部进行按摩，不要过于向下到尾骨。

3. 用手掌对腿外侧进行交替摩擦按摩，减缓疲劳，从踝关节开始向上环形按摩，可以按摩到大腿根部。记住要从脚部向上按摩，这样可以帮助减轻腿部的水肿程度，但是记住不要按摩大腿内侧。

方法 3：了解按摩的禁忌

1. 在早孕期过了以后再进行按摩和使用精油。

2. 不要牵拉子宫的韧带。

3. 不要按摩腹部。

4. 不要按压踝部和手腕的穴位，这可能会刺激子宫和盆腔肌肉的收缩，引起不必要的宫缩。

5. 不要太用力按摩，轻柔按摩和敲打。

6. 如有不适或头晕，立即停止按摩。

方法 4：与专业人士沟通　首先询问妇产科医生，了解你太太是否适合进行孕期按摩，如果可以的话，寻求受过专门培训的按摩师的指导，了解相关的禁忌，学习必要的技巧和手法。

方法 5：使用精油

1. 精油的种类很多，作用各不相同，在使用之前一定要了解其特性和孕期使用是否安全，有些种类的精油是不适合在孕期使用的。

2. 了解不同精油的作用特点，根据你太太的症状选择不同种类的精油，柑橘精油可以帮助缓解孕吐和失眠；葡萄柚精油可以帮助缓解水肿和解除疲劳。

3. 避免使用雪松精油、鼠尾草精油和姜精油，它们有增加流产的风险；如果皮肤比较敏感，不建议使用三叶草精油、桦树精油和黑胡椒精油；有些精油对胎儿有一定的毒性，也不建议使用。

4. 最好寻求专业的香薰治疗师指导，专门配制适合你太太症状的精油组合。

方法 6：决定你的做法　确认你太太喜欢的按摩体位和按摩方式，而不是采用一般的按摩方法，按摩可以减少肌肉的张力和不适，有利于分娩，但是有些体位和穴位是应该避免的。

方法 7：考虑其他的做法　如果不适合按摩的话，可以经常做一些简单的，让人舒服的动作：

- 轻柔地搂抱你的太太，轻轻地敲打按摩她的头部。
- 一起散步和交谈。
- 烛光和轻柔的音乐来帮助放松。
- 脚和腿部抬高，坐在很舒服的椅子上。

孕期按摩可以有各种不同的组合和做法，有些人喜欢按摩加上轻柔的音乐或精油，有些人喜欢在不同的身体部位敲打，这是很个体化的选择，问你太太她最喜欢什么，没有固定的做法。

注意：不要按摩大腿内侧，主要是担心血栓脱落；和医生探讨孕期按摩和使用精油的安全性；一旦出现不适，寻求医生的帮助。

孕期可以用洁阴产品吗

怀孕以后，外阴和阴道都有可能出现各种不适，可以是肿胀、瘙痒，也可以是阴道分泌物的增加和出现异味。

关于孕期能否使用洁阴产品这个问题，回答不能一概而论。可以是 Yes，也可以是 No。

怀孕以后，由于雌孕激素的快速上升，使得阴道的内环境发生变化，阴道上皮细胞内的糖原也会增加，这会引起阴道感染发生率的增加。

由于怀孕以后要考虑到药物使用可能对胎儿造成的不良影响，所以孕期阴道和外阴的感染和不适的处理原则与非孕期是不一样的。

在没有怀孕的时候，阴道炎症的治疗目标是：症状消失，体征消失，致病菌消失，阴道 pH 恢复正常，阴道清洁度恢复正常，阴道正常菌群恢复正常。治疗原则是：消除病原体（使用各种有针对性的抗生素），恢复阴道的内环境（主要是恢复阴道的偏酸性的pH），恢复阴道的正常菌群（主要是阴道乳酸杆菌）。

看了这三个治疗原则以后，你就会知道，经常使用洁阴产品治疗外阴和阴道的炎症是不合适的。洁阴产品的主要成分是各种抗生素（包括广谱抗生素），甚至还包括消毒剂，这类产品最主要的作用是消除病原体。

洁阴产品实施的是"三光政策"：在杀光各种"坏人"（致病菌）的时候，还把"好人"（主要是阴道乳酸杆菌）也杀光了，也改变了环境（阴道的pH）。这要的是一时的痛快，但是由于没有了好的环境（阴道的pH）和"好人"（主要是阴道乳酸杆菌），"坏人"（致病菌）很快就会回来占领阵地，阴道和外阴炎症又会复发。

所以，即使是对于非孕期的阴道和外阴炎症，我们也不太主张频繁使用洁阴产品冲洗阴道，顶多是进行简单的外阴冲洗，不要进入阴道。

怀孕以后，如果发生阴道炎症，治疗原则是：选择对胎儿没有不良影响的抗生素，治疗的目的主要是控制症状。

所以，在孕期发生阴道和外阴的炎症以后，要查清楚病原体，进行有针对性的抗生素治疗，可以是口服药物，也可以是阴道局部用药。一般不会推荐使用洁阴产品，如果一定要用的话，一般只建议外阴清洗，不要进行阴道冲洗。

正常情况下，健康女性的外阴和阴道分泌物是有一定味道的，这种味道比较淡，是健康正常的体味。

有些不良的厂家在生产一些所谓的女性私处护理洗液，声称使用以后就会使阴道分泌物减少，让女性的私处很干净，而且会有宜人的淡淡的香味。

　　不是说这种护理洗液不可以用，需要强调的是仅供外洗，不要经常用它来冲洗阴道。这种香味是不正常的，正常的体味才是健康的。

　　据说拿破仑将从前线回巴黎见约瑟芬，提前半月就给约瑟芬写信，要她两星期不洗澡，因为拿破仑十分喜欢约瑟芬的体味。

> 要做个"有味道"的女人，"有味道"的女人才健康，才正常。

孕期吸烟与被动吸烟

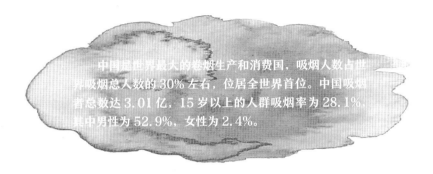

中国是世界最大的卷烟生产和消费国，吸烟人数占世界吸烟总人数的 30% 左右，位居全世界首位。中国吸烟者总数达 3.01 亿，15 岁以上的人群吸烟率为 28.1%，其中男性为 52.9%，女性为 2.4%。

中国整体吸烟率呈下降趋势，主要还是因为占大头的男性烟民少了，但是另一方面，女性烟民的数量在上升。最近 5 年间，女性的吸烟比例一直在上升，达到 3.3%。增加的女性烟民拥有年轻、高学历、高收入三个主要特征，2014 年的数据显示她们的月平均收入达到 7818 元、48% 的女性烟民年龄在 15 ～ 34 岁之间，64% 的人有大学本科及以上学历。

"压力"是让女性选择吸烟的主要诱因，2014 年有 72% 的女性烟民认为"生活中有太多事情让我感到压力重重"。并且，社会环境也对女性吸烟的现象逐渐持开放态度。

吸烟的害处

对于女性来讲，除了其他已知的例如引起肺癌等危害以外，吸烟和被动吸烟还会增加不孕症的风险，在怀孕以后还会增加流产、早产、低出生体重、宫外孕、胎膜早破、前置胎盘的风险。

据调查，23% 的美国女性在怀孕之前的 3 个月依然在吸烟，在妊娠期最后 3 个月依然在吸烟的女性比例为 11%。

中国女性究竟有多少人在怀孕以后还在继续吸烟，没有可靠的统计数据。肯定会有人在怀孕以后继续吸烟，但是总体的比例不应该太大。除了中国女性对孩子的健康非常重视以外，还有丈夫，特别是婆婆妈妈的管教，所以中国女性在怀孕以后戒烟的动力要远大于非孕期。

除了以上提到的孕期吸烟的害处以外，还有其他的一些可能的不良影响。

死胎和新生儿死亡率：吸烟是否会增加死胎和新生儿死亡的发生率，目前的研究结果不一致，但是有些大样本的研究提示，吸烟会增加死胎和新生儿死亡的风险。

出生缺陷：香烟中含 2500 多种化学物质，理论上会增加出生缺陷的发生。虽然临床流行病的研究并没有提示出生缺陷总体发生率的明显增加，但是其中某些类型的出生缺陷会增加，在胎儿发育过程中，尼古丁会引起血管收缩，影响某些器官的发生和发育，导致相应的畸形，例如兔唇、腭裂、腹裂、肛门闭锁、心脏畸形、多指并指畸形、双肾发育不良等，但是这些畸形只是在某些人群中增加风险，这可能和遗传易感性有关。

吸烟对母乳喂养的影响：吸烟会降低乳汁的分泌量，降低乳汁中脂肪的含量，降低泌乳的持续时间。对于吸烟的母亲来讲，哺乳后孩子的睡眠时间会比较短。

吸烟对子代的远期影响：吸烟比较厉害母亲的子代未来患 2 型糖尿病的风险会增加。

孕妇被动吸烟的不良影响：被动吸烟也被称为二手烟，指的是不吸烟的人被动地吸入环境中的烟，这包括香烟燃烧产生的烟和吸烟者吐出来的烟。

偶尔 1 ～ 2 次闻到香烟味道是问题不大的，如果经常在家庭，或者是餐厅、办公室等公众场所被动吸烟，就会对母亲和胎儿造成不良影响。

在中国男性吸烟普遍的大环境中，不少女性在怀孕以后经常会吸二手烟，被动吸烟对孕妇的不良影响还是不小的，会增加死胎的发生率、出生缺陷的发生率、低出生体重儿的发生率，似乎不明显增加流产或围产儿死亡的发生率。

如果出生以后继续被暴露于二手烟的话，孩子容易发生哮喘、过敏，更容易发生肺部和耳部的感染，发生婴儿猝死综合征的概率也会增加。

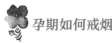 **孕期如何戒烟**

怀孕以后越早戒烟对于母亲和胎儿的好处越大，但是在任何一

个时间点戒烟都会有好处。

减少每天吸烟的数量好像并没有得到一致的围产儿结局改善的证据，所以最好是鼓励完全戒烟。

推荐一种在美国孕期戒烟的策略给大家参考——5A's。

询问（ask）：询问吸烟的情况，包括吸烟史、家庭成员吸烟的情况、每天吸烟的量，如果已经开始戒烟的话，需要询问戒烟的过程、减少吸烟和戒烟的具体情况。

建议（advise）：建议戒烟，而不是减少吸烟的次数和量，告知孕期继续吸烟对自己对孩子的害处，戒烟的近期、长远好处，建议不仅仅是孕期戒烟，生完了孩子最好也不要吸烟了，怀孕对于女性来讲是最好的戒烟窗口期。

评估（assess）：评估戒烟的可能性，继续随访鼓励和支持戒烟。

帮助（assist）：给孕妇孕期戒烟的解决方案，给予她戒烟的各种资源，把她转诊给戒烟的专家，安排家庭成员一起帮助戒烟。

安排（arrange）：以后的每次产检都要询问吸烟戒烟情况，继续给予鼓励和支持。

 产后复吸

美国的一项研究提示，产后 2 ~ 3 个月、4 ~ 5 个月、≥ 6 个月复吸的概率是 42%、61%、67%，如果能坚持母乳喂养的话，复吸率会降低。

产后复吸的主要原因和产后的压力、情绪波动有关，压力越大，情绪波动越大，复吸率越高。

 戒烟多久才可以怀孕

吸烟会让你的怀孕能力下降，流产率也会增加，原则上建议至少戒烟1个月（最好是2～3个月）以后再尝试怀孕，这样可以让你血液中的尼古丁完全消失，避免不良影响的发生。

 孕期可以使用尼古丁替代治疗吗

尼古丁口香糖和尼古丁贴可以帮助你减少戒烟时的戒断症状，帮助你戒烟，但是在孕期使用的安全性还没有得到充分地评估。

美国妇产科医师学会的建议是：只有在非药物性的治疗，例如咨询等措施不奏效，戒烟有可能会失败的情况下，可以考虑风险和益处的平衡，适当使用尼古丁口香糖和尼古丁贴。

 孕期戒烟会有什么样的感觉

戒烟几天后你和宝宝的心率就会下降，恢复至正常水平。

你可能会有戒烟后尼古丁水平下降引起的戒断症状，可能会渴望吸烟，出现易怒、饥饿、咳嗽、头痛、精力无法集中等不适情况。这种戒断症状是暂时的，在戒烟的头几天会很明显，熬过10～14天以后就会好很多。

在出现这种戒断症状以后需要坚持，多为宝宝和自己的健康着想。黎明前的黑暗是痛苦的，也是短暂的。

孕妇如何防止蚊子叮咬

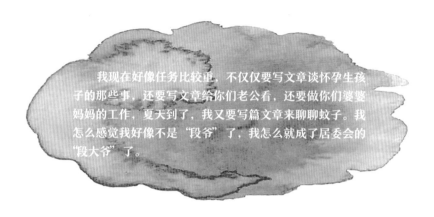

　　我现在好像任务比较重，不仅仅要写文章谈怀孕生孩子的那些事，还要写文章给你们老公看，还要做你们婆婆妈妈的工作，夏天到了，我又要写篇文章来聊聊蚊子。我怎么感觉我好像不是"段爷"了，我怎么就成了居委会的"段大爷"了。

　　好吧，我就和大家聊聊令人讨厌的蚊子。蚊子叮人很痒也就算了，在某些国家和地区，蚊子叮咬还会传播寨卡病毒或者是登革热等病毒，对母亲和胎儿造成严重的不良后果。

　　中国并不属于以上这些病毒感染的高发地区，在当下，蚊子叮人最主要的烦恼还是瘙痒。

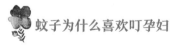 蚊子为什么喜欢叮孕妇

　　其实我挺讨厌蚊子的，但是偏偏蚊子爱叮我，一群人当中我肯

定是那个第一个被叮咬的人，孕妇也是如此。

　　通常情况下，孕妇和非孕妇相比，被蚊子叮咬的概率提高一倍以上，据说是和两点有关：首先，蚊子喜欢二氧化碳，孕妇的呼吸频率会比非孕妇高，会呼出更多的二氧化碳，吸引更多的蚊子。其次，怀孕以后你的身体体温会升高，会容易出汗，蚊子对体温和身体上散发出来的气味比较敏感，所以你就会容易成为蚊子攻击的目标。

 如何防止蚊子叮咬

　　用驱蚊剂：在外出的时候，可以在暴露的身体部位喷一些驱蚊剂，但是最好使用美国美国环保署认可的，可以在孕期和哺乳期安全使用的含有避蚊胺（DEET）或者是派卡瑞丁（Picaridin）的驱蚊剂，这样就可以大幅度地降低被蚊子叮咬的机会。

　　除此之外，还可以使用一些天然的驱蚊剂，例如柠檬尤加利油、薰衣草油、肉桂油、希腊薄荷油、百里香油、豆油、香茅油和茶树油等。虽然这些天然的驱蚊剂不如避蚊胺和派卡瑞丁效果好，但还是可以起一定作用的。

　　蚊帐：蚊帐是最古老也最实用的避免蚊子叮咬的方法，但是现在大家家里基本上都有空调了，在室温控制比较低的状态下，蚊子是不大会活动和叮人的。在没有空调的地方，或者是开了空调还有蚊子叮人，那你最好还是用上蚊帐。

　　穿长袖的衣服、长裤和袜子：外出的时候除了可以喷一些驱蚊剂，最好穿上长衣长裤和袜子，遮盖住暴露的身体部位，减少被蚊子叮咬的机会。

孕妇可以用蚊香吗

这是很多人很纠结的问题，你去网上查一查，会有各种各样的说法。对于这个问题，我不会轻易地说 NO 或者 YES。

蚊香的主要成分是除虫菊酯，美国食品药品监督管理局将其定为 B 类，也就是说孕妇是可以比较安全地应用的。但是，在中国会有各种各样的蚊香，不同的公司会在蚊香和液体蚊香内加入各种各样的化学物质，所以这个问题就变得复杂了。

如果蚊香中的主要成分是除虫菊酯，没有添加可能会对母亲和胎儿有害的其他化学物质，孕期使用蚊香是可以的。如果添加了可能会对母亲或胎儿有害的化学物质，就不建议使用。

网上会有很多孕妇和婴儿专用蚊香，究竟有没有权威机构的认证，我也不是太清楚，大家可以自行判断。

怀孕了还可以抱大宝吗

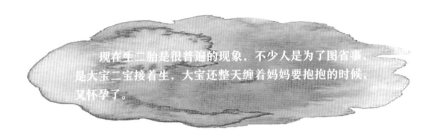

现在生二胎是很普遍的现象，不少人是为了图省事，是大宝二宝接着生，大宝还整天缠着妈妈要抱抱的时候，又怀孕了。

　　1～3岁的孩子不太懂事，正处于喜欢黏在妈妈身上的阶段，怀了二宝之后，如果你突然不抱他了，孩子可能无法接受，会和你吵闹的。但是如果老是去抱大宝，可能会影响到腹中的二宝，毕竟这个年龄段的孩子也要10～20斤，有的会20多斤重，是个不小的重量。

　　这该咋办？

 怀孕了抱大宝还是有些风险的

腰酸背痛：女性怀孕以后，会给韧带、肌肉和关节带来负重和压力，如果再抱上一个二十几斤重的孩子，又会增加负重和牵拉的压力，简直是在"违章搭建"的基础上又增加了一个"临时违章搭建"，都这样了，你不腰酸谁腰酸，你不背痛谁背痛？

不仅仅是腰酸背痛，关节也可能会酸痛。

跌倒与摔跤：肚子增大，身体的重心会发生偏移，再抱上大宝的话，重心又会发生改变，再加上会经常出现的腿脚酸软，腰酸背痛使不上劲，就容易发生跌倒或摔跤。

出血和流产的风险：抱孩子本身不会引起流产，但是摔跤和跌倒会引起出血或流产，还有小祖宗不懂事，踢到你的肚子也会增加流血或流产的风险。

 怀孕了可以抱大宝的前提条件

怀孕以后，你可以不去拎重物，但是不去抱大宝好像有点困难。

虽然有风险，但是并不会像我们想象的那么大，大宝还是可爱的宝贝，不是可怕的定时炸弹，大宝依然还是可以抱的，不过抱起来要有些讲究。

大宝不能太重：也就是说大宝的体重不能超过 25 ~ 30 斤，对于准妈妈来讲，抱个 10 ~ 20 斤的大宝是稀松平常的事情，用不着费力气，也不是什么大的负担。如果大宝的体重超过 25 斤，对于准妈妈来讲就会是一个不小的负荷，会有不小的压力。

妊娠超过 5 个月就尽量不要去抱大宝了：因为过了 5 个月，你的肚子会越来越大，人也会变得笨拙，身体的重心也会发生变化，容易会出现心慌、气短，容易出现因为一过性低血压或低血糖引起的晕厥，肚子也容易被大宝撞到。

　　要学会改变：其实大宝需要的更多的是爱抚和肌肤之亲，并不一定是抱抱，他需要的是搂搂抱抱，既然抱起来比较累，你可以多搂搂嘛。

　　另外，随着自己的肚子越来越大、越来越显，你要尝试着和大宝沟通，说他很快就要有弟弟妹妹了，要让大宝学着慢慢去接受二宝的存在，并告诉大宝要保护二宝，抱抱或冲撞肚子有可能会伤害到二宝。

　　不但要教育大宝，还要教育老公，虽然 1 ～ 3 岁的孩子喜欢黏妈妈，不太喜欢黏爸爸，你还是要多创造条件让老公多和大宝亲近，多抱抱大宝，减轻你的负担。

　　不过别推得太彻底，不然大宝和老公关系太密切，开始疏远你了，就非常不划算了。

产检老三篇

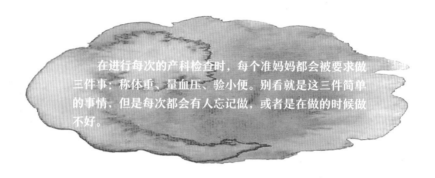

在进行每次的产科检查时，每个准妈妈都会被要求做三件事：称体重、量血压、验小便。别看就是这三件简单的事情，但是每次都会有人忘记做，或者是在做的时候做不好。

 称体重

对于多数健康的准妈妈来讲，每次产检最重要的一项任务就是谈体重控制问题，我看门诊时和准妈妈谈得最多的话题也是如何"管住嘴和迈开腿"。

和量血压不一样，称体重没有什么特别的讲究，既没有必要在排空大便以后去称体重（其实大便前和大便后称出来的体重基本没有什么区别），也没有必要解释说好像家里称出来的体重轻一些（我们看的是增长趋势，你每次在医院里用的是同一个秤)。

但是你要告诉我实话,我曾经遇到过不止一个准妈妈向我隐瞒真实的体重增加情况,因为我曾经"威胁"过一些不听话老爱贪吃的准妈妈,说如果你老是体重控制不好的话,下次就不要来看我的门诊了。后来是她们老公私下"揭发",我才知道有这种事。哈哈,我这种话别当真,其实我是不会拒绝任何一个来看诊的准妈妈的啦,主要是想给你一些控制体重的压力和动力而已。

 量血压

量血压的目的是排除妊娠高血压疾病(包括慢性高血压和子痫前期),量血压也是有规矩的。一般量血压是用右手,如果右手不方便的话也可以量左手。但是最好每次都是量同一侧的手臂,不要每次换来换去,因为有部分人左手和右手的血压是会有明显差异的。

到了门诊以后,不要急着马上就去量血压,一般建议休息 15 ~ 30分钟以后再去测量。如果第一次测量的血压超过 140/90mmHg,建议休息一会儿再复测。

有些人在家测量的时候血压是正常的,可是一到医院看到医生和护士就会血压升高,这是所谓的"白大衣高血压"。对于这种准妈妈,一般不需要特殊处理,嘱咐其在家监测血压就可以了。

验小便

不少准妈妈尿常规的报告上经常会见到"白细胞"，大家就会担心是否有尿路感染。其实这多数是虚惊一场，如果真的是尿路感染的话，除了尿常规可以见到白细胞以外，还会伴有尿急、尿频、尿痛的症状。如果只是尿液检查见到白细胞而没有各种症状的话，一般是留小便时的污染造成的。

为你解读产检化验检查报告

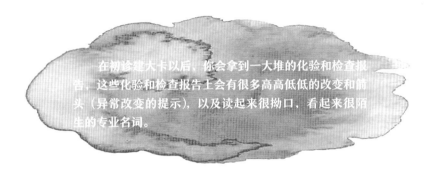

在初诊建大卡以后，你会拿到一大堆的化验和检查报告，这些化验和检查报告上会有很多高高低低的改变和箭头（异常改变的提示），以及读起来很拗口、看起来很陌生的专业名词。

化验检查报告会给准妈妈和婆婆妈妈们带来不少的困扰，为此，有不少移动医疗 APP 专门来帮助大家解读化验和检查报告，帮忙的不少，靠谱的不多。为了让大家放心，我把一些主要的常见问题罗列出来给大家解读一下，本解读仅供参考，你的具体情况和处理还是要你和自己的产检医生去商量。

产检化验和检查报告中为什么会出现那么多的高高低低

在怀孕以后，女性的血液系统指标会出现一些和孕前不同的变化，这些变化是正常改变，不用担心。另外，女性怀孕以后，特别是进入中晚期，会出现随着血容量增加和血液稀释而带来的化验检查指标的改变，这些改变只要在正常范围之内就不用担心。目前产科临床上采用的血液指标体系是正常非怀孕女性的标准，因此出现一些高高低低的改变也就不足为怪了。

血常规

在血常规的报告中，经常会出现白细胞总数升高，有人担心会不会有感染？其实多数怀孕女性都会出现白细胞升高，一般为（5 ~ 12）×10^9/L，有时可以达 15×10^9/L。临产及产褥期女性白细胞也会显著升高，一般为（14 ~ 16）×10^9/L，有时可以高达 25×10^9/L。

这些改变主要为中性粒细胞增多，淋巴细胞增多不明显，单核细胞及嗜酸性粒细胞几乎没有改变。因此，只要没有感染的病史和相应的症状与体征的改变，根本不用担心，这是正常的变化。

在血常规中，最常见的异常变化是血色素的降低，同时出现下降的还有红细胞压积和平均红细胞体积等贫血相关指数，孕妇中贫血的发生率可以高达 20% ~ 30%，及时发现贫血和补铁很重要。

在血常规中，医生最看重的另外一个指标是血小板，如果血小板数量低于 100×10^9/L，必须引起重视和进行进一步的检查和处理。必要时还要请血液科医生会诊。

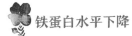

铁蛋白水平下降

在部分医院，除了检查血常规看血色素水平以外，还会检测血清铁蛋白。血清铁蛋白降低说明铁储存下降，即使还没有达到临床贫血的诊断标准，也可以考虑补铁了。中华医学会围产医学分会的妊娠期贫血的指南推荐有条件的医院可以检查孕妇血清铁蛋白，如果血清铁蛋白低于 20μg，为铁缺乏。

尿常规

怀孕以后每次产检都需要检查尿常规，在尿常规报告中经常会出现白细胞、红细胞、尿蛋白的"+"号。遇到这种情况不必担心，多数是送化验时留小便不规范，有污染所致。遇到这种情况后，建议下次出门去医院之前清洁外阴，在医院留小便时先把前面一段小便小掉，留取中间一段小便（清洁中段尿）。对于尿路感染来讲，除了尿液中出现白细胞、红细胞、尿蛋白以外，还会有尿急、尿频、尿痛等临床症状，尿液细菌培养会呈阳性。如果连续的清洁中段尿检查还是出现尿蛋白"+"，就要引起重视，需要除外肾脏疾病或子痫前期的可能。

至于尿常规中经常出现的尿糖"+"号，也不必担心，因为怀孕之后肾糖阈下降，即使血糖水平正常，尿液里也会出现尿糖"+"号。究竟是不是妊娠期糖尿病，还是要看孕 24 ~ 28 周的糖尿病筛查结果。

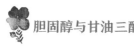
胆固醇与甘油三酯

多数孕妇怀孕之后胆固醇与甘油三酯水平会明显升高，这是正常的生理性改变，主要是因为临床目前采用的标准是正常非孕女性的标准，如果是按照孕妇的标准去衡量的话，就不会被标注为异常升高了。

肝肾功能

肝肾功能结果中有很多指标，临床上主要看谷丙转氨酶和肌酐两个指标，产检报告中最常见的异常改变是谷丙转氨酶升高，如果是轻度升高，没有超过正常上限数值的 2 倍以上，就不需要担心。对于这种"妊娠期肝损"，一般随访就可以了，不必干预。如果超过正常上限数值的 2 倍以上，建议到肝脏科进行进一步的检查与处理。

在肝肾功能的检查报告中，另外一个常见的改变是肌酐水平下降，这更不需要担心。肾脏功能受损会导致肌酐水平升高，肌酐水平下降是怀孕后的正常生理性改变，不是肾脏受损。

心电图

即使是怀孕前身体健康的孕妇，怀孕之后做心电图也会出现"ST段改变"，和提示"心脏缺血"等改变。只要怀孕之前没有过心脏病，孕期心功能正常，就不必担心。如果有"心脏不适"的症状，还是建议做 24 小时心电图检查来除外异常。

为你解读普通产科超声报告

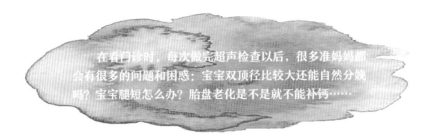

在看门诊时，每次做完超声检查以后，很多准妈妈都会有很多的问题和困惑：宝宝双顶径比较大还能自然分娩吗？宝宝腿短怎么办？胎盘老化是不是就不能补钙……

其实医生也面临很多的困惑，超声是产科医生的眼睛，现在超声机器的分辨率越来越高，可以获得关于胎儿更多的信息，发现更多以前看不到的细小变化，但同时也带来了解读的麻烦。这些细小的变化不写下来吧，心里不踏实，写下来吧，产科医生又不知道该如何向准妈妈解释，因为许多细小变化的临床意义并不太明确。于是大家都感叹，知道太多了反而不会做医生了，以前不知道这么多细节反而没现在这么痛苦。

大家都考虑太多啦，其实没那么复杂，也没那么严重的，且听我一一道来。

孕期需要做几次超声

正常情况下需要做 5 次超声检查。

6～7 周的早孕检查：主要确认孕周，看究竟是宫内妊娠还是宫外孕，单胎还是双胎（确认绒毛膜性）或多胎，胚胎是死的还是活的。

11～14 周的 NT 检查：主要是检查 NT 和抽血进行早孕期唐氏筛查。

20～24 周的系统超声检查：主要是胎儿的大畸形筛查。

32 周左右的检查：主要是监测胎儿生长发育情况。

37 周左右的检查：主要是对胎儿体重进行估计，确认分娩方式（并不是所有的医院都这么做）。

 要不要做三维彩色超声和四维彩色超声

正常情况下不需要做三维超声和四维超声，在有经验的超声医生手里，大畸形筛查时二维超声检查就足够了。只是在某些特殊情况下，例如需要更加直观地检查胎儿面部异常时，才需要三维超声检查。四维超声更加是噱头了，只不过是在三维成像的基础上增加了时间轴，可以实时看到动态的三维成像，只有在少数情况下才用得到。

 针对产科超声报告的常见问题

双顶径大了是不是意味着无法阴道分娩而要行剖宫产手术：你

这个担心上帝早就想到了，他安排宝宝的颅缝没有闭合，在产道挤压时宝宝的颅缝是可以重叠的（大人不行），于是双顶径就会缩小，也就容易通过产道了。所以宝宝双顶径偏大还是可以通过阴道分娩的，分娩时宝宝的头形会从圆圆的变为长长的，生后几天就从长长的又恢复为圆圆的了。

宝宝腿短，很让人担心：东方宝宝的腿是偏短的，超声和产科医生随口说宝宝腿有些短是没有意义的，如果是真正的四肢短小，超声医生是要白纸黑字写下来的，是要达到低于标准值的第 2.5th%的。见过我真人的朋友都知道我的腿是不长的，还好我妈妈怀我的时候 B 超是很罕见的，不然的话遇到不负责任的超声医生和产科医生就会和我妈说，"这孩子腿短，不能要，打掉吧"，那可就没有段涛写科普给你们看了。

胎盘老化是不是不能补钙了：胎盘分级其实和围产儿预后是没有关系的，也和补钙没有任何关系，其实是没有必要写出来的，就算超声医生写出来了，你根本不需要理它的。

为什么有时候报告上写的是羊水量，有时候写的是羊水指数：我们医院的做法是，如果羊水量正常，就只写一个羊水池的深度；如果是羊水过多或过少，就要写出四个羊水池加起来的羊水指数了。

三维／四维彩超

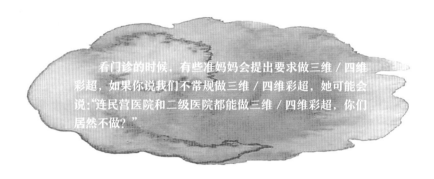

看门诊的时候，有些准妈妈会提出要求做三维／四维彩超，如果你说我们不常规做三维／四维彩超，她可能会说："连民营医院和二级医院都能做三维／四维彩超，你们居然不做？"

这种事情遇到的多了，觉得还是有必要写篇文章介绍一下三维／四维彩超，因为这种特殊情况下才应该使用的技术正在被滥用，而且正在被包装为高科技的噱头到处进行夸大宣传。

 黑白超声 vs 彩色超声

顾名思义，黑白超声的影像图是黑白两色的，彩超是在黑白超声的基础上增加了彩色，但这种彩色是伪彩色，是用红色和蓝色来显示人体心脏和较大血管的血流情况，这对于心脏畸形和心脏及大血管的血流异常的诊断有很大的帮助。除了具有彩色能帮助显示血流以外,彩色超声一般的配置会比较高,具有较高的分辨率及敏感性,会有更多的功能选择,应用的范围更广泛,技术更先进。

二维彩超（2D）vs 三维彩超（3D）vs 四维彩超（4D）

在临床上,当我们说做彩超时,指的就是二维彩超,所看到的图像是二维的平面图像。三维彩超是在二维彩超的基础上增加了另外一个空间轴,可以形成静态的立体图像,四维彩超就是实时的三维彩超,是在三维彩超的基础上增加了一个时间轴,立体图像是活动的,三维和四维图像是在二维平面图像的基础上通过超声设备中的软件计算转换生成的。

在做孕中期胎儿大畸形筛查时,三维/四维彩超要比二维彩超好吗

在进行胎儿大畸形筛查时,胎儿结构异常的检出率主要取决于医生的水平,而不是取决于是否采用了三维/四维技术,无论是美国妇产科医师学会、加拿大妇产科学会,还是国际妇产科超声学会,在其孕中期大畸形筛查的临床指南中,都是常规推荐二维彩超。

关于三维/四维彩超在胎儿畸形检查中的应用,国际上并没有完全一致的共识,有文献提示,三维/四维彩超可能在某些胎儿体表畸形(例如兔唇)和少数胎儿心脏畸形中提供更多的帮助。

在国内的某些医疗机构,将三维/四维彩超作为最先进的高科技进行宣传,将其当成招揽患者的招牌,并推荐作为常规来进行大

畸形筛查。这种说法并不科学，这种做法也不靠谱。

 三维／四维彩超的非医学用途

美国妇产科医师学会、加拿大妇产科学会、国际妇产科超声学会都曾经发表专门的声明，反对非医学用途的"娱乐性"的超声检查，这包括胎儿性别的鉴定和没有医学指征的拍摄胎儿照片或视频。虽然没有确切的证据支持这么做会对胎儿造成近期和远期的不良影响，但是至少在伦理上是不妥当的。

早孕 B 超很重要

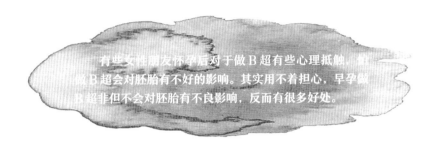

有些女性朋友怀孕后对于做 B 超有些心理抵触，怕做 B 超会对胚胎有不好的影响。其实用不着担心，早孕做 B 超非但不会对胚胎有不良影响，反而有很多好处。

一看

胚胎是在宫内还是在宫外。现在每 100 个怀孕女性当中大约有 1 ~ 2 个宫外孕，一旦漏诊，后果不堪设想。

二看

是一个，两个，还是三个胚胎。双胎和多胎不仅仅是双重和多重惊喜，还是很大的风险和麻烦。如果是双胎和多胎，还要判断绒毛膜性，因为绒毛膜性和胎儿的不良预后有很大的关系。

三看

胚胎是死的还是活的。在正常人群中，胚胎丢失率大约是15%。所以对大约15%的怀孕女性来讲，结果会是失望。但是反过来想，流产不一定就是坏事，因为有接近一半的自然流产原因是胚胎的染色体异常，流产是一种自然淘汰和自然选择的过程。

四看

卵巢和子宫是否有异常。

做一次简单的早孕超声可以有这么多的好处，为什么还要抵触呢？其实早孕超声也是我们落实患者安全的一项重要措施——"确认制度"，确认准妈妈和孩子都没有事！

B超 "大畸形筛查"

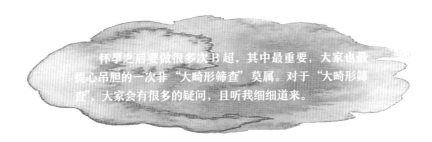

怀孕之后要做很多次B超，其中最重要，大家也最提心吊胆的一次非 "大畸形筛查" 莫属。对于 "大畸形筛查"，大家会有很多的疑问，且听我细细道来。

"大畸形筛查" 查什么

"大畸形筛查" 是通俗的说法，规范的说法是 "中孕期系统产前超声检查"，和 "大畸形筛查" 对应的英文名称为 Anomaly Scan。中孕期超声检查时除了看胎儿生长发育、胎盘和羊水等一般情况以外，还要对胎儿的各个器官和系统进行详细的检查，目的是了解胎儿是否存在大的结构缺陷，所以被称为 "大畸形筛查"。

"大畸形筛查" 为什么要在妊娠 20 ~ 24 周时做

安排在这个时间段做 "大畸形筛查" 主要有两个原因：一是在

这个时间段做可以发现大多数的胎儿结构异常，做得太早胎儿比较小，相应的器官还没有很好地发育，无法发现相应的结构异常。二是为了终止妊娠的考虑，如果做得晚，发现了大的畸形，胎儿已经进入了可以存活的阶段，再去终止妊娠的话会存在复杂的伦理问题，而且大孕周终止妊娠会对母亲带来身体和心理的双重打击。

细心的人会发现，在国际妇产科超声学会的指南中，做"大畸形筛查"的时间是 18 ～ 22 周，主要原因是很多欧美发达国家因为胎儿大结构畸形可以终止妊娠的最晚时间为不超过 24 周，另外这些国家超声医生的水平普遍比较高。中国医师协会超声医师分会把"大畸形筛查"定在 20 ～ 24 周是充分考虑到我们国家的现实情况而确定的。

 ### "大畸形筛查"的检出率是多少

各位千万不要对"大畸形筛查"期望值太高，因为孕妇腹部脂肪的厚度、胎儿的体位、羊水量、医生的经验和水平等均会影响到结构异常的检出率。按照国际经验，"大畸形筛查"平均检出率能够达到 80% 左右已经是比较高的水平了，一旦发生胎儿畸形漏诊就怪罪超声医生的做法是不合理的，大人自己有病去做超声检查都不一定能 100% 查出来问题，更何况胎儿是在妈妈的子宫里，又那么小。

医生不是上帝，不可能看到所有的问题。为了让大家对"大畸形筛查"检出率有个更直观的了解，我列举了国内外文献报道的部分胎儿畸形产前超声检出率，供大家参考：无脑儿产前超声检出率为 87% 以上，膈疝产前超声检出率为 60% 左右，法洛四联征产前超声检出率为 14% ~ 65%，消化道畸形产前超声检出率为 9.2% ~ 57.1%，胎儿肢体畸形产前超声检出率为 22.9% ~ 87.2%。

 做"大畸形筛查"时不要问超声医生问题

如果你想"顺便"知道胎儿是男是女？医生是不能告诉你的，因为国家有法律规定，没有特殊的医学指征不可以用超声或其他方法进行性别鉴定。

按照我们国家现行规定，超声医生是辅助科室医生，不可以就胎儿异常与处理和患者沟通，他们只可以写下诊断，但是病情的讨论和处理还是要交给产科医生负责。

为什么在国外可以？因为国外规定产科医生可以自己做超声，自己写超声报告，所以他们可以边做超声边和患者沟通。

所以做超声检查时你问超声医生问题，如果他不回答你不要怪他，不是态度不好，是规定不可以说的，如果说了也不算的。

 "大畸形筛查"有问题怎么办

首先，"大畸形筛查"发现有问题不一定是大问题，没有发现问题也不代表没有问题。发现问题之后，最重要的是要选择合适的医生就诊，不是每个产科医生都具备相应的能力。对于复杂的问题，可能需要来自不同专业的医生团队共同咨询。

与单发畸形相比较，有多发畸形的胎儿发生染色体异常的风险更高，需要进行进一步的检查。

　　对于胎儿中枢神经系统的异常，有条件的可以考虑行胎儿 MRI（磁共振）检查，因为胎儿 MRI 可以提供更多的信息，有利于提高胎儿中枢神经系统异常的检出率。

　　对于大的、复杂的胎儿畸形，最好到有后续处理能力的产前诊断中心（胎儿医学中心）就诊。

 ### "大畸形筛查" 异常的咨询原则

　　在遇到 "大畸形筛查" 异常时，真正专业的产前诊断（胎儿医学）专科医生既不会简单地说 YES 或 NO，也不会给一些模棱两可的说法。专科医生是帮助患者作出决定，而不是替患者作出决定。应该为患者提供尽量多的正确的信息，让患者根据情况自己选择合适的处理方案，而不是替她们做决定。

　　所以不要老是问：医生如果是你的话你会怎么办？因为医生不是你，"三观" 不同，教育和家庭背景不同，何来一致的看法？

　　另外，职业状态下的医生和成为患者的医生的思维方式是不一样的，所以作出的决定也会不同。如果经过一次咨询还觉得不明确或不放心，可以换一个医生或一家医院听取二次意见。

 ### 学会接受不完美的宝宝

　　在以前，大家都希望有一个完美的宝宝，所以遇到胎儿结构异常时，即使是小的结构异常，不少人也会选择终止妊娠。

随着社会文明的进步，大家的观念也逐渐发生了变化，越来越多的人开始愿意接受一个并不完美的宝宝。

我们医院曾经遇到过一个案例，小宝宝的母亲是中国人，父亲是美国人，他们事先知道宝宝是个有缺陷的唐氏综合征患儿，但是他们还是决定把宝宝生下来。孩子出生以后，我们的同事都很揪心，不知道怎么和孩子的父母沟通，孩子的爸爸抱着孩子给我们的同事发喜糖，他乐呵呵的，看着孩子的时候眼里充满爱意。他说："谢谢你们的辛苦，给我带来的生命中的喜悦，你们看她多漂亮，就像一个小天使！" 我们的同事瞬间被融化了，她们都为这孩子能降生在这个家庭而开心。

唐氏筛查的纠结

怀孕是一件喜事，但是这种喜悦不会持续很久，在接受了一圈的祝福之后，接下来要面对的是很多的纠结。纠结在哪家医院建卡定期产检，纠结看哪位医生，纠结是自己生还是剖宫产，纠结是生男孩好还是女孩好，纠结会不会被会阴侧切。但是这些纠结与唐氏筛查和羊膜腔穿刺的纠结相比，简直是小巫见大巫。

不做唐氏筛查纠结：万一孩子生出来是个唐氏综合征宝宝（唐宝宝）怎么办？

做了唐氏筛查也纠结：高风险需要做羊水穿刺很纠结，低风险并不是没有风险也纠结。

羊水穿刺纠结：不做怕真的生出个"唐宝宝"，做了又怕手术导致的流产。

这种令人两难的困境让我想到了普陀山的一句够狠的广告语：

"想到了就去普陀山"。这句话的意思是：想到了就得去，如果不去的话，后果XXX。所以只要想到了，就会纠结，除非你不去想。

其实，做唐氏筛查就是一种赌博，赌的是唐氏综合征的概率，35岁以下正常孕妇中胎儿是唐氏综合征的发生概率为1/800左右，做了唐氏筛查就会得到一个数字，这个数字理论上就是这个胎儿为"唐宝宝"的概率，当然这个概率越低越好。不过同样一个风险概率在不同人的眼里是完全不一样的理解，在有些人眼里，1/1000的风险也很高，而在有些人眼里，1/100的风险也很低。

在看门诊时，两种极端的患者都会遇到。有些人一点也不纠结，有些人就非常纠结，我曾经有过一个唐氏筛查风险1/250的患者，早上八点多就开始和我谈，期间为了和丈夫和婆婆妈妈商量究竟要不要做"羊穿"三进三出，直到中午十二点多所有患者都看完了，她还没有打定主意。我估计这种人不仅仅是遇到唐氏筛查会纠结，遇到其他的事情肯定也很纠结。

> 星座高手可以指点一下哪些星座平时是很纠结的，这样我看门诊时就可以有思想准备了。

看到这里也许会有人不耐烦地说，"你说了半天都是没有意义的话，能否给点实在的，可以帮助我们作出决定的建议。"好吧，下面就是我的建议，既然唐氏筛查本质上就是赌博，就是赌概率，那就要按照赌博的规矩来。

赌博的最主要原则是"愿赌服输"

要输得起才可以去赌，比如面对1/250的唐氏风险，不要有侥幸心理，说我不做"羊穿"，因为我不会这么倒霉。一旦赌输了，孩子真的生出来是个"唐宝宝"，你就得坦然地去面对。赌的时候不是看赢面有多大，而是要看自己能否输得起，输不起千万不要去赌，哪怕是比较低的概率。如果是输得起，即使是 1/50 的概率也可以很坦然地去面对。

 ## 两害相权取其轻

如果选择不做"羊穿"，赌输了的结果是生出来一个"唐宝宝"；如果选择做"羊穿"，赌输了，最坏结局是流产，然后下次重新再来。"羊穿"流产的理论概率大概在 1/300，实际流产概率在每个产前诊断（胎儿医学）中心是不一样的，在我们医学中心，"羊穿"后流产的概率大约在 0.5/1000，基本上和不做羊穿的患者在相应孕周的自然流产率相差无几。了解了赌输的后果和概率，究竟是做还是不做，相权之后作出决定没那么困难吧？

 ## 越简单越快乐

其实怀孕是个试错的过程，整个孕期会有很多的对母亲和胎儿不利的概率出现，只要进行正规的产检，多数风险是可控的。这些问题还是让医生帮你操心吧，你操心也没有用。千万不要自己在网上搜索，无端地增加自己的烦恼，越简单越快乐，好好享受整个孕期吧！

不同筛查方法的选择

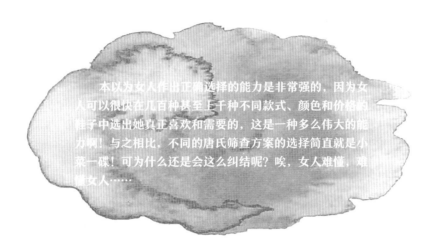

本以为女人作出正确选择的能力是非常强的，因为女人可以很快在几百种甚至上千种不同款式、颜色和价格的鞋子中选出她真正喜欢和需要的，这是一种多么伟大的能力啊！与之相比，不同的唐氏筛查方案的选择简直就是小菜一碟！可为什么还是会这么纠结呢？唉，女人难懂，难懂女人……

选择越多，纠结也就越多。单单是筛查就有早孕期筛查、中孕期筛查、早中孕期联合筛查以及二联、三联或四联筛查，在早中孕期联合筛查方案中还有 Integrated、Continuous Combined、Contingent，Sequential 各种组合，除了血清学指标以外，还可以再加上超声软指标的检查。现在又多了一个筛查——无创胎儿 DNA 检测（NIPT），当然还可以直接选择羊膜腔穿刺。

每一种方法都有自己相应的适应证、禁忌证，以及优缺点，没有一种方法是完美的，所以才会有纠结，所以才会有选择障碍。为了让大家减少选择障碍，特地将唐氏筛查、无创性胎儿DNA检测、羊膜腔穿刺比较如下，仅供参考。如果看了这篇文章还是犹豫不决的话，你基本上是离"选择障碍"不远了。

 ## 唐氏筛查

所谓的唐氏筛查就是在早中孕期抽取母亲的外周血，测定相应的生化标志物，综合孕周、孕妇年龄、体重等各项信息，经过专业的筛查软件，计算出胎儿有染色体异常的风险。

在唐氏筛查方案中，有单独的血清学筛查方案（Serum only），还有血清学筛查再加上超声软标志物的联合方案。例如"早唐"就是在早孕期抽取母亲的外周血测定相应的指标，再测量胎儿的颈项透明层（NT），最终计算出胎儿有染色体异常的风险。如果风险值超过设定的切割值（例如 1/270），就被定义为高风险，医生一般会建议准妈妈进行羊膜腔穿刺。

低风险一般不需要进行羊膜腔穿刺，但是请注意，低风险并不是"没风险"，只是说胎儿有染色体异常的风险小于普通人群，胎儿依然有一定的染色体异常的风险，只是风险比较小而已。

优点：

• 仅需抽取孕妇外周血，无需穿刺，对胎儿及孕妇没有创伤。

• 价格低廉，一般为 150 ~ 300 元。

• 孕妇某些血清学指标不仅能预测 21- 三体综合征、18- 三体综合征、13-三体综合征及神经管缺陷的风险，对于性染色体异常和结构异常，以及某些妊娠并发症（例如子痫前期）的早期预测也有一定的价值。

局限性：

• 对孕周有严格要求："早唐" 11 ~ 13 周 6 天，"中唐" 14 ~ 20 周。

• 仅针对 21-三体综合征、18-三体综合征、13-三体综合征及神经管缺陷计算患病风险，对于其他的染色体数目和结构异常无法给出具体的风险值。

• 预期的染色体异常检出率为 60% ~ 90%，假阳性率为 3.5% ~ 8%（因筛查策略不同而异）。

• 筛查不等于确诊，若筛查结果提示高风险，需进一步进行产前诊断，若提示低风险，不代表胎儿完全正常。

"早唐" 的适应证：所有单胎、双胎妊娠孕妇均可以做 "早唐"。但对于多胎（三胎妊娠或以上）孕妇或多胎一胎胎死宫内的孕妇，此时可行 NT 检查，但不做血清学筛查。对于高龄孕妇也鼓励做 "早唐"，因为 NT 检测的意义不仅仅可以评估染色体异常的风险，还可评估胎儿发生大结构畸形（如心脏畸形、膈疝等）、遗传综合征等的风险。但需告知筛查并非诊断，对于高龄孕妇，即使 "早唐" 风险提示为低危，有些人仍会考虑行产前诊断。

"中唐" 适应证：年龄小于 35 岁（指到了预产期时孕妇的年龄）的单胎妊娠孕妇。

无创性胎儿染色体非整倍体检测（NIPT）

NIPT 是通过采集孕妇外周血，提取游离的来自胎儿的 DNA，采用新一代高通量测序结合生物信息学分析，得出胎儿患染色体非整倍体疾病的风险率。

优点：

• 仅需抽取孕妇外周血，无需穿刺，对胎儿及孕妇没有创伤。

• 检测的孕周范围较大，12 ~ 24 周均可进行检测。

• 预期检出率远远高于唐氏筛查：对 21- 三体综合征、18- 三体综合征、13- 三体综合征的检出率均高于 99%,假阳性率低于 1%，一般为 0.05% 左右，属于"高级筛查"。

局限性：

• 仅针对 21- 三体综合征、18- 三体综合征和 13- 三体综合征三种染色体疾病。

• 对其他染色体的数目异常及染色体中的嵌合体型、易位型等结构异常无法诊断。

• 价格一般在 2000 ~ 3000 元，是唐氏筛查的 10 倍，作为筛查手段的一种，价格相对昂贵。

• 虽然检出率很高，但是依然是产前筛查的一种技术手段，不能作为产前最终诊断。

适应证：产前筛查（包括血清筛查，或超声遗传标记物筛查）临界高风险孕妇（如风险率在 1/1000 ~ 1/270）；有介入性产前诊断禁忌证者（先兆流产、发热、出血倾向、感染未愈等）；珍贵儿妊娠，知情后拒绝介入性产前诊断的孕妇；对介入性产前诊断极度焦虑的孕妇；无法预约到产前诊断的孕妇；35～40岁孕妇，拒绝有创的产前诊断；健康年轻孕妇，唐氏筛查高风险，在1/50～1/270之间；双胎妊娠做无创DNA最好同时结合早孕期NT筛查结果。

以下情况不推荐无创性DNA检查：唐氏筛查高风险大于1/50；产前B超检测异常的孕妇，包括早孕颈项透明层厚度大于3.5mm，早中孕超声发现任何胎儿大结构异常，羊水量的异常，严重的胎儿宫内生长受限等，三胎及以上妊娠，夫妇双方之一有明确染色体结构或数目异常的孕妇；胎儿疑有微缺失综合征、其他染色体异常或基因病的孕妇；接受过异体输血、移植手术、干细胞治疗、免疫治疗的孕妇。

 有创性胎儿染色体检测

通过羊膜腔穿刺术（羊穿）、绒毛穿刺术或脐带血穿刺术，获取胎儿细胞，进行细胞培养和染色体核型分析，其中应用最多的还是"羊穿"。

优点：

- 能检测所有的染色体数目异常和大片段的染色体结构异常。
- 是目前胎儿染色体疾病产前诊断的"金标准"。

局限性：

•一般情况下，穿刺术是比较安全的，但仍存在个别穿刺失败，引起流产、感染、羊水渗漏的风险，"羊穿"的总体胎儿流失率大约为 0.5%。

•细胞培养存在个体差异，不能确保 100% 成功。

•染色体检测对于染色体微小结构改变、单基因遗传病、多基因遗传病、环境和药物导致的胎儿宫内发育异常、低比例嵌合以及母体污染不能完全排除。

"羊穿"适应证：母体年龄 ≥ 35 岁；产前筛查提示胎儿染色体异常高风险；既往有胎儿染色体异常的不良孕产史；产前检查怀疑胎儿患染色体病的孕妇；夫妇一方为染色体异常携带者；孕妇可能为某种 X 连锁遗传病基因携带者；曾有不良孕产史或特殊致畸因子接触史者。近些年有人主张将 ICSI（胞浆内单精子注射）也列入"羊穿"指征。

 结论

•"早唐"比"中唐"检出率高。

•"无创"比唐筛检出率高。

•"羊穿"的检出率最高。

•筛查低风险并不意味着没有风险。

•筛查高风险"羊穿"后绝大多数结果是正常的。

•唐筛除了能筛查 21- 三体综合征、18- 三体综合征、13- 三体综合征外，还能额外筛查出部分性染色体异常和染色体结构异常，以及神经管缺陷。

- 无创筛查阳性，依然需要进行"羊穿"确诊。

- 筛查无风险，"羊穿"有比较低的、可控的、可接受的风险。

什么？还是没看懂？好吧，我不是你的菜！

看完了还是纠结？好吧，你就别作决定了，让你老公或让你妈做决定吧！

要命的选择障碍

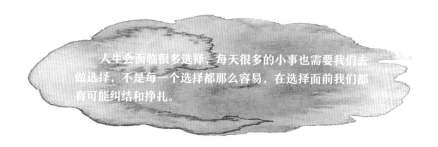

人生会面临很多选择，每天很多的小事也需要我们去做选择，不是每一个选择都那么容易，在选择面前我们都有可能纠结和挣扎。

怀孕以后你依旧会面临很多选择，但是选择的机会越多，纠结的概率就会越大。关键事情，关键时刻的纠结很容易理解，但如果老是要纠结就不正常了，这种状态被称为"选择障碍"。

不仅仅在孕妇中存在"选择障碍"，医生中也有"选择障碍"，如果有"选择障碍"的孕妇遇到个有"选择障碍"的医生，再加上个"选择障碍"的老公，那个纠结过程啊实在是让人"纠结"，实在是让人受不了！

其实，有很多的纠结不能怪孕妇，是医疗行业本身有问题，是我们在诊疗过程中提供了太多的选择，有太多的不确定的说法。对于检查的结果和治疗方法的选择，不同的医生有不同的解读，对于很多的新技术，我们的医生根本没有准备好，我们的能力不匹配，掌握不好指征和禁忌证，要么夸大要么排斥，这会给患者的选择带来人为的障碍。

另外，中国当下有太多的伪专家，有很多的伪科普，噪音太多，杂音太响。不要小看这些伪专家、伪科普，还很有市场，还很受追捧，粉丝众多，传播很广，搞得真正专家的话没有人相信。经常害得真正的专家不得不在患者面前拍胸脯说我才是真正的权威，你要相信我！唉，我自己有时候也不得不这么去做，真是被逼得斯文扫地，一点都不像一个低调的有腔调的专家。

不过，医生这么做也是无奈。首先医学不是数学，没有那么精准，往往只能给你一个概率，千分之一不好的概率很低了吧，你遇到了就是100%。所以，疾病的诊疗就是要在这冷冰冰的数字面前，一次次不断地作出一个个概率的选择，然后等待结果。选择的本质就是选择概率，就是博弈。

其次，医生的角色不是"替你"作出决定，而是告诉你所有选择的可能，然后"帮你"作出选择和决定。不给你选择，或者只有一种选择，你会觉得很不公平；选择多了，纠结就会多，就会有"选择障碍"，做医生也蛮难的。

正如前文所说的唐氏筛查，就有很多的方案可以选择。

患者：医生，哪个方案最好？

医生：检出率不同，各有利弊。

怎么样？听糊涂了吧？焦虑了吧？选择障碍了吧？

患者：医生，如果你是我的话，你会怎么选择？

医生：首先我不是你，你我"三观"不同，选择肯定会不一样。其次，你我对概率的判断不同，在我看来可能 1% 的概率并不高，在你看来可能连 1/1000 的概率都很高。再次，在这种假设情况下的判断并不能代表真正内心的判断，不少在患者面前很淡定的医生，一旦自己真的面临这种选择时，也会很纠结，很无助。

在聊起复杂的唐氏筛查方案时，世界上最著名、最权威的胎儿医学专家，"胎儿医学基金会"的创始人，英国的 Kypros Nicolaides 教授曾经对我说："Tony，你千万不要低估女人的智商和作出正确选择的能力，你看她们进入百货商店后，可以很快在几百种甚至上千种不同款式、颜色和价格的鞋子中选出她真正喜欢和需要的鞋子，这是一种多么伟大的能力啊！与之相比，不同的唐氏筛查方案的选择简直就是小菜一碟，别担心！"

曾经有段时间我是相信他的说法的，但是后来孕妇来问得多了，纠结得多了，我开始不相信他的话了。在面临困难的选择时，不少人还是有"选择障碍"，无论你怎么解释，她依旧是很纠结。有时候在看门诊时会三进三出还作不了决定，甚至好不容易作了个决定，然后下周门诊时她又会回来，说反悔了，要更改之前的选择。

"选择障碍"是一种病，得治！

咋整？每次做选择之前，列出每一种选择的利弊进行比较，然后问自己、问朋友、问父母、问老公。如果还不能自己作决定，就请各位帮你投票，少数服从多数。如果只是听孕妇和丈夫意见的话，当两者意见不一致时，医生一般会听孕妇的意见。为啥？很简单，因为孩子是在她肚子里，不是在老公肚子里。

我的建议：Take it easy. keep it simple. stay stupid. let it be. 看不懂？请你的体育老师翻译一下呗。

如何看待母儿 ABO 血型不合筛查

一般情况下，如果母亲的血型是 O 型，丈夫是 A 型、B 型或 AB 型的话，会在母亲的血液中产生抗 A 和（或）抗 B 抗体。在下一次怀孕时，如果胎儿血型是 A 型、B 型或 AB 型的话，就是所谓的母儿 ABO 血型不合，但是只有很少的一部分胎儿会发生溶血，在出生后出现溶血症状（黄疸）。

在第一胎也会出现母儿 ABO 血型不合，因为母亲会接触自然界中的一些类血型物质，在没有怀孕时就出现抗 A 和（或）抗 B 抗体。

在产前检查时不常规推荐母儿 ABO 血型不合的筛查，理由如下：

1. 母亲血液中抗体水平和新生儿 ABO 溶血之间并没有直接的关系，因此即使发现孕妇血液中有抗 A 和（或）抗 B 抗体，也不主张报告结果。

2. 孕期即使怀疑有胎儿溶血的可能，也没有循证医学证据证明药物治疗有效。

3. ABO 溶血很少有严重后果，因为抗 A 和（或）抗 B 抗体进入胎儿体内以后，会和各种不同的胎儿细胞结合，真正和胎儿红细胞结合的抗体数量比较少。另外，胎儿红细胞表面的 A 抗原和 B 抗原并没有完全发育成熟，所以可以和抗体结合的抗原位点比较少。

ABO 溶血的诊断主要依靠新生儿出生以后第一天就出现黄疸，溶血严重需要输血治疗的情况十分罕见。

既然母亲血液中抗体水平和新生儿 ABO 溶血之间并没有直接的关系，也没什么药物可以用来有效治疗，也没有什么严重后果，干嘛还要去筛查呢？干嘛还要劳民伤财增加准妈妈的焦虑呢？

算了吧，停了吧，和国际接轨吧。

如何正确数胎动

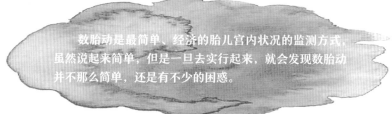

数胎动是最简单、经济的胎儿宫内状况的监测方式，虽然说起来简单，但是一旦去实行起来，就会发现数胎动并不那么简单，还是有不少的困惑。

 为什么要数胎动

胎儿宫内缺氧时胎动会减少，通过数胎动可以帮助发现可能存在宫内缺氧的胎儿，并通过进一步的检查来确认是否真的存在宫内缺氧，进一步的检查包括电子胎心监护和 B 超生物物理评分。

 何时开始数胎动

一般情况下，在 24 周以后胎儿会出现比较明显的胎动，并出现一定的规律性。国外的文献多数建议在 26 ~ 32 周开始数胎动，但是我们并不推荐过早数胎动。数胎动的开始孕周取决于胎儿出生后可以保证存活的孕周，受国内的早产儿救治水平所限，一般推荐在 30 ~ 32 周以后开始数胎动。

 与数胎动相关的基本数据和事实

多数孕妇可以感觉得到胎动，但是有约不到 10% 的孕妇感觉不到明显的胎动，主要原因是肥胖或是胎动的幅度比较小，不容易察觉。

与白天相比，胎动一般在晚上会增加，这也就是多数的方案会建议在晚上数胎动的原因。但是，部分孕妇胎动活跃的时间不一定在晚上，或是没有明显的规律，因此不必拘泥于一定要晚上数胎动。

在躺下以后，胎动的感觉会更加明显，但是不要平躺，要采取半卧斜靠体位。

 如何数胎动

研究显示，正常的健康胎儿的睡眠周期一般为 20 ~ 40 分钟，通常情况下最长不会超过 90 分钟。根据这种生理现象，不同的专家设计了很多的数胎动方案，目前大家推荐比较多的标准是 2 小时内胎动不低于 6 次。一旦低于 6 次，就需要进行进一步的检查，包括电子胎心监护或者是 B 超生物物理评分。

如果胎动比较频繁，在不到 2 个小时内就已经达到或超过了 6 次的标准，就没有必要继续数下去了。

一般情况下，因胎动减少而去额外就诊的比例大约为 2% ~ 3%。通过进一步的电子胎心监护或者是 B 超生物物理评分检查后，绝大多数胎动减少的孕妇会得到一个放心的结果，对于这些孕妇，可以放心回家，继续数胎动。

 每个孕妇都需要数胎动吗

对于有胎儿宫内缺氧高危因素的孕妇，建议每天数胎动。对于健康正常的孕妇，如果每天的胎动很明显和频繁，不需要每天数胎动，但是如果在孕晚期感觉到胎动减少，就需要每天认真数胎动了。

 胎儿停下来多久再动才可以算另外一次胎动

有些胎儿动起来时间会比较长，但是不管动多久，只能是算一次胎动。至于停下来多久再动才能算另外一次胎动，没有统一的标准。一般认为，至少胎儿要停下来数分钟之后再动才能算另外一次。其实没有必要这么认真和纠结，数胎动不是 1+1=2 的数学，主要看的是大趋势。

 胎儿"打嗝"算是胎动吗

不少孕妇在看门诊时会向我详细描述胎儿是如何"打嗝"的，并问我这要不要紧，这算不算是胎动。胎儿"打嗝"是孕妇们自己发明的一个词，在各种母婴论坛上很常见，但是这并不是医生们的语言。是的，"打嗝"算胎动，但连续的有规律的"打嗝"只能算一次，停下来数分钟后再次动起来，或者再次"打嗝"才能算另外一次胎动。

如何看待胎心监护

目前在中国，大多数医院会在妊娠 35 ~ 36 周开始常规对正常低风险孕妇做胎心监护（NST），如果有母体或胎儿高危因素的话（如妊娠期高血压疾病、糖尿病合并妊娠、有胎死宫内等不良孕产史、胎儿生长受限、羊水偏少等），一般会建议在妊娠 32 周开始进行胎心监护。

如果你去看看国内外有关胎心监护的指南，都会明确告诉你在低风险孕妇，没有必要常规做 NST。对于低风险的孕妇，只有在两种情况下建议做 NST：一是孕周达到或超过妊娠 41 周，二是当低风险孕妇出现胎动异常、羊水量异常等情况时，应及时做 NST，以便进一步评估胎儿情况。

按照临床指南和临床管理的原则，应该是"做什么写什么，写什么做什么"的，为什么在中国经常会出现这种言行不一致的情况呢？主要的原因不外乎两点，一是循证医学的理念还没有被很好地接受，二是担心医疗纠纷，万一没做 NST 孩子出了问题该咋办？临床医生选择这么做也是出于无奈。

 关于胎心监护的基本数据

正常情况下，NST 需要做 20 分钟，正常情况下胎心率为110 ～ 160 次 / 分，基线变异 6 ～ 25 次 / 分，在 20 分钟内如果有 2 次以上的胎心加速，加速超过基线 15 秒，持续超过 15 秒，就算是 NST 有反应。如果不达标的话，需要再做 20 分钟，在增加的 20 分钟之内如果达到以上的标准，也算是有反应。如果是孕周 ≤ 32 周，胎动后胎心率加速要超过基线 10 秒，持续超过 10 秒。

在临床实践中，大约可以有高达 40% 的胎儿会在 40 分钟内不达标，不达标的孩子绝大多数是健康的，因此如果医生给你的报告是 NST 无反应的话，大可不必那么紧张，不达标可以继续观察和进一步检查，例如做 B 超生物物理评分或是做宫缩应急试验（CST）。

在谈到妇产科循证医学实践的时候，胎心监护是经常被拿出来分析的反面教材。NST 有比较高的阴性预测值，NST 有反应的话，一周之内胎儿或新生儿死亡的阴性预测值为 99%，也就意味着一周内不需要再做 NST；但是 NST 的假阳性率太高，可以高达 40% 以上。胎心监护技术出现以后，并没有经过很好的大样本、多中心、前瞻性、随机对照研究的验证，就在临床常规推广应用。如果这项技术拿到现在去申请 FDA 认证的话，估计很难通过。

在临床应用时，我们应该了解胎心监护的不足。

胎心监护指南的解读

现在的准妈妈和以往不同了，在看门诊时，我们会越来越多地遇到"循证医学患者"，因为在信息化时代，医生可以查阅到的文献，患者也可以随时随地查到。

细心的准妈妈会发现，中国的妇产科教科书、中国的胎心监护指南，美国妇产科医师学会的胎心监护指南，以及加拿大妇产科学会的胎心监护指南会有不少的不同点。美国妇产科医师学会指南对产时胎心监护采用"三分类"的方法，加拿大妇产科学会对产前胎心监护和产时胎心监护均采用了"三分类"的方法，本人的意见是更倾向于加拿大妇产科学会的做法，就是将原来的 NST 有反应和无反应进一步细分为三类：正常 NST，一般不需要进一步处理，如果有高危因素或其他临床问题，需要进一步评估；不典型 NST，需要进一步评估；异常 NST，需要紧急处理（具体分类情况请参考美国妇产科医师学会和加拿大妇产科学会的相关指南）。由于产时胎心监护更加复杂，不在此讨论。

 建议

由于 NST 假阳性比较高，阳性预测值低，对于不达标的情况不必过于担心，还需要根据具体的临床情况进行 B 超生物物理评分或 CST 决定是否需要进行进一步的处理。

虽然 NST 的阴性预测值比较高，但是对于某些有特殊高危因素的患者，即使 NST 有反应，也不能掉以轻心。例如妊娠合并 ICP（妊娠期肝内胆汁淤积症）时，NST 并不可靠，有可能上午胎心监护是好的，下午胎心就突然消失。

正常的产前监护结果不能代替产时胎儿监护，即使之前的 NST 正常，一旦临产，仍需要做 CST。

当妊娠遇到糖尿病

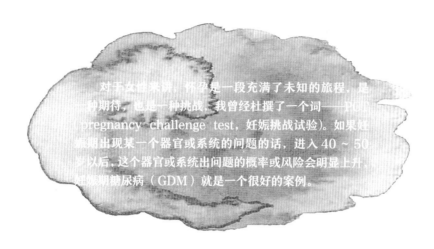

对于女性来讲，怀孕是一段充满了未知的旅程，是一种期待，也是一种挑战，我曾经杜撰了一个词——PCT（pregnancy challenge test，妊娠挑战试验）。如果妊娠期出现某一个器官或系统的问题的话，进入 40 ~ 50 岁以后，这个器官或系统出问题的概率或风险会明显上升，妊娠期糖尿病（GDM）就是一个很好的案例。

目前推荐每一位孕妇都要在孕中期进行 GDM 筛查，因为很多在非孕期血糖正常的女性怀孕以后会出现糖代谢的异常。近些年，由于 GDM 诊断标准的变化导致了其发生率明显上升。在采用新的诊断标准之前，国人 GDM 的发生率大约为 5%，实施新标准以后，GDM 的发生率一下子跳升到 18% 左右。当然，在不同的区域，这些数据会略有不同。

调整 GDM 诊断标准的目的不是让 1/5 的孕妇都成为患者，是为了给大家一个警示，是为了提醒大家需要调整生活方式，是为了让大家预防可能发生的近期和远期不良结局。

被诊断为 GDM 以后，有的人很紧张，专门去买血糖仪在家每天监测空腹和餐后血糖；有的人无所谓，随便医生怎么说，我该干嘛还是干嘛。其实，对于 GDM，科学合理的做法是：要重视，但是不必过于担心，多数通过饮食调整和适量运动就可以得到很好的控制。

 GDM 对母亲和孩子的近期影响与远期影响

理论上讲，GDM 会导致巨大儿的发生率升高，围产儿并发症和死亡率也会升高，还会导致其他母体并发症的发生率上升。但是，在多数情况下，GDM 母儿的近期结局是良好的，因为真正血糖控制不好的孕妇还是少数。

GDM 孕妇在分娩以后，绝大多数血糖会恢复到正常状态，但是如果不注意进行饮食调整和适量运动的话，未来患 2 型糖尿病的概率会明显上升。研究数据显示，与没有 GDM 的女性相比，有 GDM 的女性未来患 2 型糖尿病的风险会升高 5～10 倍，在未来的 5～10 年内，患 2 型糖尿病的概率为 30%～50%（不同的研究会有不同的数据）。

对于 GDM 孕妇来讲，控制血糖水平不仅仅是为了减少对自身和胎儿的近期不良影响，更重要的是减少对子代的远期不良影响。因为宫内的高糖环境会对子代的糖代谢产生不良影响，这种不良影响会随子代年龄的增加而越发显著。其子代在 20 岁时患 2 型糖尿病的累积风险接近 15%，24 岁时增加到 30% 以上，并且这种增加的程度与母亲妊娠晚期时的血糖水平呈正相关。

 GDM 孕妇自我管理的建议

如果你去看糖尿病专科医生 /GDM 专家或者是营养专家的话，除了定期监测血糖以外，他们会给你很多很详细的专科建议和很多的食谱选择和建议。这些建议很专业，也都有很多的科学依据和循证医学证据，还有很专业的计算公式和海量的食谱来帮助你选择和调整。

但是面对这些系统、全面、科学的要求，很多的"糖妈妈"无法做到，这让专家和"糖妈妈"都很无奈，很受伤。

其实，对于大多数的 GDM 孕妇来讲，并不需要去找专科医生或营养专家，只要你能遵守我以下的自我管理建议，多数能获得很好的结果。如果你按照我的"傻瓜"建议去做了，还是无法很好地控制血糖和体重的增加，那你就乖乖地去看专科医生吧。

管住嘴：对于 GDM 孕妇来讲，蔬菜类原则上可以放开，想吃多少吃多少；蛋白质的摄入要适量，不过量；如果对肉类和海鲜类一点也提不起兴趣，可以适当进食奶制品或蛋类；要控制的主要是碳水化合物类，包括主食、点心和含糖分的饮料。

吃饭不要吃十分饱，八分饱就差不多了，为了减少饥饿感，改一日三餐为一日四餐，要少食多餐。最好能戒掉甜点和含糖饮料，水果也不能多吃，要吃的话尽量吃含糖量少的水果。

迈开腿：除了控制饮食以外，最好还要能迈开腿，要保证每天一定的运动量。对于孕妇来讲，最简单、最安全的运动方式是走路，每天或者隔天能走路 30 ~ 60 分钟。刚开始的时候可以散步，然后根据自身的情况逐步过渡到快步走，有效运动的标准是心跳要有明显加快的感觉，要有出汗的感觉。当然要以安全为前提，运动不要让自己不适，不要引起明显的宫缩，一般的生理性宫缩不要紧。

控制目标：通过运动和饮食控制，最好能做到三个"达标"：血糖达标、自身体重增加达标、胎儿体重增加达标。在妊娠中晚期，不建议每周体重增加超过 1 斤，对于一些超重或肥胖的 GDM 妈妈，可能会要求每周体重增加不能超过半斤；孩子的出生体重最好能控制在 6 斤左右。

饮食日记：对于自控能力比较差的 GDM 妈妈，或者是控制效果不太好的 GDM 妈妈，需要认真地每天写饮食日记。也就是说要把每天吃的每一口食物及饮料都记录下来，同时记录体重增加情况和血糖检查结果。

写饮食日记有两个用处，一是给自己看，你会发现你吃的往往会比你自己认为的多很多，这样第二天你就要把多吃的东西减掉。二是给医生看，医生会根据你的情况给予科学合理的建议。

你应该知道的 GI 和 GL

GI（glycemic index）指的是血糖生成指数，是反映食物引起人体血糖升高程度的指标。简单来说，越容易使血糖快速上升的食物，其 GI 值就越高。例如葡萄糖的 GI 值 =100，GI > 70 的食物为高 GI 食物，GI < 55 的食物为低 GI 食物，一般 GI 值在 40 以下的食物，是 GDM 患者可放心吃的食物。

GI 高的食物由于进入肠道后消化快、吸收好，葡萄糖能够迅速进入血液，所以很容易导致血糖升高。GI 低的食物由于进入肠道后停留的时间长，释放缓慢，葡萄糖进入血液后峰值较低，引起餐后血糖反应较小，可以避免血糖的剧烈波动，既可以防止高血糖，也可以防止低血糖。

GI 高的食物主要有蛋糕、饼干、甜点、薯类（水多、糊化的）、精致食物、精加工且含糖量高的即食食品等。

GI 低的食物主要有粗粮、豆类、乳类、薯类（生的或是冷处理的）、含果酸较多的水果（苹果、樱桃、猕猴桃等）、全麦或高纤食品等。

每样食物的 GI 都可以在网上查到，对此感兴趣的朋友可以自己去查，我就不一一列举了。

GL（glycemic load）指的是血糖负荷，GI 只能告诉我们食物中碳水化合物转变成葡萄糖的速度和能力，但是无法告诉我们在摄入一定数量的某种食物以后所引起的血糖应答的真实情况。

GL 将食物中碳水化合物的数量和质量结合起来，表示一定重量的食物对人体血糖影响程度的大小，每份食物的 GL = 食物 GI× 交换份重（g）× 食物碳水化合物百分含量 /100，它综合考虑了食物的"质"与"量"对血糖的影响，是糖尿病饮食比较好的计算方法。

GI 和 GL 是很好的参考工具，但是在具体饮食控制的过程中并不需要我们那么精确地去计算。你吃的是美食，不是科学！在控制饮食的过程中别忘记享受生活。

Life is too short, live a little before it's too late!

当妊娠遇到甲亢

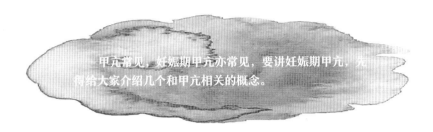

甲亢常见，妊娠期甲亢亦常见，要讲妊娠期甲亢，先得给大家介绍几个和甲亢相关的概念。

甲状腺毒症

是指任何原因导致血液循环中甲状腺激素过多，引起甲状腺功能亢进（甲亢）的表现。妊娠期甲状腺毒症患病率为 1%，其中临床甲亢占 0.4%，亚临床甲亢占 0.6%。分析病因，Graves 病占 85%，包括妊娠前和新发 Graves 病；妊娠甲亢综合征（SGH，也称为一过性甲亢）占 10%；甲状腺高功能腺瘤、结节甲状腺肿、葡萄胎等仅占 5%。

在早孕期，血清 TSH < 0.1mIU/L，提示存在甲状腺毒症的可能，应当进一步测定 FT_4、TT_3、TRAb 和 TPOAb。但是禁忌行 [131] 碘摄取率和放射性核素扫描检查，禁忌行 [131] 碘治疗。

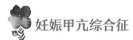

妊娠甲亢综合征

发生在妊娠前半期，呈一过性，与 hCG 产生增多，过度刺激甲状腺激素产生有关。临床特点是 8 ～ 10 周发病，出现心悸、焦虑、多汗等高代谢症状，血清 FT_4 和 TT_4 升高，血清 TSH 降低或者不能测及，甲状腺自身抗体阴性。本病与妊娠剧吐相关，30% ～ 60% 妊娠剧吐者发生妊娠甲亢综合征（SGH）。SGH 需要与 Graves 病甲亢鉴别，后者常伴有眼征及 TRAb、TPOAb 等甲状腺自身抗体阳性。当血清 TSH < 0.1mIU/L，FT_4 > 妊娠特异参考值上限，排除妊娠甲亢综合征（SGH）后，甲亢诊断可以成立。

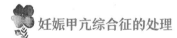

妊娠甲亢综合征的处理

SGH 以对症治疗为主，妊娠剧吐需要控制呕吐，纠正脱水，维持水、电解质平衡。不主张给予抗甲状腺药物（ATD）治疗。因为一般在妊娠 14 ～ 18 周，血清甲状腺激素可以恢复至正常。当 SGH 与 Graves 病甲亢鉴别困难时，可以短期使用 ATD，如丙硫氧嘧啶（PTU）。Graves 病甲亢不易缓解，需要 ATD 进一步治疗。

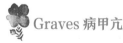

Graves 病甲亢

是一种以甲状腺激素分泌异常增多为主要特征的器官特异性自身免疫性疾病，其发病是遗传和环境因素共同作用的结果，诊断标准如下：

1. 有临床常见的甲亢症状和体征。

2. 体格检查和影像学检查显示甲状腺弥漫性肿大（少数病例可无明显甲状腺肿大）。

3. 血清 TSH 水平降低，血清甲状腺激素水平升高。

4. 眼球突出和其他浸润性眼征。

5. 胫前黏液性水肿。

6. TRAb 或甲状腺刺激抗体阳性。

7. 甲状腺摄 131 碘率增高。

以上标准中，1 ~ 3 项是诊断必备条件，而 4 ~ 7 项为诊断辅助条件，可进一步明确诊断。以上不包括亚临床甲亢。

Graves 病女性怀孕前治疗方法的选择

如果 Graves 病患者选择甲状腺手术切除或者 131 碘治疗，有下述推荐要点：

•患者 TRAb 高滴度，计划在 2 年内怀孕者，应当选择甲状腺手术切除。因为应用 131 碘治疗后 TRAb 保持高滴度持续数月之久，有可能对胎儿产生不良影响。

• 131 碘治疗前 48 小时，需要做妊娠试验，核实是否怀孕，以避免 131 碘对胎儿的辐射作用。

•甲状腺手术或者 131 碘治疗后 6 个月方可怀孕。这个阶段接受 L-T$_4$ 的替代治疗，使血清 TSH 维持在 0.3 ~ 2.5mIU/L 水平。

如果 Graves 病患者选择 ATD 治疗，有下述推荐要点：

• 甲巯咪唑（MMI）和 PTU 对母亲和胎儿都有风险。

• MMI 有可能致胎儿畸形的风险，所以建议计划怀孕前停用 MMI，改换 PTU。妊娠早期优先选用 PTU，MMI 为二线选择。

• 早孕期过后，再改换为 MMI，避免 PTU 的肝脏毒性发生。

妊娠期间甲状腺功能状态与妊娠结局直接相关，甲状腺毒症控制不良与流产、妊娠高血压、早产、低体重儿、宫内生长受限、死胎、甲状腺危象及孕妇充血性心衰相关。

 控制妊娠期发生的甲亢如何选择药物

常用的 ATD 有两种：甲巯咪唑（MMI）和丙硫氧嘧啶（PTU），在早孕期用药，MMI 会增加皮肤发育不全和"甲巯咪唑相关的胚胎病"的风险，这包括鼻后孔和食管的闭锁、颜面畸形等。所以在怀孕前和妊娠早期优先选择 PTU，避免使用 MMI。

但是最近美国 FDA 报告 PTU 可能引起肝脏损害，甚至导致急性肝衰竭，建议仅在早孕期使用 PTU，以减少造成肝脏损伤的几率。

所以，除早孕期外，优先选择 MMI。PTU 与 MMI 的等效剂量比是 10∶1 到 15∶1（即 PTU 100mg=MMI 7.5 ~ 10mg）。ATD 起始剂量取决于症状的严重程度及血清甲状腺激素的水平。

总的来说，ATD 起始剂量如下：MMI 5 ~ 15mg/d，或者 PTU 50 ~ 300mg/d，每日分次服用。在 PTU 和 MMI 转换时

应当注意监测甲状腺功能变化及药物不良反应（特别是血象和肝功能）。

β 肾上腺素受体阻断剂普萘洛尔 20～30mg/d，每 6～8 小时服用，对控制甲亢高代谢症状有帮助。应用 β 受体阻断剂长期治疗与宫内生长受限、胎儿心动过缓和新生儿低血糖症相关，使用时应权衡利弊，且避免长期使用，β 肾上腺素受体阻断剂可用于甲状腺切除术的术前准备。

 妊娠期甲亢控制的目标

ATD 可以通过胎盘屏障，为了避免对胎儿的不良影响，应当使用最小剂量的 ATD 实现其控制目标，即孕妇血清 FT_4 值接近或者轻度高于参考值上限。

治疗起始阶段每 2～4 周监测一次 TSH 和 FT_4，达到目标值后每 4～6 周监测一次。应该避免 ATD 的过度治疗，因为有导致胎儿甲状腺肿及甲减的可能。孕妇血清 FT_4 是甲亢控制的主要监测指标，因为血清 TSH 在妊娠期间几乎测不到。不推荐以血清 TT_3 作为监测指标，因为有文献报道母体 TT_3 达到正常时，胎儿的 TSH 已经升高，但是 T_3 型甲状腺毒症孕妇除外。

从自然病程看，Graves 病甲亢在早孕期可能加重，此后逐渐改善。所以妊娠中后期可以减少 ATD 剂量，在妊娠晚期有 20%～30% 的患者可以停用 ATD，但伴有高水平 TRAb 的孕妇除外，这些病例中 ATD 需持续应用直到分娩。

妊娠期间可否采取手术疗法治疗甲亢

妊娠期甲亢采取甲状腺切除术的适应证是：

• 对 ATD 过敏。

• 需要大剂量 ATD 才能控制甲亢。

• 患者不依从 ATD 治疗。

如果确定手术，孕中期是最佳时间。手术时测定孕妇 TRAb 滴度，以评估胎儿发生甲亢的潜在危险性，推荐应用 β 受体阻断剂和短期碘化钾溶液（50 ~ 100mg/d）行术前准备。

 孕妇 TRAb 滴度测定的意义

TRAb 滴度是 Graves 病活动的主要标志，TRAb 滴度升高提示可能发生下列情况：

• 胎儿甲亢

• 新生儿甲亢

• 胎儿甲减

• 新生儿甲减

• 中枢性甲减

上述并发症的发生依赖下述因素：

• 妊娠期间甲亢控制不佳可能诱发短暂的胎儿中枢性甲减。

• 过量 ATD 与胎儿及新生儿甲减有关。

• 在妊娠 22 ~ 26 周时高滴度 TRAb 是胎儿或新生儿甲亢的危

险因素。

• 95% 活动性 Graves 病甲亢的 TRAb 滴度升高，并且在甲状腺切除手术后依然持续升高。

妊娠 Graves 病需要监测 TRAb 的适应证：

• 母亲有活动性甲亢。

• 放射性碘治疗病史。

• 曾有生产甲亢婴儿的病史。

• 曾在妊娠期间行甲状腺切除术治疗甲亢。

在活动性 Graves 病或者既往 Graves 病甲亢史的孕妇，胎儿及新生儿甲亢的发病率分别为 1% 和 5%，如果未及时诊断和予以治疗，会增加胎儿 / 新生儿甲亢的发病率及死亡率。

妊娠 24 ~ 28 周时测定血清 TRAb 对评估妊娠结局是有帮助的，TRAb 高于参考值上限 3 倍以上提示需要对胎儿进行密切随访，所以有人推荐在妊娠 24 ~ 28 周时检测，因为抗体浓度一般在妊娠 20 周时开始降低。

 胎儿和新生儿甲亢的诊断

Graves 病妊娠女性胎儿和新生儿甲亢的患病率约为 1%，母体甲状腺刺激抗体通过胎盘到达胎儿，刺激胎儿甲状腺，引起甲亢。这主要发生于存在高滴度 TRAb（TRAb > 30% 或者 TSAb > 300%）的 Graves 病女性，通常于中孕期发病，先有胎儿甲亢，出生后为新生儿甲亢。新生儿体内的 TSAb 平均持续 1 个月，可以延至产后4个月。随着新生儿TSAb消失，甲亢缓解。

胎儿心动过速是怀疑胎儿甲亢的最早体征，心率>170次/分，持续10分钟以上。胎儿甲状腺肿是另一个重要体征，通常发生在心动过速以前。超声检查是发现甲状腺肿的主要方法，不同胎龄的甲状腺体积已有报告，超声检查还可以发现胎儿骨龄加速和宫内生长迟缓。

新生儿甲亢的症状和体征通常在生后10天左右出现，由于母体抗甲状腺药物或抑制性抗体同时存在，症状、体征可能在生后即出现或推迟至数天后。具有甲亢高危因素的新生儿，如存在功能性甲状腺毒症的证据、妊娠期母亲接受过抗甲状腺药物、母体甲状腺刺激免疫球蛋白滴度较高、具有继发于TSH受体突变所致的新生儿甲亢家族史等，在出生后均应密切监测新生儿甲状腺功能。出现明显甲状腺毒症，血清FT_3、FT_4、TT_3和TT_4水平增高，TSH降低即可诊断新生儿甲亢。

新生儿甲亢的治疗包括抗甲状腺药物、碘剂和其他支持对症处理。由甲状腺刺激免疫球蛋白所致的新生儿甲亢为暂时性，当母体抗体从新生儿体内清除之后即可恢复正常。

 Graves 甲亢哺乳期如何治疗

哺乳期间适量服用ATD是安全的。因为PTU的肝脏毒性原因，应当首选MMI，MMI剂量达到20～30mg/d，对于母婴都是安全的。PTU可以作为二线药物，300mg/d也是安全的。服药方法是在哺乳后分次服药，并且监测婴儿的甲状腺功能。

好吧，如果你实在看不懂，这很正常，医学其实是很复杂也很枯燥的，充满了无奈，往往没有标准答案，甚至没有很好的诊断手段、治疗方法和解决方案。

你自己看不懂不要紧，把这篇文章给你的产科医生或内分泌医生看，和他商量如何处理你的甲亢，如果 TA 也看不懂，我劝你赶紧换医生，换医院。

当妊娠遇到甲减

怀孕以后需要做不少的检查，目的是为了及时发现母亲或胎儿的异常情况，除了一些常规的产科检查以外，还需要做一些有针对性的筛查，例如唐氏筛查、超声的大畸形筛查、妊娠期糖尿病的筛查。这些年，产前筛查又增加了一项——妊娠期甲状腺疾病筛查。

妊娠期甲状腺疾病，特别是妊娠期甲状腺功能减退引起重视的主要原因是，有研究发现，如果孕妇存在甲状腺功能减退得不到纠正，孩子出生以后发生神经、智力问题的风险增加。美国甲状腺学会（ATA）在 2011 年发布了《妊娠和产后甲状腺疾病诊断和处理：美国甲状腺学会指南》，呼吁重视妊娠期甲状腺疾病并建议对妊娠期甲状腺疾病进行相应地筛查和处理。由于美国妇产科医师学会对这一指南持保留态度，因此并没有背书和支持这一指南。

针对中国的实际情况，根据中国妊娠期甲状腺疾病的研究证据，参考美国甲状腺学会的指南，中华医学会内分泌学分会和中华医学会围产医学分会于2012年共同发布了中国《妊娠和产后甲状腺疾病诊治指南》。

其实，在指南的制订过程中还是有争议和纠结的，为了平衡大家的意见，所以有些部分就写得比较拗口。让准妈妈读这种给医生看的指南会很累，我就把准妈妈们比较关心的甲状腺功能减退的内容拿出来做个解读，以解大家的困惑。

妊娠期临床甲减 & 亚临床甲减的诊断标准

妊娠期临床甲减诊断标准：血清TSH >妊娠期参考值的上限（97.5th），血清FT_4 <妊娠期参考值下限（2.5th）。

妊娠期亚临床甲减的诊断标准：血清TSH >妊娠期特异参考值的上限（97.5th），血清FT_4在参考值范围之内（2.5th ~ 97.5th）。

此处有争议和纠结：影响正常人群TSH测定值的因素包括所在地区的碘营养状态和所使用的检测设备和试剂，同一份血标本用不同公司的设备和试剂检测时结果波动范围很大。鉴于各个地区和医院建立的参考值上限差别很大，显著高于ATA指南推荐的2.5mIU/L的上限，所以本指南建议各个地区和医院建立自己的妊娠妇女TSH参考值，不要纠结于是否大于2.5mIU/L。

妊娠期临床甲减对妊娠结局有哪些危害

中国妊娠期临床甲减的患病率在1.0%左右，研究显示，妊娠期临床甲减会增加妊娠不良结局的风险，包括早产、低体重儿、死胎和流产等，对胎儿神经、智力发育也可能有不良影响。

因此，一旦确认妊娠期临床甲减，建议进行常规治疗。

妊娠期临床甲减治疗的原则

妊娠期临床甲减首选 L-T$_4$ 治疗，不建议使用三碘甲状腺原氨酸（T$_3$）和甲状腺片治疗。L-T$_4$ 起始剂量 50 ~ 100μg/d，根据患者的耐受程度增加剂量，尽快让甲状腺激素水平恢复到正常范围之内。

妊娠期临床甲减的监测频度

可以根据检测结果确定监测频度，一般为 2 ~ 4 周复查一次。

临床甲减患者怀孕后，在妊娠 20 周之前应当每 4 周监测一次包括血清 TSH 在内的甲状腺功能，根据控制目标调整 L-T$_4$ 剂量。在妊娠 26 ~ 32 周应当检测一次血清甲状腺功能指标。

妊娠期亚临床甲减需要治疗吗

多数的临床研究提示，妊娠期亚临床甲减会增加不良妊娠结局的风险，至于妊娠期亚临床甲减是否会增加后代神经、智力发育损害的风险，还存在一定争议。

由于循证医学的证据不足，对于 TPOAb 阴性的亚临床甲减妊娠女性，本指南既不予反对，也不予推荐 L-T$_4$ 治疗。

对于 TPOAb 阳性的亚临床甲减妊娠女性，推荐给予 L-T$_4$ 治疗。

妊娠期亚临床甲减的治疗方法、治疗目标和监测频度与临床甲减相同。可以根据 TSH 升高程度给予不同剂量 L-T$_4$ 治疗。

 单纯性低甲状腺素血症需要治疗吗

血清 FT$_4$ 水平低于妊娠期特异参考值的第 10 个或者第 5 个百分位点，血清 TSH 正常，可以诊断为低甲状腺素血症。

单纯性低甲状腺素血症增加不良妊娠结局和后代神经、智力发育损害的证据不足，所以不常规推荐 L-T$_4$ 治疗。

 单纯甲状腺自身抗体阳性该如何处理

单纯甲状腺自身抗体 TPOAb 阳性不伴有血清 TSH 升高和 FT$_4$ 降低，也称为甲状腺功能正常的甲状腺自身抗体阳性，这种情况不需要治疗，但是需要定期监测血清 TSH。妊娠前半期，血清 TSH 应该每 4～6 周检测一次，在妊娠 26～32 周应至少检测一次。如果发现 TSH 超过了妊娠特异的参考值范围，应该给予 L-T$_4$ 治疗。

 《指南》对待筛查妊娠期甲状腺疾病的态度

《指南》支持在怀孕前和妊娠早期筛查甲状腺指标，其理由如下：

• 甲状腺疾病是我国育龄女性的常见病之一。最近中华医学会内分泌学分会完成的《中国十城市甲状腺疾病和碘营养状况调查》显示，育龄女性（n=4438）的临床甲减、亚临床甲减和TPOAb阳性的患病率分别为0.77%、5.32%和12.96%。

• 我国妊娠前半期女性筛查临床甲减、亚临床甲减和TPOAb的患病率分别为0.6%、5.27%和8.6%。

• 近年来国内外妊娠甲状腺疾病领域的多项研究显示，妊娠女性临床甲减、亚临床甲减和TPOAb阳性对妊娠结局和后代神经、智力发育存在不同程度的负面影响。

• 治疗手段（L-T$_4$）经济、有效、安全。

根据我国国情，《指南》支持国内有条件的医院和妇幼保健部门对妊娠早期女性开展甲状腺疾病筛查。筛查指标选择血清TSH、FT$_4$、TPOAb，筛查时机选择在妊娠8周以前，最好是在怀孕前筛查。

当妊娠遇到子宫肌瘤

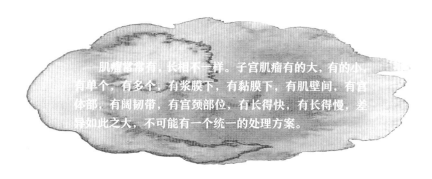

　　肌瘤都都有，长相不一样。子宫肌瘤有的大，有的小，有单个，有多个，有浆膜下，有黏膜下，有肌壁间，有宫体部，有阔韧带，有宫颈部位，有长得快，有长得慢，差异如此之大，不可能有一个统一的处理方案。

　　对于妊娠期的子宫肌瘤，你去看不同的医生，可能会有不同的处理建议，这很正常，也不正常，具体的处理方法可能会不一样，但是处理的大原则不应该有很大的争议。

　　妊娠合并子宫肌瘤很常见，因为女性最常见的妇科疾病就是子宫肌瘤，妊娠合并子宫肌瘤的发生率大约为 2% ~ 10%。

　　疼痛或腹部不适是妊娠合并子宫肌瘤最常见的症状，一些产科并发症的风险会略有增加，例如自然流产、早产、胎位异常和胎盘早剥等，但是发生率并不如我们想象的那么高。所以，妊娠合并子宫肌瘤并没有那么可怕，也根本用不着动不动就躺在床上保胎，甚至住到医院去保胎。

怀孕以后，雌激素和孕激素水平明显快速上升，子宫的血供明显增加，理论上讲，子宫肌瘤应该是不断增大的。但是实际上大约有50%～60%的肌瘤的大小是没有明显改变的，大约22%～32%的肌瘤体积会增大，还有另外8%～27%的肌瘤在孕期反而是缩小的。

肌瘤的增大多数发生在早孕期，而不是中孕期和晚孕期，大的子宫肌瘤（直径＞5cm）容易增大，小的子宫肌瘤多数是没有明显改变，子宫肌瘤在妊娠期平均体积增大约12%，增大的没有那么离谱。在产后3～6个月复查时，大约有90%女性的肌瘤会比早孕期检查时的肌瘤体积缩小，只有10%女性的肌瘤依然是增大的。

妊娠合并子宫肌瘤的患者很多，因此问题也很多，以下是对常见问题的统一回复。

 我有子宫肌瘤，怀孕了，需要保胎吗

有研究发现，患有子宫肌瘤的患者怀孕以后发生自然流产的风险略有增加，主要是少数黏膜下子宫肌瘤可能会影响受精卵的着床和植入，导致流产的发生。肌壁间肌瘤是否会增加流产率，以及具体机制并不明确。

有些研究并没有发现子宫肌瘤患者的自然流产率增加。

在机制不明确和流产发生率是否增加依然有不同看法的前提下，没有必要"保胎"，也无法"保胎"，更没有必要卧床休息。

我有子宫肌瘤，能否每个月帮我做个 B 超，看看肌瘤是否长大了

对于妊娠合并子宫肌瘤的孕妇，没有必要常规重复 B 超随访肌瘤大小的改变。一是只有大约 22% ~ 32% 的肌瘤体积会增大，如果增大的话，平均体积增大只有 12%；二是即使是增大了，你也无法也没有必要在孕期进行处理。不去处理，干嘛老是去检查，老是去惦记着它呢？

当然，如果是出现明显腹痛，怀疑有子宫肌瘤变性，还是有必要定期随访 B 超的。

我有子宫肌瘤，怀孕了，肚子痛怎么办

妊娠合并子宫肌瘤的女性发生明显的腹痛要怀疑肌瘤变性或者是带蒂肌瘤的扭转。肌瘤变性引起的疼痛一般会发生在妊娠中期，这是肌瘤生长速度最快的阶段，有时候会伴发白细胞升高、发热，甚至恶心和呕吐。

对于肌瘤变性引起的疼痛，建议采用一般的支持疗法，可以使用 acetaminophen（醋氨酚，又称扑热息痛）治疗，如果效果不佳，可以使用非甾体抗炎药物进行治疗。

我有子宫肌瘤，能否帮我做剖宫产，顺便把子宫肌瘤切了

一般情况下，妊娠合并子宫肌瘤不是剖宫产的指征，千万不要为了想切除子宫肌瘤而去做剖宫产，因为原则上是不建议在剖宫产

的同时行肌瘤剥除术的，除非是带蒂的浆膜下子宫肌瘤，所谓的"两刀并一刀"的说法是不成立的。

不建议在剖宫产的同时行肌瘤剥除术的主要原因有两点，一是很容易引起大出血，二是术后发生感染的风险增加。

在妊娠晚期，子宫的血供非常丰富，如果要行肌瘤剥除术的话，容易发生难以控制的快速出血。临床研究发现，如果在剖宫产时行子宫肌瘤剥除术的话，大约会有 20% ~ 30% 的患者因为出血量大而需要输血，在少数情况下会因为失血量大而不得不行子宫切除。

怀孕的子宫和非孕期的子宫有很大不同，即使是成功剥除了肌瘤的瘤核，但是在缝合瘤腔的时候，在瘤腔内经常会有积血存在，这会导致感染的风险增加。

如果你的医生向你打保票，说没问题，我做到现在是经常在剖宫产时剥除肌瘤的，请你当心。这种医生往往是"记性不好"，只选择性地记住自己成功的案例，会把失败的案例选择性地忘记的。

婆婆妈妈说的对（婆婆妈妈的话有时还是有道理的），夜路走多了，总会遇到鬼的。小鬼不要紧，遇到大鬼就麻烦了。

 我有子宫肌瘤，可以顺产吗

如果没有其他妊娠合并症或并发症的话，多数有子宫肌瘤的孕妇是可以顺产的，但是剖宫产率会比没有合并子宫肌瘤的患者略高，剖宫产率升高的主要原因有以下几点。

首先是难产，主要是合并比较大的多发性子宫肌瘤时，肌瘤会影响宫缩的强度和宫缩的协调性；还有当有比较大的宫颈部位肌瘤时，会发生梗阻性的难产，当然，这些情况发生的概率并不高。

其次是胎盘早剥，但是这种情况发生的概率比较小。

 我有子宫肌瘤剥除史，可以顺产吗

虽然没有大样本多中心的研究支持，临床上一般还是采取相对保守的做法，如果上次肌瘤剥除术时进入宫腔或几乎进入宫腔，以及剥除了很多肌瘤时，子宫肌层受破坏的程度就会比较大，一般建议在足月以后行选择性剖宫产。

对于一般的肌瘤剥除术后的患者，如果肌层没有受到严重损伤的话，可以参照 VBAC（上次剖宫产本次阴道分娩）的处理原则考虑阴道试产，同时进行连续胎心监护，做好紧急剖宫产的准备。

如果肌瘤剥除术是在腹腔镜下进行的，需要谨慎对待。一是在腹腔镜下剥除肌瘤以后肌层的缝合一般不如经腹手术缝合的效果好，另外不少妇科医生在腹腔镜下行肌瘤手术时喜欢用电烫止血，被电烫过的肌层是坏死的，会留下一个无法愈合的缺陷。在临床上我们越来越多地看到有不同的个案报道，发现做过腹腔镜肌瘤（特别是用过电烫止血的患者）剥除术的孕妇，在没有宫缩的情况下，于孕晚期甚至孕中期就发生了自发性的子宫破裂。

当妊娠遇到卵巢囊肿

发现怀孕需要进行超声检查已经是常规，早孕超声检查的目的不仅仅是看胚胎在宫内还是宫外，有 1 个还是 2 个胚胎，胚胎是活的还是死的，还可以看子宫和双侧卵巢的情况。

超声报告上经常会出现卵巢囊肿的描述，绝大多数是 5cm 以内的卵巢囊肿（非实性、非囊实性的），绝大多数是单侧的。

孕早期出现的卵巢囊肿多为妊娠引起，是排卵以后形成黄体，逐渐演变为囊肿。这是常见的正常妊娠现象，这种卵巢囊肿通常会在妊娠 14 周内自然消失。

孕期首次发现的卵巢囊肿，如果囊肿体积直径 < 5cm，可以诊断为单纯性囊肿，可进行密切观察至足月，不必进行处理。

如何判断妊娠期卵巢囊肿的性质

卵巢肿块的性质可以大致分为三类：囊性、囊实性（肿块有液性的部分，也有实质性的部分）和实性（肿块完全是实质性的，没有液性的部分）。

妊娠期最常见的卵巢肿块是液性的囊肿，按照发生率来看，最常见的还是生理性囊肿，其次是卵巢内膜样囊肿（巧克力囊肿）。

但是卵巢内膜样囊肿往往在孕前就存在，患者常伴有痛经，还有可能造成盆腔粘连，影响排卵、输卵管蠕动等造成不孕。在有经验的超声医生的报告上，经常会直接写上：卵巢囊肿，内膜样囊肿可能。因为虽然同样是囊肿，但是单纯性囊肿的液体和内膜样囊肿的液体看上去还是有区别的。

完全性的液性囊肿发生癌变的概率比较低，囊实性和实性的卵巢肿块发生癌变的风险会增加。

 如何处理妊娠合并卵巢囊肿

如果卵巢囊肿超过5cm并逐渐增大，需要引起重视，有医生会建议在进入妊娠中期，流产风险降低以后行手术切除囊肿。对于直径比较大的囊肿，手术的主要目的是防止囊肿的扭转和破裂。

但是越来越多的医生开始倾向于采取保守观察的方法，因为一来单纯的卵巢囊性肿块发生癌变的概率很小；二来即使是卵巢囊肿的直径超过5cm甚至更大，发生囊肿扭转或破裂的概率还是比较小，一般情况下总的概率不会超过 1% ~ 2%。

对于囊实性或实性肿块，可以在进入妊娠中期流产风险明显降低以后进行剖腹手术探查，以明确卵巢肿块的性质，并防止孕期发生囊肿的扭转和破裂。

 如何选择手术方式

对于完全是液性的囊肿，多数医生会选择腹腔镜手术，因为随着技术的进步，腹腔镜手术较之开腹手术的优势越来越明显。腹腔镜造成的创伤小、患者痛苦较小、手术视野好，但妊娠时腹腔镜手术的难度加大，需要术者有足够的经验和信心。

对于囊实性或实性的肿块，如果恶变的可能性相对比较高，不少医生还是会倾向于剖腹探查手术，必要的时候可以延长手术切口，扩大手术范围。

甜蜜的负担：双胎的基本数据

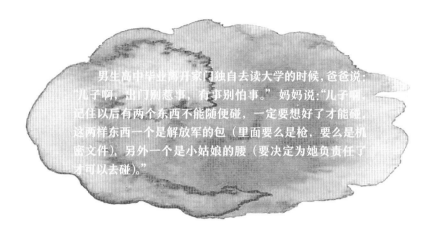

男生高中毕业离开家门独自去读大学的时候，爸爸说："儿子啊，出门别惹事，有事别怕事。"妈妈说："儿子啊，记住以后有两个东西不能随便碰，一定要想好了才能碰，这两样东西一个是解放军的包（里面要么是枪，要么是机密文件），另外一个是小姑娘的腰（要决定为她负责任了才可以去碰）。"

对于产科医生，我也要语重心长地说，做产科有一个疾病不要随便去碰，一定要想好了，准备好了才可以去碰，不然要出事的，会出大事的。这个病就是双胎（多胎），我把双胎（多胎）称为"产科之王"。如果你能征服双胎的话，整个产科没有你处理不了的事情，因为双胎几乎涵盖了产科（母胎医学）所有最困难、最棘手的问题以及最严重的母亲和胎儿的并发症。虽然你可以不去碰双胎，但是有时它还是会来碰你的，就像小姑娘的腰也会主动来碰你一样，深入了解和充分准备是必不可少的功课。以下是关于双胎的一些基本数据,看了你就会明白我不是耸人听闻了,这些数据对产科医生有用,对怀双胎的准妈妈来说可能用处更大。双胎不仅仅是双重喜悦,也可能是双重风险,甚至是十几倍的风险。至于双胎的其他特殊问题,我会在以后的双胎系列文章中一一道来。

自然情况下双胎的发生率

20 世纪 70 年代以前,多胎妊娠的发生率相对稳定。Hellin 根据大量资料计算出多胎妊娠发生率为 $1/89^{n-1}$(n 代表一次妊娠的胎儿数,例如双胎的发生率为 1/89,三胎的发生率为 1/7921),但是近年来随着辅助生殖技术的发展,以上公式已经不再适用。美国数据提示在 1980 ~ 2005 年之间,双胎的发生率由每千例活产中 18.9 例上升至 32.1 例,我们国家没有类似的权威数据,但是相信比例不会小。

不同类型双胎的比例

单卵双胎的发生率比较恒定,约在 3‰ ~ 5‰之间(大约每 250 名新生儿中有一对),而双卵双胎的发生率波动极大,约在 1.3‰ 至 49‰之间,其发病率与种族、孕妇年龄、身高、产次、遗传、营养等相关。

一般来说,双卵双胎占到双胎总数的 2/3 左右,单卵双胎占到 1/3。双胎的预后取决于绒毛膜性(即双绒毛膜双胎或单绒毛膜双胎)而并非合子性(即单卵和双卵)。

双绒毛膜双胎就好像两个胎儿住了两个连体别墅，独门独户，互不影响，双卵双胎及受精卵形成3天后分裂出来的单卵双胎（占单卵双胎1/3左右）属于这种类型。

单绒毛膜双羊膜囊双胎都是由一个卵分裂出来，占单卵双胎的2/3左右，为受精卵在4～8天左右分裂，好比两个胎儿住在两室一厅的房子，虽然有房间相隔，但在一个家里，会互相影响。他们是"互相帮助，互相伤害"的一类双胎。这种双胎由于胎盘之间有血管吻合，大约有15%会发生双胎输血综合征（TTTS），另有15%左右会发生选择性生长受限（sIUGR），均为严重的并发症。

另外还有一种很罕见的双胞胎——单绒毛膜单羊膜双胎（占单卵双胎1%左右），为一个受精卵在9～13天分裂出来，两个胎儿住在"一室户"里面，每天"纠缠不清"，风险极大，有一半的胎儿会因脐带缠绕打结死亡。

 不同类型双胎的围产儿死亡率和并发症发生率

双胎妊娠的围产儿发病率及死亡率均较高，其中以单绒毛膜双胎更高。单绒毛膜双胎23周前流产发生率为10%左右，双绒毛膜双胎为2%左右，单胎为1%左右。单绒双胎围产儿死亡率为3%～4%，双绒毛膜双胎为1.5%～2%。32周内早产发生率双绒双胎为5%左右，而单绒双胎高达10%。单绒双胎出生缺陷发生率为4%，双绒双胎与单胎妊娠相似，为1%左右。

不同类型双胎的脑瘫发生率

单胎妊娠脑瘫的发病率为 1/1000 ~ 3/1000，多胎妊娠脑瘫发病率要比单胎妊娠高 5 ~ 10 倍。这不仅与早产和低出生体重相关，而且也与多胎妊娠其他内在的因素（如双胎生长不一致、双胎输血综合征、单绒双胎一胎胎死宫内等）有关，亦和遗传因素相关。某些严重的单绒双胎并发症，如 TTTS 和 sIUGR 脑瘫的风险可高达 15% 左右，通过适当的宫内干预，如胎儿镜激光治疗可将 TTTS 的脑瘫概率降低到 6% ~ 7% 左右，但是这依然是一个很高的概率。

 双胎母体并发症的发生率

双多胎妊娠发生子痫前期、产后出血和孕产妇死亡的概率增加 2 倍以上。相对于单胎妊娠的孕妇，双胎妊娠的孕妇分娩时需紧急行子宫切除术的风险要增高 3 倍，而三胎或四胎其发生率要增高 24 倍。多胎妊娠的母体风险并非仅出现在围产期或生理上，多胎妊娠的产妇产后中重度抑郁症的发生率要比单胎产妇高出 50% 以上。

 双胎的早产率

妊娠 32 周前，单胎、双胎及三胎妊娠的早产率分别为 1.2%、10.0% 及 30.9%，双胎妊娠在 37 周前分娩达 50%。

双胎的出生缺陷发生率

单绒双胎出生缺陷发生率为 4%，双绒双胎与单胎妊娠相似，为 1% 左右。双卵双胎发生胎儿结构异常的概率与单胎相似。单卵双胎发生胎儿结构异常的概率要比单胎妊娠高出 2～3 倍，常见的缺陷包括胎儿肢体短缺、肠道闭锁等、心脏畸形等。如有条件的话，准妈妈在孕期要进行早期的 NT 筛查来评估胎儿染色体异常的风险，对有高危因素的孕妇必要时需行羊水染色体检查排除染色体异常。如发现一胎异常，可提供选择性减胎技术，对于双绒毛膜双胎，仅需要采取 KCL 心脏注射，对于单绒毛膜双胎，需要行特殊的减胎方法——射频消融术。

甜蜜的负担：双胎的孕期监护与处理

在上文中介绍了关于双胎的基本数据，在本文中我会详细介绍双胎妊娠在整个产前检查过程中需要注意的事项，以及双胎妊娠的处理原则。本文的主要内容参考了中华围产医学会胎儿医学学组的《双胎指南》。考虑到双胎的专业性和复杂性，本文写得比较"硬"，比较拗口，是给准妈妈的科普，也是给不做胎儿医学的产科医生的科普。

 双胎的英文缩写解读

在就诊时，产科医生或超声医生会时不时地嘴里蹦出一些英文缩写词，在准妈妈的病历卡上也会看到这些英文缩写，医生之所以说这些听起来有些像"黑道切口"一样的英文缩写，不是为了耍酷，主要是相对应的中文实在太拗口，比绕口令还要拗口，不信你试试看。

DCDA（dichorionic diamniotic twins）：双绒毛膜双羊膜囊双胎

MCDA（monochorionic diamniotic twins）：单绒毛膜双羊膜囊双胎

MCMA（monochorionic monoamniotic twins）：单绒毛膜单羊膜囊双胎

TTTS（twin-twin transfusion syndrome）：双胎输血综合征

sIUGR（selective intrauterine growth restriction）：选择性生长受限

TRAPS（twin reversed arterial perfusion sequence）：动脉反向灌注序列

TAPS（twin anemia-polycythemia sequence）：贫血-多血质序列

TOPS（twin oligopolyhydramnios sequence）：羊水过多过少序列

IUFD（intrauterine fetal demise）：一胎胎死宫内

 ## 双胎妊娠在孕早期要确认绒毛膜性

如果是双胎妊娠，应该在孕 6 ～ 14 周进行绒毛膜性的诊断，因为围产儿的预后主要取决于双胎的绒毛膜性，而不是合子（卵）性。单绒毛膜双胎羊膜分隔与胎盘呈"T"字征，而双绒毛膜双胎表现为"双胎峰"（或"λ"征）。单绒毛膜双胎可能会发生一系列的特殊并发症，如 TTTS、sIUGR、TRAPS、TAPS 等。

由于胎盘存在血管交通吻合的特点，如果其中之一发生胎死宫内的话，会造成存活胎儿的脑损伤，导致脑瘫等严重后遗症。因此诊断绒毛膜性对于双胎的评估及孕期管理至关重要。单绒毛膜双胎妊娠胎死宫内的风险是双绒毛膜双胎的 3 ～ 4 倍，在妊娠 24 周之前发生流产的相对风险系数是后者的 9 ~ 10 倍。

如何对双胎妊娠进行产前染色体异常筛查及双胎结构筛查

不建议单独使用生化血清学方法对双胎妊娠进行唐氏综合征发生风险的筛查，因为这种方法对唐氏综合征的检出率较低，而且假阳性率较高。建议在孕 11 ~ 13^{+6} 周用超声检测胎儿颈项透明层厚度（NT）和其他超声软标志物来评估胎儿发生唐氏综合征的风险，这种方法对于唐氏综合征的检出率可以达到 80%。有些专家建议在早孕期用血清学加超声检查进行联合筛查。

建议在 18 ~ 24 周，最晚不要超过 26 周对双胎妊娠进行大结构筛查。双胎妊娠容易因胎儿体位的关系影响结构筛查的质量，筛查较为困难，有条件的医疗机构可根据孕周分次进行包括胎儿心脏在内的结构筛查。

如何对双胎进行细胞遗传学诊断

由于双胎妊娠有创性产前诊断操作带来的胎儿丢失率要高于单胎妊娠，另外还涉及发现一胎异常后的后续处理（如选择性减胎），双胎的细胞遗传学检查应该在有进行胎儿宫内干预能力的产前诊断中心（胎儿医学中心）进行。在做羊膜腔穿刺或绒毛穿刺前要对每个胎儿做好标记，如胎盘位置、胎儿性别、脐带插入点、胎儿大小、是否存在畸形特征等。

在临床实践中遇到过这种棘手的问题，双胎妊娠在一家医院进行了羊膜腔穿刺和染色体核型分析，发现其中一个胎儿是 21-三体，转诊到另外一家胎儿医学中心行选择性减胎术时发现无法判断究竟哪一个是染色体异常，哪一个是染色体正常的孩子。因为两个胎儿性别相同，大小差不多，前面一家医院没有进行两个胎儿的特征描述和鉴别。

 如何进行双胎的孕期监护

由于双胎妊娠的妊娠期并发症发生率较单胎妊娠增高，需要在晚孕期适当增加产前检查的次数。对于双绒毛膜性双胎，至少每月进行一次胎儿生长发育的超声评估和脐血流多普勒检测，建议晚孕期酌情增加对胎儿的超声评估次数，便于进一步发现双胎生长发育可能存在的差异和准确评估胎儿的宫内健康状况。

相对于双绒毛膜双羊膜囊双胎，单绒毛膜双羊膜囊双胎的围产儿发病率和死亡率更高，建议自妊娠 16 周开始至少每 2 周进行一次超声检查，由有经验的超声医生进行检查，评估的内容包括双胎的生长发育、羊水分布和胎儿脐动脉血流等，并酌情对胎儿大脑中动脉血流和静脉导管血流进行检测。

由于单绒毛膜性双胎的特殊性，容易发生如双胎输血综合征、选择性胎儿生长受限、双胎之一畸形等特殊并发症，导致不良妊娠结局，建议在有经验的胎儿医学中心综合评估母体及胎儿的风险，结合患者的意愿、文化背景及经济条件制订个体化的诊疗方案。

单绒毛膜单羊膜囊双胎在妊娠早、中期发生双胎间的脐带缠绕导致胎儿死亡的概率比较高，医生在产前检查时应该充分告知孕妇存在的不可预测的胎儿死亡的风险。建议定期超声检查评估胎儿的生长发育和多普勒血流。此类型的双胎建议在具备一定早产儿诊治能力的中心分娩，剖宫产为推荐的分娩方式，孕 32 ~ 34 周酌情终止妊娠以尽可能降低继续妊娠过程中胎儿面临的风险，终止妊娠前给予促胎肺成熟。

 双胎妊娠早产的预测与预防

　　早产的预测：与单胎妊娠相比，双胎妊娠的早产率比较高，如果既往有早产史的话，早产的风险会明显上升。经阴道宫颈长度测量也可用于预测双胎妊娠早产的发生，多数学者认为妊娠 18 ~ 24 周双胎妊娠宫颈长度小于 25mm 是预测早产最好的指标，国内多数学者在妊娠 18 ~ 24 周行超声结构筛查的同时测量宫颈长度。

　　早产的预防：临床研究发现，没有证据表明卧床休息和住院观察可以改善双胎妊娠的结局，也没有证据表明宫颈环扎术能避免双胎妊娠早产的发生，但是既往早产史或者多产孕妇进行选择性宫颈环扎手术可能会改善妊娠结局。孕酮制剂，无论阴道给药或者肌内注射均不能改变双胎的早产结局。与单胎妊娠类似，对于有早产征兆的双胎妊娠，宫缩抑制剂的应用可以在较短时期内延长孕周，以争取促胎肺成熟及宫内转运的时机。

双胎妊娠如何选择分娩方式

双胎妊娠的分娩方式应根据绒毛膜性、胎方位、孕产史、孕期合并症及并发症、宫颈成熟度及胎儿宫内情况等综合判断，制订个体化的指导方案，目前没有足够证据支持剖宫产优于阴道分娩。

但是，鉴于国内各级医院医疗条件差异很大，医生处理双胎阴道分娩的经验不同，医生应与患者及家属充分沟通交流，使其了解双胎阴道分娩过程中可能发生的风险及处理方案、剖宫产的近期及远期的风险，权衡利弊，个体化分析，共同决定分娩方式。

绒毛膜性影响双胎妊娠分娩方式的选择吗

无合并症的单绒毛膜双羊膜囊双胎及双绒毛膜双羊膜囊双胎可以选择阴道试产，单绒毛膜单羊膜囊双胎建议剖宫产终止妊娠。

如何决定双胎妊娠最佳分娩孕周时间

对于无并发症及合并症的双绒毛膜双胎，如需剖宫产，建议38周左右终止妊娠。如有阴道试产条件，≥38周需考虑引产，因双胎妊娠在38周后出现胎死宫内的风险明显增高。

无并发症及合并症的单绒毛膜双羊膜囊双胎可以在严密监测下至妊娠35～37周分娩，一般不超过37周。

单绒毛膜单羊膜囊双胎分娩孕周一般为 32 ~ 34 周。

复杂性双胎（如双胎输血综合征、选择性生长受限及贫血多血质序列等）需要结合每个孕妇及胎儿的具体情况制订个体化的分娩方案。

甜蜜的负担：双绒毛膜性双胎孕期并发症

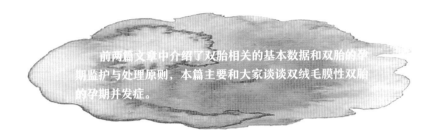

前两篇文章中介绍了双胎相关的基本数据和双胎的孕期监护与处理原则，本篇主要和大家谈谈双绒毛膜性双胎的孕期并发症。

 双绒毛膜性双胎生长不一致

目前双胎生长不一致的诊断标准尚不统一，美国妇产科医师学会推荐两胎儿的出生体重相差 15% ~ 25% 即为双胎生长不一致。加拿大妇产科医师学会的观点是两胎儿腹围相差大于 20mm 或胎儿估测体重相差大于 20% 即为双胎生长不一致。英国皇家妇产科医师学会对双胎生长不一致的界定范围是两胎儿估测体重相差大于 25%。我国的多数胎儿医学中心推荐以双胎估测体重相差 ≥ 25% 为诊断标准。目前尚无能被广泛接受的正常双胎估测体重的生长曲线，加拿大妇产科医师学会和美国妇产科医师学会认为可以使用正常单胎的生长曲线来代替双胎。

双绒毛膜性双胎两胎儿生长不一致的原因可能与两胎儿的遗传潜能不同、一胎结构异常、染色体异常或者小胎儿所占胎盘异常有关。胎盘因素中胎盘重量、胎盘面积比例、脐带异常插入（球拍或帆状附着）与双胎生长不一致明显相关。

建议对双胎生长不一致的孕妇转运至有经验的产前诊断中心进行详细的胎儿结构筛查，并咨询决定是否需要胎儿遗传学检查，在孕晚期应加强护，综合考虑胎儿估测体重、孕周、母体情况等决定分娩时机。

 双绒毛膜性双胎妊娠一胎胎死宫内（IUFD）

双绒毛膜性双胎由于胎盘之间无吻合血管，一胎死亡一般不会对另一胎造成影响。存活胎儿同时死亡的风险为4%，发生神经系统后遗症的风险为1%。最主要的风险为早产。如果存活胎儿不存在高危因素或孕周远离足月，通常选择期待妊娠，多数结局良好。

 双绒毛膜性双胎之一异常

对于双绒毛膜性双胎之一合并胎儿异常（包括结构异常和染色体异常），应综合考虑胎儿异常的严重程度、对母体和健康胎儿的影响、减胎手术的风险，结合患者意愿、伦理及社会因素，制订个体化的治疗方案。对于严重的胎儿异常，可行减胎术，目前较常采用的技术为经腹超声引导下氯化钾心腔内注射术。

甜蜜的负担：双胎输血综合征

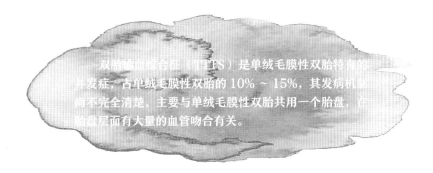

双胎输血综合征（TTTS）是单绒毛膜性双胎特有的并发症，占单绒毛膜性双胎的 10% ~ 15%，其发病机制尚不完全清楚，主要与单绒毛膜性双胎共用一个胎盘，在胎盘层面有大量的血管吻合有关。

24 周前未经治疗的 TTTS，胎儿死亡率可达 90% ~ 100%，即使存活，存活胎儿中发生神经系统后遗症的比例高达 17% ~ 33%。

TTTS 的诊断标准：单绒毛膜性双胎超声随访中，如一胎儿羊水过多（孕 20 周前羊水最大深度大于 8 厘米，孕 20 周后羊水最大深度大于 10 厘米），同时另一胎儿出现羊水过少（羊水最大深度小于 2 厘米）。既往采用"两胎儿体重相差 20%，血红蛋白相差 5g/L"的诊断标准现已被摈弃。TTTS 诊断的必需条件是两胎儿出现羊水过多 - 过少序列，而并非两胎儿体重是否有差异。

建议：对于单绒毛膜性双胎孕妇，若出现短期内腹围明显增加或腹胀明显应警惕 TTTS 的发生。如超声发现羊水量异常，建议转诊至区域性有条件的产前诊断或胎儿医学中心以明确诊断。

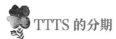TTTS 的分期

关于 TTTS 的分期，目前最常用的是 Quintero 分期。由美国的 Quintero 医生于 1999 年首次提出，这一分期的主要依据是疾病的严重程度，虽然它是目前临床上最常用的分期，但是它的一个最大的缺点是与孩子的预后无明显的相关性，而且 TTTS 的进展可以呈跳跃式发展，因此在临床应用时需要注意。

TTTS 的 Quintero 分期

Ⅰ期	受血儿羊水过多（孕 20 周前羊水最大深度大于 8 厘米，孕 20 周后羊水最大深度大于 10 厘米），同时供血儿羊水最大深度小于 2 厘米
Ⅱ期	观察 60 分钟，供血儿的膀胱不显示
Ⅲ期	任何一个胎儿出现多普勒血流异常，如脐动脉舒张期血流缺失或倒置，静脉导管血流，大脑中动脉血流异常或脐静脉出现搏动
Ⅳ期	任何一个胎儿出现水肿
Ⅴ期	一胎儿或两胎儿宫内死亡

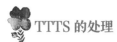TTTS 的处理

对于 TTTS 的治疗，最早的方法是羊水减量术，旨在通过降低羊膜腔压力而延长妊娠孕周，术后至少一胎存活率约为

50% ～ 60%。目前最常用的方法是在胎儿镜下激光凝固胎盘间吻合血管，这种更先进的方法与羊水减量术相比较，能明显改善 TTTS 患儿的预后，胎儿镜治疗后的一胎存活率明显上升，神经系统后遗症的发病率也有所降低，且术后平均分娩孕周也晚于羊水减量术后。

目前胎儿镜治疗 TTTS 的指征为 Quintero Ⅱ ～ Ⅳ 期。对于 TTTS Ⅰ 期，是采用期待治疗、羊水减量术或胎儿镜治疗，目前尚存争议。TTTS Ⅰ 期的预后一定程度上取决于疾病是否进展，约 10% ～ 45.5% 的病例会发生恶化，这种转归的不确定性正是 TTTS Ⅰ 期患者是否需要接受胎儿镜激光治疗存在争议的原因所在。

胎儿镜治疗的最佳孕周是孕 16 ～ 26 周。也有少数中心进行了孕 16 周前及孕 26 周后的 TTTS 的胎儿镜治疗，David 等报道了 325 例接受胎儿镜治疗的 TTTS 病例，283 例的手术时间是孕 17 周至孕 26 周，一胎存活率为 86.9%，两胎存活率为 56.6%，另有 24 例的手术时间早于 17 周，18 例的手术时间晚于 26 例，手术成功率与孕 17 ～ 26 周的类似。2004 年至今，该手术在全世界范围内已开展 10 000 多例，胎儿镜治疗 TTTS 的效果已被广泛认可。

近年来，国内已有多个中心开展胎儿镜激光手术治疗，结果提示接受激光手术的 TTTS 病例术后至少一胎存活率为 60% ～ 87.9%，两胎存活率为 51.5%，平均分娩孕周为孕 33 ～ 34 周。

建议：对于孕 16 ～ 26 周，Ⅱ 期及以上的 TTTS，应首选胎儿镜激光治疗，TTTS 的治疗应该在有能力进行宫内干预的胎儿医学中心进行。

如何选择合适的胎儿医学中心

对于有疑似 TTTS 的准妈妈来说，选择一个合适的胎儿医学中心进行进一步的诊疗十分重要，在选择医疗机构和医生的过程中最好能详细了解以下问题：

• 胎儿医学团队的临床经验。

• 每年双胎及多胎患者的诊断和治疗的例数。

• 能否为 TTTS 的治疗提供各种不同的方案，包括羊水减量术、射频消融减胎术、双胎引产术、胎儿镜下激光治疗术。

• 各种 TTTS 治疗，特别是胎儿镜下激光治疗术的累计治疗例数和成功率，包括至少一胎存活和两胎存活的百分比。

甜蜜的负担：选择性胎儿生长受限

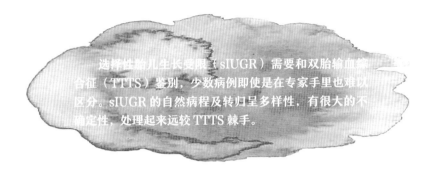

选择性胎儿生长受限（sIUGR）需要和双胎输血综合征（TTTS）鉴别，少数病例即使是在专家手里也难以区分。sIUGR 的自然病程及转归呈多样性，有很大的不确定性，处理起来远较 TTTS 棘手。

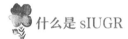 **什么是 sIUGR**

sIUGR 是单绒毛膜性双胎较常见的并发症，在单绒毛膜性双胎中的发生率约为 10% ~ 15%，主要表现为两个胎儿间的体重差异较大。sIUGR 的发生、自然进程及转归主要与以下两个因素有关：供应两胎儿的胎盘面积比例不均衡；不同类型的胎盘血管吻合的存在。后者是影响临床转归的关键因素，这些吻合血管既有代偿和保护作用，而在小胎儿状况恶化时又有损害作用。sIUGR 的自然病程及转归呈多样性，其处理远较 TTTS 棘手，临床咨询往往也更困难。

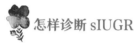 怎样诊断 sIUGR

sIUGR 的诊断标准尚未形成共识，目前较为广泛使用的定义是 Gratacos 提出的：单绒毛膜性双胎中，一胎儿超声估测体重小于相应孕周第 10 百分位，即考虑为 sIUGR。在单绒毛膜性双胎中，如果一胎儿体重小于第 10 百分位，95% 以上同时也伴有两胎儿体重间的不一致（差距大于 25%）。

临床上经常会将 sIUGR 与双胎输血综合征（TTTS）混淆，特别是合并羊水分布不均的病例（其中一个胎儿出现羊水过多）。鉴别要点为 TTTS 必须同时符合一胎儿羊水过多和一胎儿羊水过少这个诊断标准。

如何对 sIUGR 进行分期及预后咨询

sIUGR 的分型主要依据超声多普勒对小胎儿脐动脉舒张期血流频谱的评估，可分为三型：

I 型：小胎儿脐动脉舒张末期血流频谱正常。

II 型：小胎儿脐动脉舒张末期血流持续性的缺失或倒置。

III 型：小胎儿脐动脉舒张末期血流间歇性的缺失或倒置。

sIUGR 的预后与分型有关。I 型的临床预后最好，小胎儿虽有生长受限，病情出现恶化（如脐血流缺失或倒置）的情况较少见；sIUGR II 型的小胎儿存在严重的胎盘灌注不良，多数胎儿会在孕 28 ~ 32 周间出现病情恶化；sIUGR III 型在多数情况下，小胎儿可期待到 32 ～ 34 周而不出现恶化，但由于较大的动－动吻合的存在，大胎儿向小胎儿的宫内输血的发生往往较为大量而突然，具有不可预测性。

Gratacos 等报道 134 例 sIUGR，39 例 sIUGR Ⅰ型的平均分娩孕周为 35.5 周，无神经系统后遗症发生。30 例 sIUGR Ⅱ型的平均分娩孕周为 30 周，小胎儿脑白质损伤的发生率为 14.3%，大胎儿为 3.3%。65 例 sIUGR Ⅲ型的平均分娩孕周为 31.6 周，大胎儿脑实质损伤的发生率为 19.7%，小胎儿为 2%，有 15.4% 的小胎儿发生了宫内死亡，大胎儿宫内死亡率为 6.2%。

荷兰莱顿大学 2014 年系统回顾了 11 篇文献，发现在 sIUGR 患儿中，脑损伤的发生率约为 8%，该损伤的发生与异常的多普勒血流（OR=7.69）、一胎儿宫内死亡（OR=2.92）及分娩孕周小于 32 周（OR=1.56）等因素关，出生体重大的胎儿发生脑损伤的概率要稍高出出生体重轻的胎儿（OR=1.93）。

如何对 sIUGR 进行相应的临床处理

sIUGR Ⅰ型：多具有较好的妊娠结局，可在严密监护下期待治疗，脐血流没有恶化者可期待妊娠至孕 35 周。

sIUGR Ⅱ型：应该充分告知孕妇及家属可能发生的不良胎儿预后，在充分咨询的基础上根据病情的严重程度、家属的意愿以及医院是否具备宫内干预的条件制订个体化的治疗方案，治疗的选择包括观察期待及宫内治疗。对于 sIUGR Ⅱ型，是否进行宫内治疗取决于三个因素：①胎儿宫内死亡或脑损伤的风险；②家属的意愿；③技术层面的考虑。

目前常用的宫内治疗方案为选择性减胎术，选择性减胎的目的是主动减去濒死的生长受限胎儿从而保护大胎儿。采取脐带双极电凝或经胎儿腹部脐血管射频消融术或脐带结扎手术，手术方式的选择与孕周密切相关，需要制订个体化方案。胎儿镜下激光治疗 sIUGR 由于手术难度大，目前世界上仅有少数中心开展，疗效尚不肯定。如选择观察期待，根据以往的文献报道，sIUGR Ⅱ型的小胎儿多数会在孕 32 周前发生恶化，期待过程中建议定期进行超声检查随访。根据目前已有的循证医学证据，终止妊娠的孕周一般不超过 32 周，在特殊情况下可加强监护适当延长孕周，但需充分告知待产中的风险。

sIUGR Ⅲ型：大多数 sIUGR Ⅲ型生长受限胎儿的健康情况在孕 32～34 周之前保持稳定，但存在生长受限胎儿突然死亡的风险和存活胎儿脑损伤的风险。当家属要求观察期待时，随访频率与 sIUGR Ⅱ型一致，建议不超过孕 34 周分娩。

罕见病的产前诊断

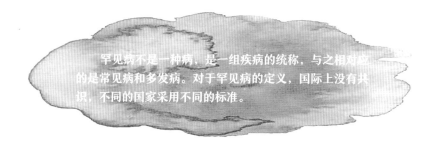

罕见病不是一种病，是一组疾病的统称，与之相对应的是常见病和多发病。对于罕见病的定义，国际上没有共识，不同的国家采用不同的标准。

与其他疾病定义标准不同的是，罕见病的定义不是出于医学标准的考量，更多的是出于卫生经济学的考量和政治的考量。因为一旦定义了，你就得想办法去解决，所以不少国家在制订罕见病的定义时是采取比较审慎的态度的。但是从医学的角度来讲，从患者的角度来讲，是应该考虑更大的范围的。

不同组织、国家对于罕见病的定义：

WHO：患病人数占人口总数的 0.65‰ ~ 1‰的疾病。

美国：患病人数少于 20 万人（约 0.75‰）。

日本：患病人数少于 5 万人（约 0.4‰）。

澳大利亚：患病人数少于 20 000 人（约 0.1‰）。

欧盟：患病率低于 0.5‰。

中国：暂没有官方定义。

按照罕见病的发病率和中国的人口总数，估计中国罕见病的总人数为 1600 万 ~ 2000 万。虽然每一种罕见病总的发病率和总人数并不多，但是累计起来可不是个小数目，罕见病并不罕见。

 罕见病的种类

罕见病分为两大类，一种是遗传性疾病，一种是非遗传性疾病，其中约 80% 为遗传性疾病（包括染色体疾病、基因组疾病、单基因疾病、线粒体疾病等），另外 20% 为非遗传性疾病（包括感染性疾病、罕见肿瘤、过敏性疾病、发育异常等）。

究竟有多少种罕见病，说法很不一致，中国罕见病发展中心（CORD）梳理了各种来源的定义，发现大家相对看法比较一致的罕见病有 6930 种。

罕见病的产前诊断

罕见病的表型（临床、实验室以及影像学表现）比较复杂，经常会涉及多个系统和器官，无论是临床诊断还是实验室诊断都比较复杂和困难。患儿的家长经常需要带着患者辗转于不同的医院和不同的科室。在中国的现实状况下，一个罕见病的明确诊断，往往会需要花费大约 2~3 年的时间，有时候即使是做了很多的检查，看了很多的医生，依然无法得出明确的诊断。

这些年分子诊断的发展迅速，串联质谱、基因芯片、外显子测序、全基因组测序等技术给罕见病的诊断带来了更大的希望。

罕见病的诊断挑战很大，罕见病产前诊断的挑战更大，这是罕见病患儿家庭和产科医生不得不面对的问题。

和其他出生缺陷一样，对于罕见病的预防也分为三级，一级预防是防止罕见病的发生；二级预防是及早在早中孕期发现有罕见病的胎儿，必要时终止妊娠；三级预防是在胎儿出生后进行早期的筛查与诊断，进行早期干预，减少疾病对孩子的不良影响。

一级预防：是在对先证者（患儿）进行明确基因诊断的前提下，采用"第三代"试管婴儿技术（PGD，植入前诊断）对受精卵进行筛查，选择没有罕见病的受精卵移植到宫腔，这样就可以生育一个正常的孩子。

二级预防：是罕见病的产前诊断，这包括影像学诊断和胎儿细胞遗传学及分子遗传学诊断。影像学诊断是利用超声或磁共振（MRI）等影像学检查方法判断胎儿是否存在结构异常，然后根据胎儿的结构异常情况决定是否需要进行进一步的遗传学检查。胎儿的遗传学诊断首先要通过绒毛膜活检、羊膜腔穿刺或脐带血穿刺的方法获取胎儿的细胞，然后采用染色体核型分析、基因芯片、基因测序等方法对胎儿进行诊断。

三级预防：是在新生儿出生以后进行常规检查，如果发现有可疑的症状、体征和实验室检查的异常，需要进一步进行遗传学的检查来确诊。

 罕见病产前诊断的挑战

在理想状态下，是有了罕见病的先证者以后，进行 Trio 检查，也就是说要对患儿、患儿的父亲和母亲进行细胞遗传学和分子遗传学的诊断，然后采用 PGD 的方法孕育一个正常的胎儿。

如果不做 PGD，也最好能够获得患儿和父母的 Trio 基因检测结果，在怀孕以后进行绒毛膜活检，采用羊膜腔穿刺或脐带血穿刺的方法获取胎儿的细胞，然后进行基因检测。

如果先证者没有明确的临床诊断或基因诊断，父母也没有明确的基因诊断，怀孕以后再来进行产前诊断就会变得异常麻烦和艰难。

这主要有三个方面的原因：

和患儿以及成人罕见病的诊断不一样，胎儿罕见病的产前诊断有一个比较短的时间窗。在先证者的分子遗传学诊断过程中，可以等上几个月，甚至半年都不要紧，但是产前诊断的时间窗只有不到 2 个月的时间，过了这个时间窗，胎儿孕周比较大了，无论是从伦理学角度还是临床角度，都无法作出引产的决定，也就失去了产前诊断二级预防的意义。

在国内，无论是第三方公司、研究机构还是医疗机构，在获取标本以后，出具最终二代测序报告的时间太长，往往需要几个月的时间，即使是最短的也需要 1 ~ 2 个月。如果事先没有 Trio 结果，在较短的时间窗之内完成可靠的产前诊断几乎是个不可能完成的任务。

更要命的是，二代测序在罕见病诊断方面并没有得到中国相关主管部门的批准，大家只能出具一个科研报告，不能出具临床报告。

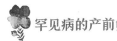 罕见病的产前筛查

在没有先证者的前提下，对孕妇进行胎儿罕见病的筛查是比较困难的，目前最有效的方法是超声的筛查。在早孕期和中孕期可以对胎儿进行产前超声筛查，也就是对宫内的胎儿进行"体格检查"，如果发现结构异常，特别是一些所谓的"遗传标志物"，就需要特别当心，这些标志物提示胎儿可能有染色体数目异常或者是罕见遗传病，必要时需要对胎儿进行分子遗传学诊断。

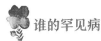 谁的罕见病

罕见病的诊断，特别是产前诊断，不是一个医生可以完成的，

需要多学科医生们的团队合作，也就是所谓的 MDT。这包括产科医生，特别是受过专门训练的胎儿医学医生、超声和影像科医生、儿科医生、不同罕见病可能涉及的各专科医生（例如眼科、骨科、神经科等），当然还有很重要的临床遗传学家。

比较理想的状态是受过临床遗传学培训，有丰富罕见病诊断经验的胎儿医学专家作为主诊医生，联合相关的专科医生一起作出正确及时的诊断，给出合理的处理意见。

胎儿肿瘤

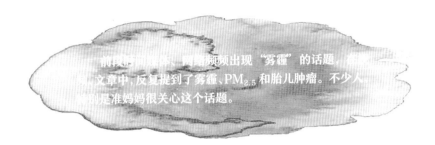

前段时间媒体、网络频频出现"雾霾"的话题，在
文章中，反复提到了雾霾、$PM_{2.5}$和胎儿肿瘤。不少人、
特别是准妈妈很关心这个话题。

其实胎儿肿瘤的发生率并不高，大约在 1/30 000 ~ 1/12 000，
远不如发生率为 1% ~ 3% 的出生缺陷。胎儿新生儿肿瘤分为两大
类——白血病和实体肿瘤，其特点往往有别于成人：

• 多数是间质细胞瘤，不是上皮性肿瘤。

• 不少儿童期的恶性肿瘤如果是发生在胎儿期的话，其生物学行
为更加偏向良性，治疗的预后也会更加好，例如神经母细胞瘤、先
天性纤维肉瘤、视网膜母细胞瘤等。

• 这些肿瘤主要源自于胎儿非成熟细胞或胎儿干细胞的癌基因突
变，所以又被称为胚细胞瘤或胚胎肉瘤。

胎儿新生儿肿瘤往往和基因（例如癌基因或抑癌基因）的异常

有关，有些遗传病、染色体异常或遗传综合征与胎儿新生儿肿瘤密切相关，例如 21-三体经常发生先天性白血病。只有小部分的胎儿肿瘤病例具有家族遗传性，如大约 40% 的视网膜母细胞瘤。

胎儿肿瘤的发生机制比较复杂，类型和临床转归也往往有别于成人，除了遗传因素和基因突变以外，准妈妈在孕期暴露于不良因素也可能和胎儿肿瘤的发生有一定的相关性。研究发现，如果母亲在怀孕时长期暴露于某些化学、物理或感染因素时，可能会触发肿瘤的发生机制，增加胎儿肿瘤的发生概率。但是其具体的发生机制还不清楚，现在还无法把胎儿肿瘤和某些特定的化学、物理或感染因素明确地联系在一起，在动物模型上的研究结果不能简单地推论到人身上。

胎儿肿瘤的诊断主要依靠影像学检查，例如超声或者是磁共振（MRI），但是体积比较小的实体肿瘤或者是白血病往往要等到婴幼儿期或儿童期才能诊断。胎儿肿瘤除了可以在相应的组织或器官发现实性或囊实性的占位病变以外，往往会导致胎儿水肿、羊水过多等症状。所以一旦出现胎儿水肿或者羊水过多，需要引起重视并进行详细的检查以排除胎儿肿瘤。

胎儿肿瘤的诊断和处理单靠产科医生是不行的，应该采用 MDT（多学科会诊）的模式，MDT 的团队除了产科医生以外，还要包括影像科医生、小儿外科医生、肿瘤科医生、临床遗传科医生、心理医生等。

有些胎儿肿瘤其实本质上不是肿瘤，例如胎儿的血管瘤就不是肿瘤，是血管畸形；胎儿肺囊腺瘤（CCAM）也不是肿瘤，是肺囊性腺瘤样畸形。

各种胎儿肿瘤的发生率不一样，有研究者将常见的胎儿肿瘤罗列出来，计算出一个百分比，供大家参考。

- 神经母细胞瘤：27%
- 脑肿瘤：9%
- 畸胎瘤：25%
- 肾脏肿瘤：6%
- 白血病：12%
- 视网膜母细胞瘤：6%
- 肉瘤：10%
- 肝脏肿瘤：5%

 神经母细胞瘤

神经母细胞瘤是胎儿新生儿婴幼儿最常见的实体肿瘤，主要源自于肾上腺髓质未分化的神经组织，具体病因不清楚。在妊娠晚期可以通过超声检查发现，可以表现为囊性、实性或囊实性，有时会伴随出现肝脏肿大、羊水过多、胎儿水肿。神经母细胞瘤潜在恶性，预后取决于确诊时的年龄和疾病的分期。

 畸胎瘤与其他生殖细胞肿瘤

畸胎瘤可以来自性腺或性腺外，性腺外的主要在身体的中线，包括骶尾部、纵隔，以及颈部，多数性腺肿瘤为畸胎瘤。多数畸胎瘤是良性，只有不到10%的先天性生殖细胞肿瘤是恶性的。多数先天性畸胎瘤是性腺外的，最常见的部位是骶尾部畸胎瘤。

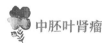 **中胚叶肾瘤**

是先天性肾脏肿瘤中最常见的类型，来源于肾脏间充质细胞，

通常为良性。一般在超声检查时可以发现，往往合并有羊水过多，手术切除可以治愈。

 肾母细胞瘤

肾母细胞瘤来自于肾脏，由多种胚胎组织组成，是恶性肿瘤，有遗传性和非遗传性两种。肾母细胞瘤与很多遗传病相关，有遗传倾向，但是很少能在宫内诊断，一般在 2 ～ 3 岁发病。如果在胎儿期即发现，就可能是 Perlman 综合征的一部分，即家族性肾母细胞瘤、胎儿腹腔积液、羊水过多、肝大、巨大儿等。

 视网膜母细胞瘤

视网膜母细胞瘤是儿童最常见的眼内肿瘤，虽然是先天性的，但是只有少数情况下可以在产前诊断，平均发病年龄为 2 岁，其特点是一旦发现，生长比较迅速。视网膜母细胞瘤为恶性肿瘤，可以是遗传性的，也可以是非遗传性的。对于有遗传风险的妊娠，可以进行产前的相关基因诊断。

从现有的文献来看，没有证据证实雾霾、$PM_{2.5}$ 和胎儿肿瘤相关；但是雾霾、$PM_{2.5}$ 等环境污染物有可能会增加不良妊娠结局的发生率，以及对子代的远期健康造成不良的影响。

孕囊旁出血

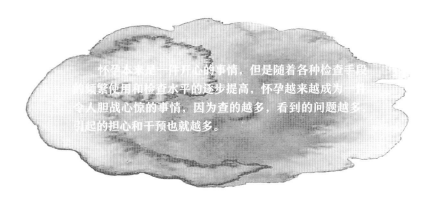

怀孕本来是一件开心的事情，但是随着各种检查手段的频繁使用和检查水平的逐步提高，怀孕越来越成为一件令人胆战心惊的事情，因为查的越多，看到的问题越多，引起的担心和干预也就越多。

对于相当一部分人来讲，除了刚知道怀孕的头几天很开心很兴奋以外，接下来的每一次检查都是揪心的，整个早孕期简直就是步步惊心。

抽血会说你孕酮水平低或 hCG 水平低，做超声会说你孕囊旁有出血，如果再加上有阴道少许出血，医生要么会让你在家里严格卧床休息、吃保胎药、打黄体酮，要么就是把你收进医院保胎。

孕囊旁出血是一种最常见的早孕期异常超声表现，也被称为"胎膜后积血"或"绒毛膜下出血"。文献报道的总体的发生率波动范围比较大，在 4% ~ 48% 之间，发生率的高低主要取决于研究的人群。如果是正常的早孕人群，孕囊旁出血的发生率会比较低；如果是早孕期阴道出血的人群，孕囊旁出血的发生率可以高达 40% 以上。

早孕期发生孕囊旁出血后，超声检查时可以发现在胚囊边上会有低回声的区域出现，其形态可为新月形、三角形或环形。多数情况下孕囊形态正常或轻微变形，胚胎的心跳也在正常范围之内，这种情况下继续妊娠的可能性很大。如果胎心搏动较弱或者变慢，孕囊变形明显，则发生流产的可能性很大。

出现孕囊旁出血，并不意味着就会发生流产，以下的几个因素会增加流产的风险：孕囊变形、胎心搏动变弱或者变慢、孕囊旁出血的面积比较大，同时出现阴道流血。

孕囊旁出血的多少可以依据孕囊与周边出血面积的比例来评估，小面积出血指的是出血面积小于孕囊周边的 1/3，中等面积出血为孕囊周边的 1/3 ~ 1/2，大面积出血占孕囊周边的 2/3 或更大。

临床研究发现，与正常对照组相比，孕囊旁出血轻中度者自然流产率无明显增加，孕囊旁重度出血者自然流产率明显增加，是对照组的 2 ~ 5 倍。

还有人以孕囊旁出血面积的最大径线长度与胚芽长度的比值来预测发生自然流产的风险，当孕囊旁出血面积的最大径线长度 / 胚芽长度 > 2.5 时，流产的风险明显增加。

有研究发现，当孕囊旁出血面积大于 $280mm^2$ 时，提示可能会发生阴道出血。

当然，以上的这些结论仅适用于非IVF妊娠的患者。近期研究发现，如果是IVF的早孕患者出现孕囊旁出血时，并不会明显增加自然流产的风险，孕囊旁出血可能和IVF技术本身有一定的相关性，并不是流产的高危因素。

对于有阴道流血等先兆流产症状的孕妇来讲，如果超声检查发现有孕囊旁出血，自然流产的风险会增加。

临床研究发现，对于出现孕囊旁出血的患者，补充孕激素等保胎措施并不能有效降低自然流产的发生率。所以，一旦超声检查发现孕囊旁出血，不建议常规采用卧床休息和补充黄体酮等措施进行保胎，可以定期进行超声检查来随访孕囊的形状、胎心率和出血面积的变化情况。

胚胎停育

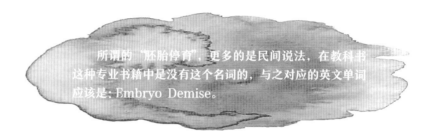

所谓的"胚胎停育",更多的是民间说法,在教科书这种专业书籍中是没有这个名词的,与之对应的英文单词应该是:Embryo Demise。

胚胎停育更多的是影像学诊断:有胚囊没胚芽,有胚芽没胎心,有胎心又没有了。因为往往是处于早孕期,又没有什么临床症状,既不是先兆流产,也不是稽留流产,更不是难免流产。这是个临床的客观存在,但是又无法分类到现有的流产的诊断中,于是就出现了这个教科书上不存在的胚胎停育。

胚胎停育最终是要流产的,属于自然流产。

为什么感觉周围的人怀孕出现胚胎停育的情况越来越多

在自然界,人类处于食物链的顶端,所以环境中的污染和有毒有害物质会在人类身上不断地累积。年龄越大，身体内累积的有毒有害物质会越多，对生殖细胞（精子和卵子）的影响也会越大。

另外，年龄越大，生殖细胞自身老化出问题的概率越高。在整个人群中，流产率为 15% 左右，随着年龄的上升，流产率逐渐增加。在 35 岁时，流产率为 25%，40 岁的流产率为 35% 左右，45 岁时流产率已经达到 50% ~ 60%。

其实，在宫内时期，女性胎儿所有的卵子就已经完成了第一次减数分裂，因而在出生时就带有她一生中全部的卵细胞。她的生日就是她所有卵子的"生产日期"，像食品一样，卵子也是有保质期，"出厂" 20 年和 "出厂" 35 年的卵子质量是不一样的，"出厂" 45 年的卵子基本上过了保质期。

所以，年龄越大，胚胎停育的概率越高。现在大家怀孕生孩子的年龄普遍推迟，所以出现胚胎停育的情况就会比较多一些。

胚胎停育的主要原因是什么

胚胎停育是注定要发生流产的，只不过是现在的技术先进，可以更早期的发现那些注定要流产的胚胎而已。所以，胚胎停育的原因和自然流产的原因没有什么两样，主要包括以下因素：染色体异常、免疫因素、内分泌因素、解剖因素、感染因素、环境因素等。

胚胎停育发生的时间越早，胚胎染色体异常的概率就会越高。

胚胎停育需要保胎吗

好不容易才怀孕，被诊断为胚胎停育，但是我真的不想放弃，能让我再保 1 ～ 2 周试试看吗？

正常情况下，通过经阴道超声检查，在停经大约 5 周会看到孕囊，大约 5 周半会看到直径在 3 ～ 5mm 的卵黄囊，大约 6 周在卵黄囊附近会出现胚胎和心管搏动。

如果在这些时间点没有看到应该出现的孕囊、卵黄囊、胚胎和心管搏动，就有可能是胚胎停育，但是医生也不能轻易地给出胚胎停育的诊断，以下是确认胚胎停育和怀疑胚胎停育的标准。

确认胚胎停育的征象：

• CRL（顶臀径）长度 ≥ 7mm，没有心跳。

• 孕囊平均直径 ≥ 25mm，没有胚胎。

• 有孕囊没有卵黄囊，≥ 2 周以后复查没有出现有心跳的胚胎。

• 有孕囊有卵黄囊，≥ 11 天以后复查没有出现有心跳的胚胎。

怀疑但是不能确认胚胎停育的征象：

• CRL（顶臀径）长度 < 7mm，没有心跳。

• 孕囊平均直径 16 ～ 24mm，没有胚胎。

• 有孕囊没有卵黄囊，7 ～ 13 天以后复查没有出现有心跳的胚胎。

• 有孕囊有卵黄囊，7 ～ 10 天以后复查没有出现有心跳的胚胎。

• 停经 ≥ 6 周以后，没有胚胎出现。

• 空的羊膜（在卵黄囊附近见到羊膜，没有胚胎）。

• 卵黄囊增大（＞7mm）。

• 与胚胎大小相比比较小的孕囊（孕囊平均直径和 CRL 的差距 ＜5mm）。

由于部分人月经不规则，排卵时间会延迟，所以当怀疑胚胎停育时，可以考虑在 7～14 天以后复查经阴道超声来确认，但是没有必要等待更长的时间或者是要求第三次复查。

在等待期间没有必要去查孕酮和 hCG 的水平，也没有必要吃什么保胎药，打保胎针。

首先，孕酮和 hCG 无法帮助你准确判断胚胎是否存活；其次，不管孕酮和 hCG 水平是高是低，最终还是需要超声检查来判断胚胎是否存活。

如果胚胎是好的，根本没有必要吃保胎药、打保胎针；如果胚胎不好，吃保胎药、打保胎针也没有任何意义。

确认胚胎停育以后，可以选择等待自然流产、药物流产、刮宫手术，各有利弊，多数人会选择刮宫。

胚胎停育以后要等待多久才可以尝试再次怀孕

胚胎停育以后等待的时间长并不意味着下一次怀孕的结局会更好，有研究发现，在发生自然流产（包括胚胎停育）以后，如果在 6 个月之内再次怀孕的话，再次发生流产（包括胚胎停育）的概率和发生妊娠不良结局的概率是最低的。

虽然证据告诉我们，胚胎停育以后不需要等太久就可以再次怀孕，但是再次怀孕以前还是要注意以下几点。

月经要恢复：这样你至少知道是何时怀孕的，建议至少来 2 ～ 3 次正常的月经。

身体健康状况要恢复：这样你才会对再次怀孕有信心。

心理状态要恢复：不少女性在胚胎停育以后会情绪低落，会内疚，想得越多，就会自责越多。这种负面情绪不会轻易消失，有时会持续很长时间，这时候女性需要特别的帮助和关心，特别是来自丈夫的关心和支持。当女性情绪低落还没有走出来的时候，是不适合再次尝试怀孕的。

了解下一次怀孕再次发生胚胎停育或流产的概率

虽然自然流产（包括胚胎停育）比较常见，但是再次怀孕的成功率还是比较高的。如果是第一次自然流产（包括胚胎停育）的话，再次怀孕以后可以成功分娩的概率是85%。在正常人群中，大约有 1% ～ 2% 的人会发生连续两次以上的自然流产（包括胚胎停育），如果是连续 2 ～ 3 次流产的话，再次怀孕成功分娩的概率为75%。所以，即使是发生了胚胎停育，也不必过于焦虑，下次怀孕成功是大概率事件。

谈谈流产

　　流产很常见，流产很烦人。做女人真难，月经来早了要担心，来晚了也担心，不能怀孕担心，怀孕了还要担心流产，担心宫外孕。过了孕早期还要担心孩子有没有畸形，有没有染色体异常，后面还要担心早产，过了预产期不生担心，自己生担心，做剖宫产也担心，最后生下来了，总算可以透口气了吧？还不行，后面还要有操不完的心。

　　这也难怪上帝要给女人很多的权利，这也难怪女人会有这么多的理由去花钱，去买漂亮衣服，去整容，去化妆，去打扮，去作！为了要面对这么多的纠结和折磨，她必须要练就一个强大的内心小宇宙。

　　关于流产，有很多相关的名词和很多不靠谱江湖传说以及不靠谱的做法，而且不少医生也在推荐这些不靠谱的做法，反而让坚持正确做法的医生显得有些另类。为了正本清源，首先要梳理一下和流产相关的名词，有些本来是很专业的医生才知道的名词现在都被大家科普得耳熟能详了，但是有些名词还会被误解，在此一并说明。

 生化妊娠

在整个女性人群中，临床妊娠总的流产率大约为 15% 左右，如果计算生化妊娠的话，总的胚胎丢失率要高达60%～70%，在所有受孕的胚胎中，只有 1/3 左右能够转化为存活的新生儿。何谓生化妊娠？就是在怀孕的极早期流产就发生了，女性自己都不一定知道，可能一点表现都没有，顶多是月经略推迟几天，月经量稍微多一些而已。如果做检查，血 hCG 会升高，但是超声检查看不到宫内有孕囊。

 "胎停"

所谓的"胎停"是"胚胎停育"的缩写，这更多的是民间说法，在教科书这种专业书籍中，是没有这个名词的，与之对应的英文单词应该是：Embryo Demise。

"胎停"更多的是影像学的诊断：有胚囊没胚芽，有胚芽没胎心，有胎心又没有了。因为往往是处于早孕期，又没有什么临床症状，既不是先兆流产，也不是稽留流产，更不是难免流产。这是个临床的客观存在，但是又无法分类到现有的流产的诊断中，因此，越来越多的人开始接受胚胎停育（胎停）这个名词。

"胎停"最终是要流产的，是属于自然流产，其临床处理方案是采用药物或手术的方式使死亡的胚胎脱离宫腔。

反复自然流产

反复自然流产以往被称为习惯性流产，既往指的是连续三次及以上的自然流产，现在多指的是连续两次及以上的自然流产。主要原因包括内分泌因素、自身免疫因素、解剖因素、遗传因素等，有接近一半的患者是原因不明的。流产次数越多，复发率越高。一次自然流产：复发率20%～25%；两次自然流产：复发率25%～30%；三次自然流产：复发率40%以上（不同来源的资料数据可能会有所不同）。

对于反复自然流产患者，一定要找有经验的专科医生就诊，不是简单地打保胎针吃保胎药，以及用小剂量阿司匹林、低分子肝素、小剂量肾上腺皮质激素这"老三篇"这么简单。

关于流产的有循证医学的建议

• 不建议卧床休息。

• 不建议随意检查 hCG 和孕酮来监测早孕和指导用药。

• 不建议随意用黄体酮保胎。

怀孕是个试错的过程，不试不知道会对还是会错，错了还得试，试了还有可能会错。所以准备怀孕的女士们，要有面对自然流产的心理准备，一旦发生了流产怎么办？关键是要有平常心和耐心。

流产与保胎

怀孕之后，准妈妈担心最多、困惑最多、内行和外行不靠谱推荐最多的要算流产与保胎了。行医二十多年，在流产与保胎方面，看了太多离奇的故事、离谱的做法、脑残的配方，实在让人无语。

为了让大家对流产与保胎的事情有个正确的认识，先告诉大家一些关于怀孕和流产的基本事实：

在整个女性人群中，临床妊娠总的流产率为 15% 左右，如果计算生化妊娠的话，总的胚胎丢失率要高达 60% ~ 70%，在所有受孕的胚胎中，只有 1/3 左右能够转化为存活的新生儿。何谓生化妊娠？就是在怀孕的极早期流产就发生了，女性自己都不知道，可能一点表现都没有，顶多是月经略推迟几天，月经量稍微多一些而已。怀孕其实是一个试错的过程，也是一个自然选择和自然淘汰的过程。

导致自然流产最主要的原因是胚胎染色体异常，比例大约为50%，其他主要的原因为母体因素，包括生殖器官的解剖结构异常、自身免疫因素、感染因素、内分泌因素、原因不明因素（包括血栓倾向等），真正是黄体功能不全引起孕激素水平缺乏导致的流产所占的比例很小。

 不推荐常规测定孕激素水平指导早孕保胎

　　临床上检测孕激素水平的理由是流产的一个原因是黄体功能不全（比例很小），黄体功能不全会导致孕激素水平低，进一步导致流产。如果及时发现，可以补充孕激素，防止流产的发生。

　　其实黄体功能不全诊断的黄金标准是在黄体中期进行子宫内膜活检，但是由于诊断黄体功能不全需要连续做两次内膜活检，因此在临床上采用黄金标准进行诊断几乎是不可能的。因此有人提出检查孕激素水平来判断黄体功能，但是这种方法并不可靠：

　　•正常妊娠的孕激素水平波动范围很大。

　　•孕激素水平低，更多的可能是胚胎发育不良的结果，而不是导致要流产的原因。

　　•诊断为黄体功能不全的患者中，有一半人的孕激素水平是正常的。

　　•在早孕期，孕激素的来源有两个，一个是黄体分泌，另外一个是滋养细胞分泌，因此无法判断水平低是哪个原因造成的。

　　因此，不推荐常规测定孕激素水平指导保胎。当然，不能一概否定检测孕激素的作用，在检查 hCG 阳性后，B 超未发现妊娠证据时，检测孕激素水平对于判断妊娠的预后还是有帮助的，低水平的孕激素意味着流产和宫外孕的可能性比较大。但是检测孕激素的目的绝对不是为了补充黄体酮。

 不推荐卧床休息进行保胎

即使你再怎么重复说明没有循证医学证据证明卧床休息可以减少流产的发生，还是会有不少准妈妈，特别是她们的婆婆妈妈们听不进去。我见到过最奇葩的一个案例：女儿第一次怀孕自然流产，第二次怀孕后妈妈就逼着女儿绝对卧床休息，吃喝拉撒全部在床上，不允许下地整整 6 个月。等她带女儿来看我门诊时，走路也已经摇摇晃晃了，检查时发现下肢的肌肉已经明显萎缩，真是太荒唐了！

其实，不用循证医学证据，靠常识也应该能判断卧床休息保胎是没有用的。有近一半的流产原因是胚胎染色体异常，这种情况无论你怎么做是注定要流产的，不要讲卧床休息了，哪怕天天打黄体酮，甚至于把患者泡在黄体酮里也没有用。走个路，打个喷嚏就掉下来的孩子保住了会好吗？

> 如果走路孩子就会掉下来的话，医院的计划生育门诊可以关门了，不用做人工流产了，让大家走路甚至跑步就可以代替刮宫了。

 不推荐常规应用口服或肌注黄体酮进行保胎

2013 年发表的关于黄体酮预防流产的最新 Cochrane 综述（最权威的循证医学证据）的结论是：应用黄体酮（无论是肌注还是口服）

预防流产是无效的；对于三次或以上的连续自然流产，经验性地补充黄体酮可能会有益处，但是这需要大样本多中心的研究来进一步证实。

既然应用黄体酮保胎是无效的，干嘛还要检测孕激素的水平来指导保胎呢？

世界卫生组织也不推荐应用黄体酮保胎，具体内容可以参阅WHO网站。

当然，在少数情况下，还是需要补充黄体酮的，例如早孕期因故手术切除黄体的患者和部分因手术操作导致黄体酮水平下降的IVF患者。

早孕保胎的八大误区

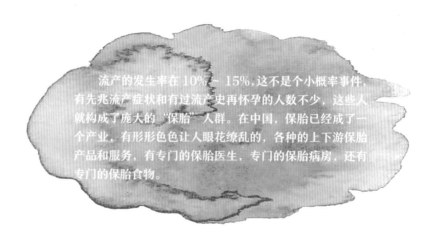

　　流产的发生率在 10% ~ 15%, 这不是个小概率事件，有先兆流产症状和有过流产史再怀孕的人数不少，这些人就构成了庞大的"保胎"人群。在中国，保胎已经成了一个产业，有形形色色让人眼花缭乱的，各种的上下游保胎产品和服务，有专门的保胎医生，专门的保胎病房，还有专门的保胎食物。

　　在保胎方面，有太多的荒诞离奇的说法和没有任何循证医学证据的做法，被问得多了，决定梳理一下共性的问题，为大家解读一下保胎常见的各种误区。

卧床休息

　　卧床休息是三姑六婆甚至是一些医生首先推荐的保胎做法，最过分的是规定连吃饭、大小便都必须在床上。我曾经有个患者被自己的亲妈逼着在床上躺着保胎大半年，等她来见我的时候小腿的肌肉已经萎缩了，真够狠的。

其实，早就有临床研究证实卧床保胎是没有任何益处的，不要说卧床休息了，就是你把她每天倒挂起来，该流产的还是会流产。

虽然没有任何的证据，但是依然还是有很多人要求孕妇卧床休息保胎，包括一些医生也会和孕妇这么说，这些人应该要额外交税，交智商税，麻烦税务局的同志来收一收。

 反复抽血查 hCG 和孕酮

不知道从何时开始，有些医生和患者养成了一个不好的习惯，一怀孕就开始抽血查 hCG 和孕酮，而且是反复的抽血检查。其实，对于正常的妊娠来讲，根本没有必要去抽血查 hCG 和孕酮。即使是对于保胎患者，也没有必要频繁检查 hCG，虽然检查 hCG 可以帮助判断胚胎的发育情况，但是最终判断胚胎是好是坏，是宫内还是宫外的金标准还是超声检查，做再多的 hCG 检查也没有用。

孕 10 周前孕酮以卵巢黄体产生为主，孕 7 周前完全依赖黄体分泌孕酮，10 周后主要以胎盘分泌为主，12 周黄体退化，完全由胎盘取代。

孕早期孕酮的分泌呈脉冲性，水平波动很大，有时低至 5ng/ml。孕酮在孕 6 ~ 10 周的范围中基本处于一个平台期，在孕 7 ~ 9 周时还会出现生理性下降，然后再回升。所以即使测到孕酮值低，也并不说明胚胎发育异常。

因此，根据孕酮的水平根本无法判断胚胎的发育情况和预后，"孕酮低"是个伪命题，很多人是白白的抽了很多血，被扣上了沉重的"孕酮低"的帽子，然后就开始了漫长的卧床休息和口服黄体酮，阴道塞黄体酮，屁股上打黄体酮的保胎之路。

无论是国内还是国外，专家共识是不推荐检查孕酮水平判断胚胎的发育情况的。

让你抽血检查孕酮水平，说你"孕酮低"，让你用黄体酮保胎是一道可以用来测试妇产科医生水平的考试题，凡是振振有词让你这么做的医生基本上是不太靠谱的医生，是平时不太读书学习的医生。

动辄就打保胎针吃保胎药

对于很多的保胎患者来讲，好像不吃药不打针就不算是保胎，医生也只好顺水推舟开肌内注射的黄体酮、口服的黄体酮、阴道塞的黄体酮。

其实，真正有指征用黄体酮的患者并不多，对于那些本身就有问题的胚胎来讲，不管你用不用黄体酮，用哪种黄体酮，用多少剂量的黄体酮，都是没用的，就算你天天泡在黄体酮里面也没有用。

不停地做超声检查

判断胚胎发育情况最可靠的手段是 B 超，可以清楚地看到孕囊的大小，胚芽的大小和心跳，以及卵黄囊的情况。但是，由于胚胎的生长发育需要时间，在短期内复查 B 超除了要增加麻烦，增加费用,增加担心以外,是没有任何临床意义的。特别是在孕早期的时候,根本没有必要反复检查,原则上是有必要的话 1 ~ 2 周复查一次 B 超。

 宁愿相信江湖郎中,不愿相信医生

在保胎方面,很多人是宁愿信其有,不愿信其无。尽管正规大医院的医生很明确地说了该如何做,她还是要不停地找各种人各种医生去咨询,甚至找一些根本没有行医资格的江湖郎中,去吃各种偏方验方的保胎药。

这种做法背后的普遍心理是:我知道可能不一定有用,但是万一有用呢? 反正花不了多少钱,反正也没有多大的坏处。因为正规的医生往往会对各种不靠谱的说法和做法说 NO 的,你不给她吃些什么药,打些什么针,她总是觉得不放心。

吃了药,打了针,再不行的话,她自己也好给自己一个交代了,给老公一个交代了,给婆婆一个交代了。所以,保胎不是她一个人的事情,也是婆婆妈妈的事情,也是七大姑八大姨的事情,是整个家族的事情。

> 保胎实在承载了它不应该承载的很多事情,承载了很多医疗以外的事情。

 一出血就住院保胎

阴道少许出血是孕早期常见的症状,也是先兆流产的症状之一,一旦出现这种情况,有些孕妇和医生就会很担心,要求住院保胎。

住院以后就是卧床休息，吃黄体酮，塞黄体酮，打黄体酮，抽血检查，做 B 超检查。

反正床位空着也是空着，你要求保胎就住进来吧。医院的床位使用率也会上升，也有钱赚，患者也满意，保住了你来送锦旗和表扬信，保不住我们也尽力了，好吧，皆大欢喜。

但是，早就有临床研究指出，先兆早产住院保胎和门诊随访治疗是没有差别的，在家和住院治疗以及随访的原则是相同的。

 中医保胎误区

我是西医，对中医保胎不熟悉，不想对中医保胎做任何的评价。但是我想告诉大家，和西医一样，中医在保胎方面也有一些过头的地方。

西医保胎还有统一的标准，中医讲究的是辩证，是个体化的治疗，所以无法像西医一样做随机对照研究，也就无法评价其保胎的效果。保胎保住的就记住了，没保住的就忘记了，这样就慢慢成就了一些著名的保胎专家和保胎方。

有些中医"保胎砖家"很厉害，就靠搭脉开药方，B 超也不看（可能也看不懂）。这很危险，单靠搭脉无法判断是宫内妊娠还是宫外孕，也无法判断胚胎是好还是坏，盲目吃中药保胎是有可能闹出人命的，请各位千万要当心，已经有很多血的教训了。就是你非常喜欢和相信中医也没有问题，但是你至少在吃中药保胎之前明确诊断吧，你至少要做过 B 超吧，现在宫外孕在不到 100 个怀孕的人当中就会有

1 例，盲目保胎是会要闯大祸的。

 保胎要多吃有营养的食物

你去网上查查看，会有很多所谓保胎不能吃的食物，和所谓的推荐的 10 大保胎食物或中药和食物混在一起的配方。

这些都是没有确切循证医学证据支持的，很多都是瞎扯，我都懒得去一个一个地找证据反驳了。保胎时吃的食物和平时没有什么根本的区别，适量、均衡、多样化就可以了。

死胎

生命是顽强的，健康的胎儿无论怎么折腾依然生命力强大，让胎儿死亡是很不容易的一件事，无数的减胎失败的案例充分说明了这一点，孕妇死亡，腹中的孩子依然被抢救存活的案例也有发生。生命也是脆弱的，可能一次宫缩就会让胎心消失。

生命是一个偶然：2000 万～6000 万个精子中的一个杀出重围和卵子结合。

生命是一段旅程：这段旅程可能持续百年，也可能夭折在妈妈的腹中。

生命是一种选择：是上天的自然选择和自然淘汰，临床妊娠早孕流产率为 10%～15%，如果是把临床上较难察觉的生化妊娠也计算在内的话，总的受孕胚胎的丢失率可以高达 60%～70%，进入妊娠中晚期，一般情况下死胎发生率不到 1%。大家从心理上更容易接受流产，对于死胎的接受程度比较低。

因为死胎的发生率相对比较低，而且进入妊娠中晚期以后，可以明显感觉到胎动，许多准妈妈和准爸爸已经和宝宝有了很多的互动，甚至买好了很多的新生儿用品，连名字也取好了。如果这时候再发生死胎，多数人无法接受，也难以面对这残酷的现实。

面对死胎，其实医生往往和患者一样无助和悲哀。

面对死胎，患者在第一时间内需要的往往并不是科学的解释，在她这么无助的时候再正确的科学解释也是苍白无力的，也是多余的。

面对死胎，患者最需要的是关心和安慰。

有时去治愈，常常去帮助，总是去安慰。

——E. L. Trudeau

面对死胎，医务人员需要的是同理心，一句鼓励的话，一个温柔的眼神，一次充满爱的拥抱都能将她从绝望中拉回来。

对于医生来讲，死胎可能是繁忙的工作中遇到的另外一个千分之几的概率，一个冷冰冰的数字而已；但是对于母亲来说，她失去的是一个爱情的结晶，一个长久的承诺，一个和她互动了很久的心爱的宝贝，一个已经有了名字的家庭成员。

我们太忙了，忙得没有时间和耐心停下来倾听患者和家属的心声；

我们太忙了，忙得没有时间和耐心去记住患者的名字；

我们太忙了，忙得没有时间去学习如何向患者和家属披露不良事件，如何和他们一起面对坏消息。

 医生的困境

面对死胎，医生也很难处理。首先不知道该如何向患者和家属交代病情并安慰情绪激动的患者和家属，其次是以现有的手段很难找到真正的胎儿死亡原因，也很难找到证明自己清白无辜的证据。目前对死胎的检查依然停留在组织水平，部分是细胞水平，但是很多死胎的原因是分子水平的，目前的手段太单薄。

关于死胎的一些冷冰冰的数字：

• 从妊娠 20 周到出生后一年的死亡构成比：妊娠 20 ~ 27 周占 24.4%；妊娠 28 周至足月占 23.3%；生后 28 天之内占 34.9%；生后 28 天到 1 岁占 17.7%。

• 2006 年美国妊娠 20 周以后的死胎发生率为 6.1/1000。

• 如果有死胎史的话，下次妊娠死胎再次发生的风险会升高 5 倍。

美国一项对超过 500 例死胎原因的研究发现，死胎最常见的原因有：胎盘早剥、多胎、20 ~ 24 周胎膜早破、子宫胎盘灌注不良、母体血管性疾病、胎儿结构异常和染色体异常、宫内感染、脐带脱垂、脐带狭窄、脐带血栓形成、妊娠高血压疾病、糖尿病、抗心磷脂抗体综合征。这个多中心的研究对每一例死胎都进行了尸体解剖，对胎盘进行了组织病理学检查，对母亲和胎儿的血液／组织进行了相应的检查，包括染色体核型分析。即使如此，其中24%的死胎病例依然找不到原因。

 患者和家属应该如何正确对待死胎

尊重大自然的自然选择和自然淘汰的法则；配合医生进行相应的检查，寻找死胎的原因，这包括死胎的尸体解剖、胎盘组织病理学检查、血液／组织的检查、死胎以及父母双方染色体的检查等。但遗憾的是，我们国家多数医院缺乏对于死胎原因进行系统检查和研究的手段和能力，即使做了检查，也不一定能找到真正的原因。

不要过分指责医生：与医院和医生吵闹既无益于身体的恢复，也无助于解决问题。不要指责医生没有及时做剖宫产手术，事实证明剖宫率的升高并没有伴随死胎发生率的下降。

不要过度自责：死胎的发生往往是有病理基础的，目前的临床手段难以很好地进行预测和预防，准妈妈不必纠结于过往的一些细节而自责。发生死胎以后，医生和家人要多关心患者，帮助其恢复身体，尽量查明原因，准备尝试下次怀孕。在经过必要的检查和身心恢复以后，不必等待太久就可以尝试再次怀孕了。

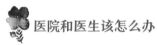医院和医生该怎么办

应该加强对死胎的研究，尽量查明原因，以便于在下次妊娠时预防死胎的再次发生。死胎不是每个医生都可以看的，应该由受过相关培训，有相关经验的母胎医学／胎儿医学专科医生接手。

应该培训医生，让所有医生学会如何向患者和家属披露"坏消息"，并对其进行必要的心理干预。

引产

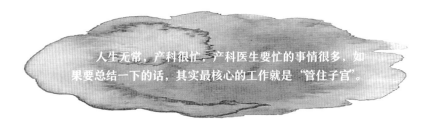

人生无常，产科很忙，产科医生要忙的事情很多，如果要总结一下的话，其实最核心的工作就是"管住子宫"。

如果子宫过早的收缩，就是"早产"，医生需要管住子宫，不让它乱动；如果过了预产期超过一周以上还没有动静，就需要让安静的子宫动起来，这就是"引产"；如果孩子分娩出来以后子宫收缩不好，引起"产后出血"，就需要想办法尽快让子宫收缩起来。

早产的发生率为 5% ~ 8%，产后出血的发生率为 5% ~ 10%，引产的比例大约为 25% ~ 30%，所以产科医生平时忙得最多的一件事情就是引产。

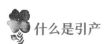 **什么是引产**

引产是指在自然临产前刺激子宫收缩，使产程发动，以达到胎

儿娩出的目的，引产是否成功主要取决于子宫颈成熟程度。

 谁需要引产

引产的主要目的是保护母亲和孩子，在临床上需要引产的孕妇主要包括但并不仅仅局限于以下的一些情况。

延期妊娠：妊娠达到或超过 41 周的孕妇应予引产，主要目的是降低围产儿死亡率。

妊娠期高血压疾病：妊娠期高血压、轻度子痫前期患者妊娠满37 周，重度子痫前期妊娠满 34 周或经保守治疗效果不明显或病情恶化，子痫控制后无产兆，并具备阴道分娩条件者。

母体合并严重疾病需要提前终止妊娠：如患有糖尿病、慢性高血压、肾病等内科疾病并能够耐受阴道分娩者。

胎膜早破：足月妊娠胎膜早破 2 小时以上未临产者。

胎儿及其附属物因素：包括胎儿自身因素，如严重胎儿生长受限（FGR）、死胎及胎儿严重畸形；附属物因素，如羊水过少、生化或生物物理监测指标提示胎盘功能不良，但胎儿尚能耐受宫缩者。

 引产前医生会做些什么事情

引产不是很随便的一件事，在引产之前医生需要做很多的准备工作，除了要和患者或家属进行沟通以外，还要做以下的事情。

1. 仔细核对引产指征和预产期：防止医源性的早产和不必要的引产。

2. 判断胎儿成熟度：如果胎肺未成熟，情况许可，尽可能先行促胎肺成熟后再引产。

3. 详细检查骨盆情况：包括骨盆大小及形态、胎儿大小、胎位、头盆关系等，排除阴道分娩禁忌证。

4. 进行胎儿监护：在引产前应行胎心监护和超声检查，了解胎儿宫内状况。

5. 评估并发症情况：对于妊娠合并内科疾病及有产科并发症的患者，需要在引产前充分评估疾病严重程度及经阴道分娩的风险，并进行相应检查，制订详细的处理方案。

6. 医护人员的基本要求：医护人员应熟练掌握各种引产方法及其并发症的早期诊断和处理，要严密观察产程，做好详细记录，引产期间需配备行阴道助产及剖宫产的人员和设备。

 引产的具体步骤

做好以上的准备工作，就可以计划引产了。引产分两个步骤，首先是促宫颈成熟，然后是刺激子宫收缩。引产成功与否的关键因素是宫颈成熟度，宫颈成熟度越高，引产的成功概率越高。用通俗的语言来讲，宫颈就是"产门"，如果这个门打不开，孩子就出不来。

促宫颈成熟：宫颈成熟是指发生于分娩前的宫颈管软化、变薄和宫口扩张的过程。如果宫颈成熟，就可以直接刺激子宫收缩，如果宫颈不成熟，还需要用机械方法和药物来促进宫颈的成熟。

常用的促宫颈成熟的药物主要是前列腺素制剂，包括可控释地诺前列酮栓、米索前列醇。促进宫颈成熟的机械性方法包括低位水囊、Foley 管、昆布条、海藻棒等，需要在阴道无感染及胎膜完整时才能使用。主要是通过机械刺激宫颈管，促进宫颈局部内源性前列腺素合成与释放，进而促进宫颈管软化成熟。

刺激子宫收缩：小剂量静脉滴注缩宫素是最为安全、常用的引产方法，也就是大家所谓的打"催生针"。医生可以根据每位产妇的具体反应情况调整剂量和滴速来达到有效的子宫收缩频度和强度。

人工破膜术是用人工方法使胎膜破裂，刺激内源性前列腺素和缩宫素释放，诱发宫缩。

 引产安全吗

引产是最常见的产科操作，采用的都是比较成熟和安全的方法，引产和自动临产的区别相当于一个是汽车自己发动后行驶，一个是汽车没有自己发动，有人在后面推一把，一旦汽车发动以后，后面行驶起来是一样的。

 引产成功的预测

目前，公认的评估宫颈成熟度最常用的方法是 Bishop 评分法，评分 < 6 分提示宫颈不成熟，如果对宫颈评分 < 6 分的孕妇进行引产，其对比自然临产者，剖宫产率增加 2 ~ 3 倍。评分 ≥ 6 分提示宫颈成熟，评分越高，引产的成功率越高，如果宫颈评分 ≥ 9 分，意味着宫颈成熟，其引产阴道分娩成功率类似自然临产者。一般的

处理原则是，如果宫颈评分 < 6 分，需要促宫颈成熟。

　　当然，引产不会是百分之百的成功，从以往的经验来看，引产的成功率在 70% ~ 80%，也就是说引产失败率大约为 20% ~ 30%，不成功的话就需要行剖宫产结束分娩。如前所述，引产成功率在相当程度上取决于宫颈的成熟度，所以在刺激子宫收缩之前要多一些耐心，最好是宫颈足够成熟以后再引产。

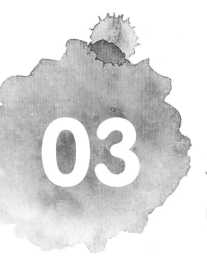

03 生产

见证奇迹的时刻

生产就是劳动力，
生产不能躺着。
你得起身活动，
活动有利于生产。

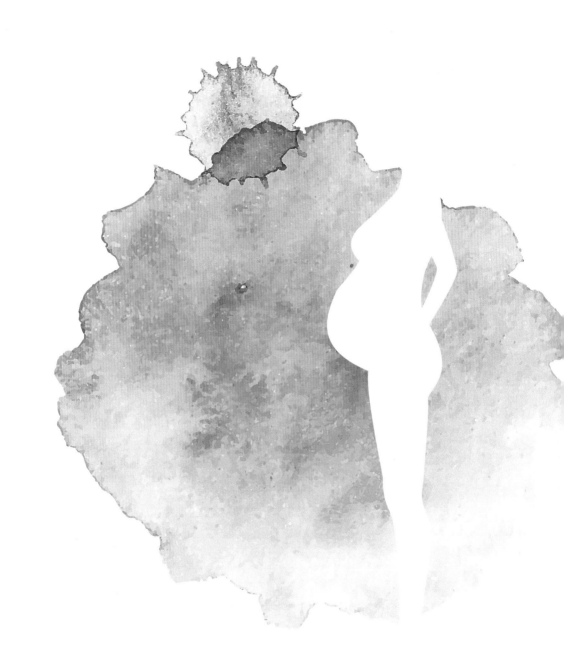

分娩计划

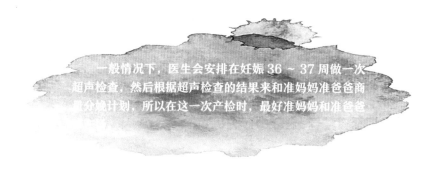

一般情况下，医生会安排在妊娠 36 ～ 37 周做一次
超声检查，然后根据超声检查的结果来和准妈妈准爸爸商
量分娩计划，所以在这一次产检时，最好准妈妈和准爸爸

在这次产检时，首先是根据母亲和胎儿的情况确认分娩方式，一般来说有三种选择：阴道分娩、阴道试产放松剖宫产指征、剖宫产。如果是没有医学指征，母亲要求的剖宫产，一般安排在妊娠39周左右手术。如果是有指征的剖宫产，母亲和胎儿的情况稳定的话，一般安排在 37 ～ 39 周之间，部分患者由于病情需要，会在 37 周之前行剖宫产，具体原因和理由医生会和准妈妈和准爸爸商量。

如果确认了是阴道分娩或阴道试产，就需要和医生确认一些细节了，包括但不仅仅局限于以下内容。

· 自由体位待产：如果情况许可的话，我希望在待产过程中能够下床走动，采取任何我觉得舒适的体位。

· 分娩镇痛：我希望自然分娩，不想使用止痛药或硬膜外麻醉或我希望使用硬膜外麻醉镇痛，越早越好。

· 会阴侧切：除非是为了孩子安全，我不希望行会阴侧切或我宁愿做会阴侧切也不愿意冒会阴撕裂的风险。

· 分娩方式：我希望传统体位分娩或自由体位分娩或水中分娩。

· 分娩后我想立即抱住孩子并进行母乳早吸吮。

当然，如果医院条件许可的话，你还可以提一些更加"过分"的要求，例如在分娩时播放你最喜爱的音乐，点燃你最喜欢的香薰，允许你老公为你朗诵情诗。

分娩计划可以在门诊病史上写下来，也可以事先打印好，让准妈妈打钩选择。

脐带绕颈

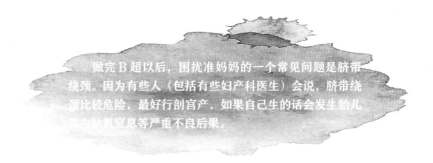

做完 B 超以后，困扰准妈妈的一个常见问题是脐带绕颈。因为有些人（包括有些妇产科医生）会说，脐带绕颈比较危险，最好行剖宫产，如果自己生的话会发生胎儿宫内缺氧窒息等严重不良后果。

这种说法让很多准妈妈无所适从，倍感焦虑，因为不单单是网上在说，身边的朋友在说，就连一些妇产科医生也这么说。对于这种谣言，大家的心态往往是宁愿信其有，不愿信其无。真是又应了一句老话：真话没人信，谬误传千里！为了减轻大家的烦恼，我就再做一次谣言粉碎机吧。

脐带绕颈的英文对应词是 Nuchal Cord，也被称为 Cord Around Neck（CAN），有些医院对于脐带绕颈采取所谓暧昧态度，就是在超声报告上不写中文，只写缩写 CAN 给医生看。如果是绕颈一圈，就写 CAN1，绕颈两圈就写 CAN2，依此类推。其实，脐带绕颈并不像传说中的那么可怕，以下是国外最新权威文献的结论：

 脐带绕颈很常见

脐带绕颈很常见，可以绕颈一圈，也可以绕颈数圈，可以松，也可以紧，在所有妊娠女性中，脐带绕颈的发生率大约为15% ~ 30%。脐带可以在任何时候绕到胎儿颈部，绕好以后既可能持续存在，也可能会随时绕出来。

 脐带绕颈并没有显著增加胎儿新生儿不良预后

大量的证据提示，脐带绕颈并没有显著增加胎儿或新生儿不良预后，只是少数的个案报道认为脐带绕颈和胎儿新生儿不良预后相关，但是这些报道往往是回顾性的，病例数比较少，因此证据并不充分。

样本量大的前瞻性研究并没有发现脐带绕颈会显著增加胎儿新生儿不良预后，但是回顾性的少数个案报道认为脐带绕颈和胎儿新生儿不良预后有关。为什么会出现这种情况？

根据美国2005年的统计数据，死胎的发生率大约为6‰，死胎的原因很多也很复杂，如果只是进行大体的尸体解剖的话，很难寻找到真正的原因。由于每3 ~ 5个胎儿就会有一个是脐带绕颈，所以在无法找到真正原因的前提下，脐带绕颈就成了替死鬼，多数情况下脐带绕颈是被冤枉的。因为如果脐带绕颈真的是有些人认为的那样是胎儿新生儿不良预后的原因，为什么前瞻性研究无法证实呢？小样本个案报道的脐带绕颈和胎儿新生儿不良预后（包括死胎）有关的主要原因应该是伴随关系，而不是因果关系，因为脐带绕颈的发生率太高了，一旦发生死胎，脐带绕颈很容易被拿来说事。

真正和胎儿新生儿不良预后有一定关系的是脐带真结，但是脐带真结的发生率很低，而且超声的检出率也不高，因此筛查的意义不大。

现在大家应该可以明白国外的最新文献为什么不推荐常规筛查脐带绕颈，即使做超声时发现脐带绕颈也不推荐写入报告了吧。

如果患者询问，可以告知脐带绕颈是常见现象，通常会自行消除，即使持续存在的话，也不会明显增加不良妊娠结局。

所以，我们医院已经不在超声报告中描述脐带绕颈的情况了，因为绕颈很常见，而且绕颈可能会随时发生，也可以随时消除。我们无法对脐带绕颈进行很好的监测和随访，现在检查没有看见绕颈，你怎么能保证明天不会绕颈？今天绕颈，你怎么能说胎儿不会明天绕出来？

既然脐带绕颈不会显著增加胎儿新生儿不良结局，干嘛要去做呢？发现了又该多久随访一次呢？又该如何向准妈妈解释呢？解释不清楚又会增加准妈妈的心理负担，又会增加剖宫产率，劳民伤财又何苦呢？

算了吧，别做了吧，也别问了吧，越简单，越快乐！

臀位转胎位

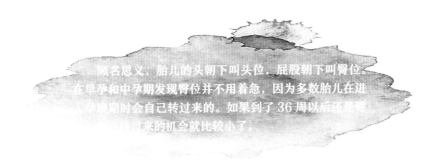

顾名思义，胎儿的头朝下叫头位，屁股朝下叫臀位。在早孕和中孕期发现臀位并不用着急，因为多数胎儿在进入孕晚期时会自己转过来的。如果到了36周以后还是臀位，转过来的机会就比较小了。

在所有的准妈妈中，到了孕晚期大约会有3%～4%是臀位，以前臀位也是可以经阴道分娩的，但是由于臀位阴道分娩时发生胎儿后出头困难的风险比较大，所以现在医生看到臀位基本上是推荐剖宫产的。对于那些不想做剖宫产的准妈妈来说，还是有些方法可以用来纠正臀位的，办法总比困难多！

 胸膝卧位有用吗

如果你去网上查一下，就会看到不少人推荐一种叫做胸膝卧位的方法来纠正臀位。有些研究认为，胸膝卧位可以帮助增加胎儿从臀位转为头位的概率，但是综合多项随机对照研究的 meta 分析认为，做与不做胸膝卧位没什么显著差别。目前多数临床医生的态度是，虽然没有很好的证据支持，但是胸膝卧位也没有什么害处，对于想转胎位的准妈妈来说，不妨在 32 ～ 36 周之间试试看。

 是不是可以尝试艾灸或针刺穴位转胎位

对至阴穴艾灸或针刺帮助臀位转胎位已经有了比较长的历史，不仅仅是中国人在做，国外也有不少学者对此进行了研究。如果你去查看文献的话，就会发现大家的结论不一致，但是多数的研究提示在促进臀位转为头位的效果方面，穴位的艾灸或针刺要优于胸膝卧位。由于穴位艾灸方法简单，具有非侵入性、准妈妈可以自己在家做、无不良反应，虽然循证医学的证据级别还不是太高，但还是有不少的医生愿意推荐给患者，不少准妈妈也乐于尝试。

 外倒转

对于臀位，最有效的纠正方法是外倒转（ECV），就是医生在超声的监护下，用两只手在腹部连续推动胎儿，使之转为头位。外倒转一般在妊娠 36 ～ 37 周左右进行，一是在此之前胎儿有自己转过来的可能性；二是在这个孕周羊水的量还比较充足，可以有足够的空间让胎儿在宫内旋转；三是一旦发生少见的意外状况(胎盘早剥、胎膜早破、脐带缠绕)，可以做紧急剖宫产娩出胎儿，这个阶段胎儿已经成熟，不用担心早产儿的后果。

也有些医院对于外倒转的孕周不设上限，即使是孕周达到39～40周，只要符合条件，都可以进行外倒转的尝试。对于子宫比较敏感的准妈妈，在进行外倒转之前可以口服一些宫缩抑制药物，也有人推荐采用腰硬联合麻醉放松子宫，提高外倒转的成功率。

文献报道的臀位外倒转成功率差别比较大，为30%～80%，这取决于很多因素。在有经验的医生手里，臀位外倒转的成功率可以达到70%以上，经产妇外倒转的成功率要比初产妇高。外倒转最好还是要找有经验的医生，因为在进行外倒转之前需要做超声检查进行评估，不是每个臀位都可以进行外倒转的，还是有一定的禁忌证。在外倒转之前还要进行知情同意的谈话，告知相关风险，毕竟外倒转也是一种操作。

羊水过多与羊水过少

羊水可不是普通的水，它对于胎儿的正常生长和发育至关重要，而且在民间还有一些关于羊水来源的说法，说出来可能会让各位大跌眼镜。其实在进入妊娠中期以后，羊水的主要来源是胎儿的尿液，另外一个次要来源是胎肺分泌的液体。

在进入妊娠晚期，胎儿每天产生的尿液可以超过 1000ml，这么多的羊水必须有个出路，不然的话会导致羊水过多。羊水吸收的主要途径是胎儿吞咽，说白了就是"怎么尿出来的，得怎么喝下去"，不能随地大小便是有道理的吧。如果胎儿在宫内就"大便"的话，也得混着小便一起吞咽下去。

不过别太纠结，胎儿的尿液和胎粪是比较干净的，羊水还有抑菌的作用。羊水的另外一个次要吸收途径是胎盘表面的血管。

羊水的功能

羊水可以给胎儿提供一个活动空间，这对于胎儿肌肉骨骼系统的发育很重要；胎儿能正常吞咽羊水对于其胃肠道的发育也很重要，羊水还可以给胎儿提供一个恒温的保护环境，使胎儿免于受子宫的直接压迫，以及在孕妇的腹部受冲击时使胎儿免受伤害。羊水还有另外一个特殊的抑菌功能，使胎儿宫内感染的机会下降。

 羊水过多

临床上无法直接测量羊水量，常用的判断羊水量的辅助方法是超声检查，如果使用单一最大羊水池作为标准的话，超过 8cm 就是羊水过多；如果使用羊水指数的话，超过 25 就是羊水过多了。

羊水过多的发生率在 1% ~ 2%，最常见的原因有胎儿畸形、双胎和糖尿病，最常见的和羊水过多相关的胎儿畸形包括中枢神经畸形（例如无脑儿）和消化道异常（例如食道闭锁、十二指肠闭锁）。

在出现羊水过多时，最重要的是寻找原因，包括超声专家进一步进行详细的胎儿结构检查，必要时做 MRI 检查以及胎儿染色体检查。即使做了全面详细的检查，仍有大约 70% 的羊水过多是找不到明确原因的。

羊水过多的严重并发症包括胎膜早破、早产、胎盘早剥、宫缩乏力导致的产后出血等。如果没有其他母亲和胎儿指征的话，羊水过多在多数情况下是不需要干预的。如果短期内羊水量明显增加，导致母亲严重不适、呼吸困难的话，可以考虑羊膜腔穿刺放羊水。

对于多数的有羊水过多的准妈妈来讲，不需要过度担心，因为不明原因的羊水过多、轻度的羊水过多、没有发现胎儿畸形的羊水过多的宝宝的预后多数比较好。

 羊水过少

如果使用单一最大羊水池作为标准的话，≤ 2cm 就是羊水过少；如果使用羊水指数的话，≤ 5 就是羊水过少了。羊水过少的发生率在 1% ~ 2%，最常见的原因有胎儿畸形（主要是肾脏发育异常）和胎盘发育不良导致的胎儿尿量减少（往往会伴有胎儿生长发育落后）。

与羊水过多相比，羊水过少相关的不良围产儿预后发生率更高，包括胎儿畸形、早产、死胎、胎儿肺发育不良等。

在处理方面，主要是寻找病因，加强监护，必要时及时终止妊娠。国外有些医疗机构会做羊膜腔液体灌注，延长孕周、减少并发症，国内做的比较少。

前置胎盘

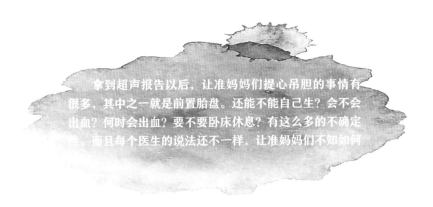

　　拿到超声报告以后，让准妈妈们提心吊胆的事情有很多，其中之一就是前置胎盘。还能不能自己生？会不会出血？何时会出血？要不要卧床休息？有这么多的不确定性，而且每个医生的说法还不一样，让准妈妈们不知如何

　　前置胎盘的发生率说法不一，有人报道在孕 11 ~ 14 周做超声时，胎盘边缘达到或覆盖宫颈内口的比例为 42%，到了 20 ~ 24 周时这一比例为 3.9%，足月时这一比例进一步降低到 1.9%。所以，在早孕超声检查时发现胎盘位置低并不需要担心，因为随着子宫的增大，多数胎盘位置会逐渐向上移行。

　　但是如果在中孕时胎盘覆盖内口超过 15mm 以上的话，足月时依然为前置胎盘的概率明显增高，而且覆盖宫颈内口的距离越大，剖宫产的概率越高。

究竟是否可以经阴道分娩，还需要在 35 ~ 36 周时进行超声检查，请注意，前置胎盘诊断的黄金标准是经阴道超声检查（TVS），因为经腹部超声检查（TAS）的假阳性率比较高。如果胎盘边缘距离宫颈内口的距离 > 20mm，可以经阴道试产，而且阴道分娩的成功率很高。如果胎盘边缘距离宫颈内口的距离在 0 ~ 20mm 之间，剖宫产的概率会比较高，但是依然有阴道分娩的机会，这取决于患者在临产前或产程中是否有阴道出血或其他情况。

在进入妊娠中晚期，有些完全性前置胎盘或部分性前置胎盘患者会有出血，对于少量出血，可以暂时不需要住院观察，因为有研究发现住院和在家观察的临床结局没有显著差异。但是对于出血量中等或偏多的患者，还是住院观察比较安全。即使是住院，也不需要绝对卧床休息。

对于胎儿尚未成熟的前置胎盘患者，有人尝试用宫颈环扎的方法来减少出血和延长孕周，但是目前的证据尚不支持这么做。

在前置胎盘中，风险比较大的是上次剖宫产史，胎盘种植在子宫瘢痕上，这种情况很容易发生胎盘植入，在分娩时容易导致大出血和子宫切除。遇到这种情况，一定要到有抢救条件的大医院就诊。

"帆状胎盘"

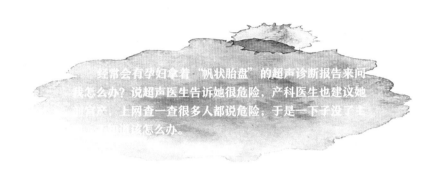

经常会有孕妇拿着"帆状胎盘"的超声诊断报告来问我怎么办？说超声医生告诉她很危险，产科医生也建议她剖宫产，上网查一查很多人都说危险；于是一下子没了主意，不知道该怎么办。

为了解答患者的疑惑，我专门上网了解了一下，发现网上的确是有很多的讨论，不仅仅是患者对"帆状胎盘"有误解，不少医生对患者的回答和建议也是错误的，这些"砖家"的误导使得很多孕妇非常担心。

其实"帆状胎盘"并不像大家想象的那么可怕，多数人也根本不需要做剖宫产手术。

 "帆状胎盘"还是"帆状脐带插入"

其实"帆状胎盘"这个说法是不准确的，正确的说法应该是"帆状脐带"或者是"帆状脐带插入",这个定义的主角是脐带,不是胎盘。因为胎盘还是圆的,不是帆状的,不过是脐带在插入胎盘的那一段没有了华通氏胶的保护,只剩下附着在羊膜上的血管。

"帆状脐带插入"有那么可怕吗

在单胎妊娠中,"帆状脐带插入"的发生率大约为 1%,但是在单绒毛膜双胎中,"帆状脐带插入"发生率会高达 15%,在前置胎盘中的发生率会高于正常位置的胎盘。

由于血管附着在羊膜上面,如果发生胎膜的破裂的话,就会导致血管的破裂和出血,这会导致胎儿在数分钟内死亡。但是这种情况并不常见,其发生的两个前提条件是:有帆状附着的血管,血管位于或靠近宫颈口,这就是所谓的"血管前置"。如果只有帆状附着的血管,但是并不存在"血管前置",一般情况下发生血管破裂的概率很小。

虽然"帆状脐带插入"并不像大家想象的那么可怕,但是还是要引起重视。这种附着在胎膜上的血管还会容易扭结和受压,导致胎儿的血供减少、胎心变化,如果这种情况持续存在,可能会导致胎儿的死亡。

在单绒毛膜双胎中,帆状附着被认为和胎儿生长受限以及胎儿生长不一致有一定的关系,所以要定期随访。

临床上并不推荐常规对脐带的胎盘插入部位进行检查和评估,因为在低风险孕妇中进行筛查会额外消耗更多的时间和精力,并没有证据显示这样做有更多的益处，反而会增加孕妇的焦虑，导致过度的产前监测和不必要的干预。

也没有证据显示早一点引产或选择性剖宫产会改善围产儿结局，多数的专家意见是自然临产和阴道分娩。但是一般不建议等待至40周以上，因为孕40周以后羊水量会减少，这样附着在胎膜上的血管更容易受压。

 "帆状脐带插入"的临床处理原则

如果发现脐带帆状附着，临床的处理建议是：

• 对胎儿的结构进行详细的超声检查，包括评估是否有前置血管存在，如果存在前置血管，需要择期行剖宫产。

• 每4～6周评估一次胎儿的生长发育情况，及时发现胎儿生长受限和胎儿生长不一致。

• 36周以后每周进行至少一次的胎心监护检查，了解是否存在因为血管扭结或压迫而导致的胎心率的变化。

• 一旦临产，及时入院观察，持续行电子胎心监护，发现可能存在的胎儿宫内缺血缺氧的情况。

• 如果没有自然临产，在40周引产。

绝大多数的帆状脐带并不可怕，也不需要常规做剖宫产，但是需要在临产以后密切观察。

"球拍状胎盘"

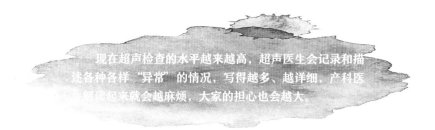

现在超声检查的水平越来越高，超声医生会记录和描述各种各样"异常"的情况，写得越多、越详细，产科医生解读起来就会越麻烦，大家的担心也会越大。

说完了"帆状胎盘"，大家又开始不停地追问"球拍状胎盘"是咋回事，我简单地回复过几句，但是还是有很多的人不放心。

"球拍状胎盘"会让大家误以为是胎盘出了问题，其实出问题的是脐带的插入。无论是"帆状胎盘"，还是"球拍状胎盘"，胎盘还是原来的胎盘，正常的胎盘，是脐带的插入部位不正常。

"球拍状胎盘"是脐带插入胎盘时附着于胎盘边缘上，脐带还是原来的那一根脐带，血管还是位于脐带中。

"球拍状胎盘"和"帆状胎盘"的发生率差不多，为 0.1% ～ 15%，在双胎和三胎中，脐带插入异常的发生率高于单胎。

根据文献报道,超声诊断脐带插入异常的灵敏度大约在40%(也就是说通过超声检查,大约有40%的脐带插入异常可以被发现,当然这一比例随着医生的重视和水平的提高会明显提高),特异度95%(也就是说诊断为脐带插入异常的人,有95%被证实是正确的诊断)。

在大孕周时脐带插入异常不太容易发现,诊断脐带插入异常的最佳时间是在早孕期的末期和中孕期的初期。

 ### "球拍状胎盘"和"帆状胎盘"有区别吗

当然有区别啦,"帆状胎盘"比"球拍状胎盘"的风险更大一些。无论哪一种脐带插入异常,只要没有血管前置,都没有什么问题,理论上讲都可以自己阴道分娩。

但是其中"帆状胎盘"的血管呈散发放射状分布在胎膜上,任何部位的胎膜破裂都有可能导致血管的破裂出血,引起胎儿的急性失血。"帆状胎盘"更容易发生血管前置,前置血管容易发生血管的受压甚至破裂,导致胎儿宫内缺氧甚至死亡,"帆状胎盘"与胎儿生长受限、早产、分娩时胎心率异常相关。

而"球拍状胎盘"的脐带还是正常的一根脐带,是脐带插入在胎盘边缘上,血管有脐带的保护,不容易发生伴随胎膜破裂而出现的血管破裂,而且"球拍状胎盘"发生血管前置的概率是低于"帆状胎盘"的。

"球拍状胎盘"比"帆状胎盘"更加让人放心,可以放心自己生。一旦确认是血管前置,还是建议剖宫产。

熊猫血型

人类血型的分类系统有好几种，最常用的是 ABO 血型分类，还有一种是 Rh 血型分类。Rh 因子是一种可以在红细胞表面上出现的蛋白，大多数人的红细胞表面有 Rh 因子，被称为 Rh 血型阳性，少数人的红细胞表面缺乏 Rh 因子，也就是 Rh 血型阴性，由于罕见，Rh 阴性血型又被称为"熊猫血型"。

在欧美国家，Rh 阴性的比例大约占人群中的 15%，中国维吾尔族人群中 Rh 阴性血型大约为 5%，汉族人的 Rh 阴性血型比较少见，大约只占了人群中的 3/1000，如果同时考虑 ABO 和 Rh 血型系统，在汉族人群中寻找 AB 型 Rh（－）同型人的机会不到万分之三。

 Rh 血型是如何遗传的

Rh 因子取决于父母的基因，如果母亲的血型是 Rh 阴性，父亲的血型是 Rh 阳性，孩子的血型既可以是 Rh 阳性，也可以是 Rh 阴性。如果父母双方都是 Rh 阴性血型，孩子的血型就会是 Rh 阴性，而不会是 Rh 阳性。

 Rh 阴性孕妇面临的问题

母亲自身的问题：由于血型罕见，一旦在分娩期发生大出血，血源就会比较紧张。一般情况下血站的 Rh 阴性血的库存数量比较少，由于还要考虑到 ABO 血型的配型，可供选择的余地就会更小。因此，对于有大出血风险的 Rh 阴性孕妇，事先做好备血的预案十分重要。

对胎儿的不良影响：对于 Rh 阴性的母亲来讲，如果孩子的血型是 Rh 阴性，就没有什么问题，如果孩子的血型是 Rh 阳性，就被称为 "Rh 血型不合"。如果 Rh 阳性胎儿的血液进入 Rh 阴性孕妇的体内，就会刺激孕妇体内产生针对 Rh 因子的抗体，导致孕妇的 "Rh 致敏"。

"Rh 血型不合" 对于第一个孩子来讲不会有什么影响，因为孩子在母亲体内产生足够多的抗体之前已经出生了。如果在第一次妊娠时不采取预防措施的话，母亲体内就会产生很多针对 Rh 因子的抗体，下次怀孕时如果胎儿仍然是 Rh 阳性的话，就会容易发生比较严重的不良后果。

 哪些情况下 Rh 阴性孕妇体内会产生抗体

正常情况下母亲和胎儿的血液循环是相对隔离，互不相通的，但是在妊娠和分娩过程中，少量的胎儿血液还是有可能进入母亲的血液循环。

除了分娩过程以外，在以下一些情况下，胎儿血液也有可能进入母亲的体内，例如羊膜腔穿刺、绒毛膜活检、妊娠期出血、臀位的外倒转、妊娠期腹部的冲击伤等。

不仅仅是足月妊娠会导致 Rh 阴性母亲的致敏，如果胚胎是 Rh 阳性的话，即使是发生了自然流产、宫外孕，或者是进行了人工流产，母亲体内依然有可能产生 Rh 抗体。

 胎儿宫内溶血是如何发生的

如果 Rh 致敏的母亲再次怀孕，她体内的 Rh 抗体会穿过胎盘进入 Rh 阳性胎儿的体内，攻击胎儿的红细胞，导致红细胞的破坏。随着红细胞破坏的增多，胎儿会出现不同程度的溶血，导致溶血性贫血。随着血色素水平的下降，胎儿会出现局部或全身性的水肿，严重情况下会出现胎儿的心衰甚至死亡。

 如何对胎儿进行监测

首先，需要对母亲进行检查，了解其外周血中是否有 Rh 抗体，并对抗体的水平进行定期监测。

其次，通过超声检查来了解是否存在胎儿宫内溶血的情况，并对胎儿宫内溶血的程度进行判断，超声检查主要关注的指标是胎儿的大脑中动脉血流变化和胎儿的水肿情况，以及胎盘的增厚和水肿情况。

如何预防 Rh 致敏

对于 Rh 阴性的孕妇，可以注射 Rh 免疫球蛋白来预防 Rh 抗体的产生，这样下一次妊娠时 Rh 阳性的胎儿就不会发生抗原抗体反应导致的溶血。但是如果抗体已经产生，再注射 Rh 免疫球蛋白就没有作用了，所以关键在于预防。

 何时注射 Rh 免疫球蛋白

对于 Rh 阴性的孕妇，在以下几种情况下需要注射 Rh 免疫球蛋白：

• 在妊娠 28 周时注射，以预防致敏的发生。

• 如果分娩的是 Rh 阳性的孩子，需要在 72 小时之内进行注射。

• 在自然流产、人工流产、宫外孕以后注射。

• 在羊膜腔穿刺、绒毛膜活检以后注射。

 如果母亲已经发生 Rh 致敏，胎儿是 Rh 阳性该如何处理

对于 Rh 致敏的母亲，需要进行严密监测，除了进行定期的抗体检查以外，还需要进行超声检查来判断是否有宫内溶血以及溶血的程度。如果溶血情况严重，可能需要进行宫内输血，必要时提早终止妊娠。

 中国 Rh 阴性孕妇处理的困境

预防 Rh 阴性孕妇致敏最关键的药物是 Rh 免疫球蛋白

（RhoGAM），由于中国 Rh 阴性的人群比较少，使用的量比较少，因此国外的制药公司不愿意花那么长的时间和那么多的精力来通过中国内地药监的注册以进入中国市场。

目前解决这一问题的方法是患者自己从中国香港购买，或者是到中国境内的外资诊所去注射。

在这一难题得到解决之前，还有一些折中的方法来帮助我们尽量减少 Rh 免疫球蛋白的用量。

可以在 28 周之前通过母亲外周血无创胎儿 DNA 检测的方法来提前判断胎儿的 Rh 血型，如果胎儿是 Rh 阴性，就不需要注射 Rh 免疫球蛋白了。

如果无法事先判断胎儿的 Rh 血型，可以在新生儿出生以后尽快测定其 Rh 血型。因为原则上是在分娩后 72 小时以内注射 Rh 免疫球蛋白就可以，如果早点知道新生儿的 Rh 血型是阴性，就可以少注射一针。

早产的预防

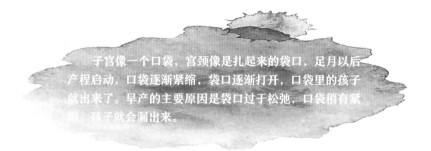

　　子宫像一个口袋，宫颈像是扎起来的袋口，足月以后产程启动，口袋逐渐紧缩，袋口逐渐打开，口袋里的孩子就出来了。早产的主要原因是袋口过于松弛，口袋稍有紧缩，孩子就会漏出来。

 背景

　　早产是全球围产儿患病与死亡的首要病因，据文献报道，75%的围产儿死亡归结于早产。美国 37 周之前的早产率约为 12%，中国约为 8%，不过请注意，包括美国在内的发达国家的早产孕周定义为 24～37 周，而中国则采用WHO的定义，早产孕周为 28～37 周。所以在比较中国和美国早产儿存活率时千万不要有中国早产儿救治水平和美国相比较并不差的结论，因为多数的早产儿死亡和严重致残发生在孕 24～28 周的早产儿。既然治疗效果差，预测和预防就显得更加重要。

机制

要想预防早产，得先预测哪些孕妇容易发生早产，目前比较靠谱的预测指标有两个，一个是早产病史，另外一个是经阴道超声下对宫颈管长度的测量。

目前常用的预防早产的方法有三种：孕激素的作用机制是让口袋（子宫）更加安静，不要乱收缩；宫颈环扎是扎紧袋口（宫颈）；宫颈托的作用是压迫及支持宫颈，而且通过改变颈管轴向转移子宫对宫颈内口的作用力，预防宫颈内口的进一步开大，这样孩子就不会太早出来。

孕激素：已经有循证证据证实，对有早产史或超声下测量宫颈短的单胎孕妇使用孕激素可以降低约 1/3 的早产风险，但对双胎或足月前胎膜早破者目前尚不支持使用。能够预防早产的孕激素主要为 17α 羟己酸孕酮酯、微粒化孕酮凝胶和阴道黄体酮凝胶。相比阴道放置的黄体酮凝胶，证据更加支持 17α 羟己酸孕酮酯的每周肌内注射，只是国内尚没有这种肌内注射的药物。

虽然有一定的效果，但并不能将补充孕激素作为预防早产的一种万能药，据文献报道，即使选择最适宜人群，孕期补充孕激素也仅能将美国的早产率降低不到 2%（从 12.1% 降低至 11.8%）。

其实预防早产的目标太高，能够延长孕周，提高早产儿的存活率就已经很不错了。

宫颈环扎：有临床研究证实，通过宫颈环扎术可以降低两种人群的早产率，一是对宫颈功能不全者进行预防性宫颈环扎，二是对有早产或晚期流产史，妊娠 24 周前宫颈长度 < 25mm 的单胎妊娠行环扎术。

宫颈功能不全的诊断需要结合病史和经阴道超声下宫颈长度的测量综合判断。对于比较明确的宫颈功能不全，需要行 20 例宫颈环扎术方能预防 1 例 33 周之前的早产。对于宫颈锥切术后患者，目前的研究认为预防性或紧急宫颈环扎不能降低这类人群自发性早产的发生率。

对双胎妊娠，目前的证据认为宫颈环扎非但不能预防早产，反而增加了双胎妊娠的早产率。

宫颈托：宫颈托是近几年比较热门的一种方法，由于其无创伤性、操作简便、副作用小不增加感染、患者耐受性好而非常受欢迎。宫颈托预防早产的主要证据来源于 2012 年发表于《柳叶刀》杂志上的随机对照研究（PECEP 研究），研究结论为孕中期宫颈长度 ≤ 25mm 的单胎妊娠使用宫颈托可以降低早产发生率（12% vs 27%）。对于宫颈托在双胎妊娠中早产预防的价值，多数研究持肯定态度，对宫颈短者可以延长孕周 4 周左右。2013 年，荷兰对 823 例 16 ~ 20 周宫颈短的双胎孕妇进行了随机对照研究，结果发现宫颈托治疗组 32 周之前的早产率（14% vs 29%；RR=0.49）、不良新生儿预后发生率（12% vs 29%；RR=0.40）及出院前新生儿死亡率（2% vs 15%；RR=0.13）均显著低于对照组。

对于宫颈锥切术后的孕妇，观察性研究显示宫颈托联合阴道黄体酮放置对这类人群可能有效。由于目前的研究证据有限，宫颈托究竟对哪类人群有效，有没有其他副作用，尚需要大样本随机对照研究进一步证实。

其他：目前证据支持抗生素治疗无症状性菌尿可以预防早产；戒烟和停止使用可卡因可能有益于降低早产；治疗无症状性滴虫、支原体感染、细菌性阴道病，治疗牙周病、卧床休息、在家自测宫缩并预防性使用宫缩抑制剂、增加产检次数在预防早产方面均没有得到足够的证据支持。

 误区

过度诊断与过度治疗：由于宫颈功能不全缺乏诊断金标准，故临床上的诊断五花八门，有手诊法、Hegar 探宫法、超声法、病史法及宫腔镜法等，往往会导致过度诊断和过多干预。有文献报道，至少 1/2 根据病史进行的宫颈环扎是没有必要的，而且，也要考虑宫颈环扎的可能并发症，诸如感染、胎膜早破、宫颈撕裂等。

滥用没有循证医学证据支持的药物或方法：虽然没有循证医学证据的支持，依然会有很多的医生让患者用一般的黄体酮，"挂盐水"，和严格卧床休息来"保胎"，也在国内催生了很多的所谓"保胎病房"和"保胎医院"。

 如何选择预防早产的医生和医院

1. 医生要有很好的综合预测早产的方法和经验，超声医生受过专门的经阴道测量宫颈长度的培训。

2. 医生掌握各种预防早产的技术，有丰富的临床经验，可以根据患者的实际情况采用综合手段预防早产（孕激素、宫颈环扎、宫颈托），而不是只拘泥于一种方法。

3. 这家医院一定要有很好的新生儿科，要问医生要这家医院不同孕周早产儿的存活率。

总之，自发性早产的预防需要选择正确的人群进行个体化治疗，目前的证据更加支持 34 周之后不再积极保胎，因为 34 周之后新生儿的不良预后发生率大大降低。但是由于这些证据主要来自于发达国家，所以在中国执行时还要考虑到当地的新生儿科水平，给宝宝选择合适的出生时间。

早产多早算太早

人生无常，产科很忙。不过产科再忙，80% 的时间和精力也不过主要就是忙着 5 件 P 事：Preterm birth（早产）、Preeclampsia（子痫前期）、Postpartum hemorrhage（产后出血）、Prenatal diagnosis and therapy（产前诊断和宫内治疗）、Problems associated with birth（分娩期并发症）。

今天和大家聊聊其中的一件 P 事，这就是早产，特别是早产儿方面令人纠结的事情：To be or not to be 抢救还是放弃抢救？

 早产的后果真的有那么可怕吗

你去网上查阅早产儿相关的资料时会发现，中国的早产率为 8% 左右，除了死亡率比较高以外，还有很多和早产儿相关的严重并发症和后遗症，例如脑瘫、发育迟缓、听力障碍、视力障碍等。

其实，早产并没有那么可怕，这些严重的并发症或后遗症主要是和孕周相关，孕周越早出生体重越小，并发症和后遗症的发生率越高。

真正导致最大危害的还是占早产比例较小的极低出生体重儿（VLBWI，出生 < 1500g），特别是超低出生体重儿（ELBWI，出生体重 < 1000g）。

以美国为例，1997 年美国统计 < 2500g 早产儿的发生率为7.5%，其中 < 1500g 的早产儿只占 1.4%，但其死亡率占新生儿死亡率的 50%，占残疾儿的 50%。

澳大利亚统计低出生体重儿、极低出生体重儿、超低出生体重儿的发生率分别为 5.0%、1.1%、0.5%，分别占围产儿死亡率的56%、45%、35%。

随着医疗技术的不断改善，VLBWI 和 ELBWI 的存活率还会继续提高，但是随之而来的是天价的医疗费用和早产儿的严重后遗症。所以，究竟哪些早产儿需要抢救，哪些早产儿不得不放弃抢救而只进行安慰性护理，一直都有争论。这里既有医疗水平的问题，也有经济条件的问题，现在考虑越来越多的还有伦理原则。

 抢救或放弃极低和超低出生体重早产儿的依据是什么

早产儿是否能够存活，以及存活后是否会发生后遗症，主要取决于出生时的孕周和出生时的体重。即使是孕周和出生体重相同，在不同的国家和地区，早产儿的存活率和后遗症的发生率还是有很大的差异。

在妊娠 22 周时，不管出生体重多大，欧洲婴儿的预计存活率为 2%～3%。在妊娠 24 周以后，在孕周相同的情况下，出生体重不一样婴儿的存活率会有很大的差异。例如在 24 周时，出生体重为 250～499g 时，存活率为 9%（7%～13%），而在出生体重为 1000～1249g 时，存活率为 21%（16%～28%）。在妊娠 28 周时，出生体重为 500～749g（低于第 10 百份位数）的婴儿存活率为 63%（56%～70%），出生体重为 1250～1499 g 的婴儿存活率为 90%（87%～92%）。在妊娠 32 周时，出生体重为 750～999g 婴儿的存活率为 80%（70%～88%），出生体重为 1500～2499g 的婴儿存活率为 98%（97%～99%）。

不过请注意，以上所提到的数据是来自于欧洲的资料，不能简单地在中国引用。中国国内关于不同孕周和低出生体重早产儿存活率的研究大多数是小样本、单中心的报道，不同地区和机构所报道的存活率和伤残率会有明显的差异，除了医疗水平的差异以外，还有一个重要的社会因素就是医务人员和患儿家长对早产儿抢救所持的态度。

对于孕周比较早，出生体重比较低的早产儿，许多医务人员和患儿家长会采取比较消极的态度，往往会导致放弃抢救，由患儿家长决定自动出院。自动出院早产儿的结局大多数是不可避免的死亡，这些死亡有时会被统计在医疗机构的早产儿结局的资料中，但是多数不会被统计在内。这会严重影响统计数据的可靠性，也就导致我们的数据无法进行有效真实的比较，更无法和国外的数据进行对比。

 面对抢救或放弃抢救的难题时，医患双方应该怎么办

对于早产低出生体重儿，特别是 VLBWI 和 ELBWI 的处理，不同的国家和地区会有不同的方案。有研究者对 15 篇不同国家和组织的关于 ELBWI 处理方面的指南进行了比较和分析，这些指南来自加拿大、美国、德国、新加坡、法国、英国、瑞士、荷兰、澳大利亚、西班牙以及一些国际性的学术组织，其结论可以供大家参考。

对于孕周太小的早产儿，所有指南的看法比较一致：孕周 ≤ 22 周时，新生儿无存活希望，不处理。妊娠 22 ~ 22^{+6} 周被认为是人类存活的边界，不推荐积极处理，除非是安慰性护理。

对于妊娠 25 ~ 25^{+6} 周，所有指南的看法也比较一致：分娩前使用糖皮质激素促进胎肺成熟，必要时行剖宫产分娩胎儿，对所有新生儿进行积极抢救，除非是有致命的畸形。

从这些指南来看，23 ~ 24 周是所谓的"灰色区域"，处理建议是根据"个体情况"和"父母的愿望"决定是否进行积极抢救。在一些国家，"灰色区域"会延伸至 25 ~ 25^{+6} 周。

中国的现实情况是，在一般的三级医院，只有孕周达到 30 ~ 32 周，出生体重达到 1000 ~ 1500g 时，新生儿的存活才能比较有保证。"灰色区域"一般在 28 ~ 30 周之间，低于 28 周时多数医务人员和患儿父母基本上会选择放弃抢救。在中国广大欠发达地区，"灰色区域"会延伸至 30 ~ 32 周，即使孕周达到

30 ~ 32 周，出生体重达到 1000 ~ 1500g，也不一定都会选择积极抢救。

对于处于"灰色区域"的早产儿，究竟是积极抢救还是放弃治疗，需要患儿父母在充分知情的基础上，根据实际情况进行理性的选择。但是，这需要有一个前提，就是医务人员能够提供自己医疗机构的相应出生孕周和出生体重早产儿的存活率、伤残率以及可能的医疗费用。但是大多数的医疗机构往往无法准确地提供以上的数据，虽然可以参考国内文献上所介绍的数据，但是这些小样本、单中心的数据一来不一定准确，二来不一定适合本医疗机构。

所以，现在可以非常容易地回答本文题目中所提出的问题：早产，多早是太早？没有标准答案！上海的答案不适用于广西，三级医院的答案不适用于一、二级医院。

所以，比较理性的做法是每家医疗机构都要制订自己的处理原则。首先是查找国内外文献并将这些资料与自己机构的不同孕周早产儿存活率和伤残率的资料进行对比，让相关科室的医务人员甚至患者参与讨论，根据当地的实际医疗状况制订自己的指南，在实践中使用指南并根据医务人员和早产儿家长的反馈对指南进行修订和完善。

如何判断真假宫缩

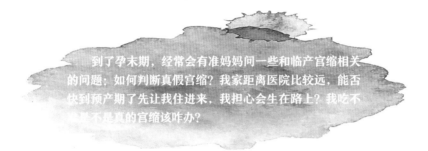

到了孕末期，经常会有准妈妈问一些和临产宫缩相关的问题：如何判断真假宫缩？我家距离医院比较远，能否快到预产期了先让我住进来，我担心会生在路上？我吃不准是不是真的宫缩该咋办？

关于如何判断真假宫缩的问题，大家有些过虑了，先给大家描述一下真正的临产宫缩是啥样子的，然后告诉你遇到类似的困惑该咋办。

临产宫缩是规律性的腹部阵痛，阵痛的时候腹部会硬起来，阵痛结束后腹部又会放松，部分人会伴有腰酸。

有时候生理性的假宫缩和真正临产的宫缩会难以区分，我总结了一个办法可以帮助你来判断真假宫缩：三个"越来越"，真正临产宫缩的特点是宫缩持续时间越来越长，间隔时间越来越短，阵痛程度越来越强。

达到这三个"越来越"标准以后，你就可以准备去医院了。

 听了你的说法我依然无法区分真假宫缩该咋办

没事的，生孩子是人的一种本能，我现在再怎么描述都没有用，你也无法理解啥是宫缩，真的一旦来了，你肯定会知道的，你身体的本能会告诉你这就是宫缩的。

 我们家路远，不会生在路上吗

一般情况下，对于初产妇来讲，从规律宫缩到孩子生出来平均要 10 ~ 20 个小时，就算是你家在北京，临产以后乘飞机飞到上海生孩子也来得及。

 那我要是经产妇呢

你要是经产妇的话，生过孩子肯定有经验了，你早就知道啥是临产宫缩了。

 那要是我忘记了或者是真的搞不清楚真假宫缩该咋办呢

那你就直接去医院啊，医生会帮助你判断的，通过做胎心监护可以明确地看到宫缩的强度和时间间隔。

跑对了，你就直接入院生了；跑错了虚惊一场的话，那你就回家好好休息等着呗。在吃不准的时候还是要去医院，大不了白跑一趟，跑过一次你就有经验了。

为什么不能把我收进医院住着呢

如果没有正规临产的话，你真的不知道啥时候生，可能是一天，也可能是一两周甚至更长。待在医院里，每天看到身边的人一个个临产生掉，每天都会有新的人进来又出去，你心理压力会更大的。还是待在家里好，想干啥干啥，金窝银窝不如家里的狗窝，再讲了，医院的环境肯定不如家里温馨。

 医生，临产了我能不能打你电话

别打我电话，打你老公电话，不仅可以打你老公电话，还可以打你老公！

孕末期何时需要来医院

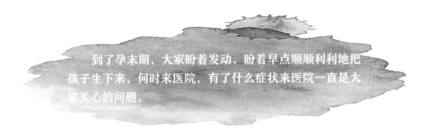

到了孕末期，大家盼着发动，盼着早点顺顺利利地把孩子生下来，何时来医院，有了什么症状来医院一直是大家关心的问题。

 临产的标准是什么

对于临产的定义，全世界没有统一的标准，在我们国家，临产的定义是：规律宫缩伴随进行性宫颈管消失或宫口扩张。这个标准有点滑头，把和临产相关的要素都写进去了，但是没有具体的数字，有点像"正确的废话"。

对于准妈妈来讲，用不着了解临产的标准，只要记住两件事情就可以了：有见红和规律宫缩就来医院。

阴道出血：有少许的血性分泌物出现（见红）不用担心，可以暂时观察，因为不会这么快生的。但是如果出血量较多，有点像来月经的量，就要来医院了。

规律宫缩：正规临产以后，每3~5分钟左右会有一阵宫缩，每次宫缩持续30~60秒。在此之前，大约会隔十来分钟有一次宫缩，宫缩的强度不高，然后宫缩的间隔时间会越来越短，强度会逐渐增加，持续时间会逐渐延长。

宫缩刚开始的时候，可以暂时观察，不用急着去医院，等到了差不多每5~7分钟一次宫缩时再去医院也不迟，因为有些人会在正式临产之前有一些不规律宫缩，过一段时间又会消失。对于没有经历过宫缩的人来说，可能无法想象宫缩究竟是什么样的感觉，其实不用太纠结，一旦真的临产宫缩来了，你肯定会知道的，你身体的本能会帮助你判断的。

要区分间歇性疼痛和持续性疼痛的区别，正常的临产宫缩是有间歇性的，在两次宫缩期间子宫是放松的。如果是持续性的疼痛，或者是在两次宫缩期间子宫的张力比较高，无法完全放松，需要警惕胎盘早剥。

还要区分宫缩痛和其他外科急腹症的疼痛，当你搞不清楚这些区别的时候，别犹豫，直接去医院，让医生来判断。

宁愿错跑三次，不能放过一回。

胎膜破裂：胎膜破裂后，阴道会有羊水持续流出，表现为中到大量的无色液体，需要和尿液和阴道分泌物鉴别。尿液的流出多数可控，有尿液味道；阴道分泌物的量一般比较少，不会持续流出。对于无法判断的阴道流液，最好还是去医院让医生帮助判断是否为胎膜早破。

网上多数人都在说，一旦胎膜破裂，羊水流出来，就有可能发生脐带脱垂，所以要躺着不能动，要让救护车把你送到医院。

其实没那么可怕，首先脐带脱垂的发生概率比较低，其次也没有临床研究证实躺着不动会减少脐带脱垂的发生率。

胎膜破裂以后是可以正常去医院的，你可以叫救护车去医院，也可以叫出租车或者是让家人开车送你去医院。

如果胎膜早破以后觉得有阴道异物感或者觉得有条索状物落入阴道，还是要警惕脐带脱垂的发生。对于胎膜早破的产妇，医生和护士是会提高警惕来关注脐带脱垂这个比较少见的并发症的。

足月后出现阴道出血、规律宫缩、胎膜破裂，需要去医院就诊。另外一个在孕晚期需要去医院的原因是"胎动明显减少"。

 胎动明显减少

在足月以后，随着羊水量的减少和胎头的入盆，多数准妈妈会感觉到胎动不像以前那么频繁了。但是，在胎动比较多的时段，每个小时胎动的次数还是要大于 3 次（如果不满 3 次／小时，加数 1 个小时，2 个小时胎动满 6 次就可以了）。如果是小于以上的标准，提示有可能存在胎儿宫内缺氧，需要去医院看急诊，让医生做进一步的检查帮助判断。

但是也不必过于焦虑，随时随地去数胎动，因为宝宝有时也会睡比较长的时间，或者胎动不是太活跃。例如上午胎动不明显，可以看看下午时段，如果下午动得正常了，不必急着去医院，依此类推。

对于绝大多数人来讲，生孩子不是生病，啥时候来医院没那么多标准，没那么多规矩，也没那么多担心。多数情况是令人放心的，但是也不要掉以轻心。

对于产科医生来讲，因为产科情况变化太多，一般的原则是见招拆招，以不变应万变。有不舒服你就来，有不放心你就来，查了没事就回家，产房永远不打烊，产科医生永远在等你。

产房是个人来人往的大舞台，产妇是主角，产科医生和助产士是配角，主角不停地换，配角永远 standby。

为什么晚上生孩子的要比白天多

在正常情况下，晚上生孩子的概率要比白天生孩子的概率高，为什么会这样呢？我的推测的结论是：这是人类自然进化的结果。

我们先看一个例子，不少食草动物在生完幼崽后做的第一件事就是吃掉胎盘和把小动物身上的衣胞和血迹舔干净，这么做最重要的原因是不要让食肉动物闻到血腥味。很多食肉动物的嗅觉特别灵敏，在数公里之外就可以闻到其他动物的味道，如果食草动物不尽快吃掉胎盘和把小动物舔干净，就很容易沦为食肉动物的美餐。

多数食肉类动物是在白天活动觅食，因此白天分娩的食草动物和人类被老虎狮子吃掉的概率比较大，而如果是在晚上分娩的话，会相对比较安全。

经过漫长的进化和淘汰，人类晚上分娩的概率就会比白天高了。

虽然现在不再是老虎狮子吃人类，而是人类快把老虎狮子吃光了，但是人类晚上分娩多于白天的情况还是依然存在。所以产科医生要比其他科室的医生更忙，更辛苦。

在做住院医生和主治医生时，虽然是妇科和产科都要做，但是我在产科轮转的时间相对多一些。产房的助产士妹妹们都夸我适合做产科，因为我晚上比较有精神，别人都困了，我还不睡觉，为此她们还给我起了个外号——"爷叔（夜叔）"（这两个词在上海话里发音是一样的）——夜里不睡觉的叔叔，这也算是我选择做产科医生的另外一个原因吧。

"大师"们的黄道吉日

相信各位产科医生都碰到过准妈妈做剖宫产手术选黄道吉日的情况,除了算日子,还要算时辰。我也经常会在门诊遇到准妈妈给我提出选黄道吉日做手术的要求。只要不违反临床原则,时间方面允许,我也会成人之美,正所谓"赠人玫瑰,手留余香"。但是,有时候也会遇到准妈妈提出比较过分的要求,我是会明确拒绝的。我遇到最离谱的"大师"算出来的好时辰居然是周末,而且是

 给"大师"的忠告

各位"大师",为了让你们算的时辰更加科学合理,容易被医生接受,以一个产科医生的身份,给你们忠告如下,即黄道吉日的"三个不算":不要算到周末、晚上,以及医生固定看门诊的时间。上海市卫生行政部门在很多年以前就规定,原则上不允许在周末和晚上做选择性剖宫产手术,一是周末和晚上值班的医生不多,选择性

剖宫产手术会占用留给急诊手术的人力和手术室等资源；二是如果发生产科大出血等紧急状况，周末和晚上人员和资源安排的不足会严重影响抢救效果。当然，如果算到医生看专家门诊的时间，肯定会被医生拒绝，因为他不可能扔下那么多的门诊患者不顾而跑去做手术。

据说算得比较准，比较不会被医生打回票的，受追捧的"大师"还是比较敬业的，因为他们早已掌握好了各大医院产科著名教授的专家门诊时间表。如果你找的"大师"还不知道"三个不算"的原则的话，赶紧去换一个，省得添堵！

最近我正琢磨退休了可以干啥，看来转行做"大师"是个不错的选择：干活不累，收入颇丰，因为我手里掌握着全国产科著名专家的资源，不仅仅可以算上海，还可以算全中国，甚至可以算全世界的专家。再者，到了我退休的时候，应该可以说是桃李满天下，很多著名的产科专家都是我的徒子徒孙，我算起黄道吉日肯定是最准的！

 给准妈妈的忠告

没有必要：真的没见到过哪个成功人士是他妈妈靠选择黄道吉日剖宫产来决定命运的，美国人从来没有算生辰八字的习俗，人家照样挺好的过日子。

不要执著：算着玩玩可以，千万别执著，一旦认真了就不好玩了。我见到过有准妈妈很迷信很执著，由于没有被满足指定黄道吉日的要求，结果本来是生孩子的大喜之事，弄得自己和家里人很不开心，这就得不偿失了。

掌握原则：对于没有并发症或合并症母亲要求的剖宫产，一般会安排在 39 周左右。虽然 37 周已经算足月了，但是和 39 周分娩的孩子比较起来，37 ~ 38 周分娩孩子的各种并发症还是比较高，所以不要轻易拿孩子的健康和生命开玩笑。

另外，除了"三个不算"以外，最好让"大师"选至少两个时间段，给医生选择的余地。

最后，人算不如天算！即使最好的"大师"给你选了最好的时辰，肚子里的孩子不同意也没办法，他想啥时出来就会啥时发动，那你就没辙了，你就认了吧，小祖宗最狠！

高度近视可以顺产吗

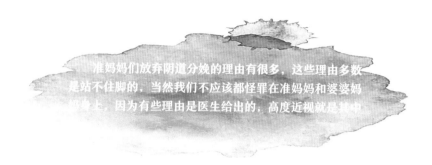

准妈妈们放弃阴道分娩的理由有很多，这些理由多数是站不住脚的，当然我们不应该都怪罪在准妈妈和婆婆妈妈身上，因为有些理由是医生给出的，高度近视就是其中

所谓的高度近视指的是近视度数大于 600 度，伴有眼轴延长、眼底视网膜和脉络膜萎缩性等退行性病变为主要特点的屈光不正，说得简单一点就是近视眼度数超过 600 度。

如果查一下高度近视和剖宫产相关的文献就会发现，多数文献来自于东欧，一些眼科医生会建议高度近视患者的分娩方式应该是以剖宫产为主，因为经阴道分娩时由于患者需要长时间屏气，这会增加视网膜剥离的风险。

真实的情况是高度近视的患者在妊娠期眼部会发生相应的一系列改变，例如角膜中央厚度增加、眼压升高等，其视力会出现下降。

但是，在分娩 6 周后这些情况均会恢复。

近期的多项临床研究表明，高度近视的孕妇顺产所导致的眼部并发症（例如大家最担心的视网膜剥离）相比非高度近视产妇并无明显增加。以往对高度近视孕妇推荐剖宫产只是专家的意见，并没有循证医学证据的支持。不仅仅是高度近视可以阴道分娩，高度近视做了准分子激光手术后依然可以阴道分娩，即使是以前有过视网膜剥离的病史，依然可以阴道分娩，因为循证医学的证据提示在这些孕妇中阴道分娩不会增加眼部并发症的发生率。

为自然分娩提前做准备

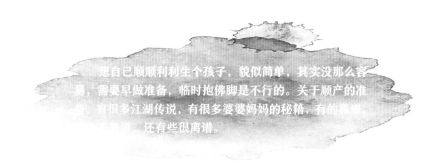

想自己顺顺利利生个孩子，貌似简单，其实没那么容易，需要早做准备，临时抱佛脚是不行的。关于顺产的准备，有很多江湖传说，有很多婆婆妈妈的秘籍，有的靠谱，有些不靠谱，还有些很离谱。

为了让大家能安心待产，我来把各种正确的和不正确的说法整理一下，以正视听。

 控制体重：很靠谱

不是说快要生了才去做顺产的准备，想要顺产的话，怀孕以后就要开始去谋划了，其中最重要的是控制孕期的体重增长。

孕期控制体重的原则是"管住嘴，迈开腿"，对于孕前体重正常的准妈妈来讲，整个孕期体重的增加不要超过 12 ~ 13 公斤。也就是说进入妊娠中晚期，每周的体重增加不能超过 1 斤。

新生儿理想的出生体重为 6 ～ 7 斤，不大不小，生起来很好生。不但顺产率高，生起来比较快，而且会阴侧切的概率也会比较低。

 多运动：靠谱

生命在于运动,生孩子也在于运动。多运动可以帮助你控制体重，多运动可以让你的体力保持充沛，让你生起来会更容易，更快。

如果没有运动的禁忌证，一般建议每天至少运动 30 ～ 60 分钟,最好运动结束以后能有心跳明显加快的感觉,能有要出汗的感觉,慢慢散步达不到期望的运动效果。快步走和游泳都是适合孕妇的运动方式。

 会阴按摩：基本靠谱

会阴按摩是有临床证据支持的。多项临床研究提示，从妊娠 34 ～ 35 周开始做会阴按摩，每次大约 10 分钟左右，每天一次，可以让产道的弹性和延展性更好，减少自然分娩时阴道撕裂的发生率，还可以减少会阴侧切的概率，在初产妇当中效果更明显一些。

 爬楼梯：不建议

到了预产期还不生的话，不少准妈妈会比较着急，会去尝试各种方法来促进产程的启动，其中爬楼梯是推荐率最高的。

其实，爬楼梯和其他运动方式一样，可能会让你发动以后生得比较顺利，比较快，但是无法帮助你早点发动宫缩。人类分娩的动因比较复杂，不是爬楼梯就能启动的。

你能自己决定什么时候怀孕，但是什么时候生不是你能左右得了的，这要看小祖宗的心情，他想啥时候来就啥时候来。

不主张孕末期爬楼梯的原因是怕出现意外跌倒的事件，因为孕妇容易发生一过性的低血压和低血糖，上下楼梯太多容易发生意外。

 喝玫瑰花苞茶、茉莉花苞茶、覆盆子茶：不靠谱

你去网上查一下，就会发现有很多的软化宫颈的顺产茶，包括玫瑰花苞茶、茉莉花苞茶、覆盆子茶等，这已经形成了一个特殊的产业。不仅仅有国产的各种顺产茶，还有各种高端进口的顺产茶。

但是，没有任何临床证据证实喝这些顺产茶能够软化你的宫颈，帮助你顺产。

 拉玛泽呼吸法：靠谱

对于初产妇来讲，从来没有经历过宫缩，也不知道在分娩时如何配合医生或助产士。去参加拉玛泽呼吸法的训练是很有意义的，最好能够让丈夫一起参加，很多的临床研究证实拉玛泽呼吸法的确能帮助到分娩。

如果不能参加助产士们指导的现场培训，可以到视频网站上下载相关的视频，看一下就明白了，很容易学的。

孩子应该怎么生

生孩子是门科学，更是一门手艺，内科医生只要书读得好，不用动手就可以治好病，但是产科医生只会读书是做不好的。产科医生要有一双巧手，摸一摸就可以知道能不能生出来，如果说生不出来，在送手术室的路上生出来了，说生得出来，结果产钳拉不出来还要去开刀，笑话就闹大了。

　　在外科，患者只要躺在手术台上被动接受手术就可以了；在内科，遵守内科医生的医嘱服药就可以了；在产科，生孩子更加是需要医患双方的团队合作，要有很多的互动。但是，这些年来，在生孩子方面，无论是患者还是医生，大家变得越来越没有耐心了：快到预产期还没生就要去开剖宫产，产程进展慢也是要剖宫产，为了选个好日子也要剖宫产……也变得越来越没有信心了：万一生不出来再去开刀还得受二茬罪怎么办？万一生的过程中孩子胎心不好怎么办？生的时候太痛受不了怎么办？

我们把生孩子这最原始、最简单的事情（母亲和孩子有异常除外）搞得太复杂了、太医疗化了。我们有很多的理由和手段去干预正常分娩，没有宫缩用催产素，产程进展慢人工破膜、扩宫颈，拉产钳，会阴侧切，人工剥离胎盘……

  把生孩子搞得太复杂的另外一件事情是产房的严格消毒管理制度，我们真的需要这么复杂吗？消毒接生衣、消毒帽子、消毒口罩，我曾经开玩笑跟相关部门的领导说："接生时产妇的大便（里面的细菌比我们的头发和呼吸中的细菌不知道要多多少万倍）你都管不住，你管住医生护士的帽子口罩有意义吗？"其实，我们看看国外的产房是怎么接生的就知道了，他们接生是不戴帽子和口罩的，只要注意好环境卫生和手卫生就可以了。其实，除了人类，没有其他动物是在如此管理的产房里生孩子的。现代医学让生孩子变得安全多了，但是把正常分娩搞得太过于医疗化也没有必要。

  孩子应该怎么生？应该是站着生、蹲着生、跪着生、趴着生，可别像现在一样躺着生，你何时见过动物是像人类一样躺着生的？不用科学的循证证据，仅仅靠常识判断，你也能明白站着生、蹲着生、跪着生、趴着生肯定会比躺着生容易，也生得快，简单的物理学的重力概念摆在那儿呢！

  在生孩子这件事上，产妇应该是女主角，医生或助产士大不了就是女配角或男配角。一旦医生护士成了主角，那就是难产了，那就是危急重症抢救了。好的产科医生应该争当配角，但是要有随时当主角的能力和信心！

剖宫产那些事儿

　　女人怀孕生孩子是天经地义的事情，原本也比较简单，没那么复杂。不知从何时开始，怀孕生孩子这件事被搞得特别复杂，形成了一个庞大的产业群，即使是很小的一件事情也能成为一门单独的生意，例如所谓有引产功效的"玫瑰花蕾茶和茉莉花苞茶"。

　　之所以会形成今天的状态，除了很多热心的婆婆妈妈的参与以及商家的推动以外，也和一些医生主动或被动地参与有关，虽然很多的做法没有循证医学证据的支持，但是在大众媒体或自媒体的推波助澜下，俨然已经成为了主流，这让坚持科学做法的医生反而显得有些另类了。

　　让人很无奈的现实是，我看门诊时需要花很多的时间和精力来回答这些无聊的问题和伪科学问题，这其实也是我坚持写科普文章的一个主要动力，与其一对一费劲地说，不如写下来让更多的人知道。

今天和大家聊聊其中的一个很重要的话题，也是我在门诊不厌其烦地和每一个孕妇都要唠叨的一件事情——剖宫产。

其实从医院的角度来讲，顺产越多，越不合算。剖宫产半个小时就搞定，需要占用的医生和护士资源也比较少，效率也更高，医院来钱也更快。顺产平均要二十几个小时，为你保驾护航的医生、护士远远超过剖宫产，大家都不能休息，一直陪伴着你，而收费要远低于剖宫产。

有钱不赚，花那么久的时间和那么多的人力资源来陪着你，这不是傻吗？

很多人自己生完了以后才体会到顺产的好处，才明白医生为什么要"连哄带骗"，甚至于半带威胁地"诱导"你顺产，这都是为了你好，明白不？

Bad for the greater good.

剖宫产术后注意事项

剖宫产手术和阴道分娩的最大区别是，剖宫产前面"爽气"后面"不爽气"，阴道分娩"前面不爽气"后面"爽气"。

多数情况下剖宫产是顺利的，一般半个小时就可以结束了，但是回到病房以后和回到家以后的恢复就没那么爽快了，有些做法可以帮助你在剖宫产术后恢复得快一些，麻烦少一些。

尽早开始母乳喂养：在手术室就可以开始早吸吮了，越是早吸吮，越是容易提高母乳喂养的成功率，促进早下奶，手术时的麻醉药物不会对新生儿有不良影响。孩子对乳头不断地吸吮还可以帮助促进新妈妈子宫的收缩和复旧。

早进食：一般建议剖宫产术后 6 小时就可以进食流质和食物了，早进食可以帮助肠道的蠕动和胃肠道功能的恢复，促进排气，不会有什么副作用。

早拔除导尿管：一般建议术后 24 小时拔除导尿管，早点拔除导尿管除了可以减少泌尿系统的感染外，还可以让产妇有机会早点下床活动。

早下地活动：只要术后麻醉过了就可以开始翻身，然后逐渐下地活动了，这取决于你自己的身体状态，很多人当天就可以下地活动了。早点下地活动有两点好处，一是减少腹腔粘连的概率，二是减少下肢静脉血栓形成的概率。

 剖宫产术后镇痛泵一般保留多久

一般保留 1 ~ 2 天，过了最容易疼痛的阶段就可以拔除了。

 剖宫产相关的近期并发症

虽然现在的剖宫产已经很安全了，但是并发症的发生还是有一定概率的，尽管医生很尽力地去做所有的事情，有些并发症依然还是会发生，这也是我们主张如果没有医学指征的话，尽量争取自己分娩。

产后出血：剖宫产手术产后出血的量明显超过阴道分娩的出血量。

感染：是手术就有术后感染的可能性，虽然抗生素的普遍应用让感染的概率明显下降，但是依然还是会有少数的患者发生子宫切口的感染和腹部伤口的感染。

脏器损伤：手术多了，特别是复杂的手术多了，难免会出现一定概率的脏器损伤。

新生儿肺部疾病：经阴道分娩的孩子经过产道时胎儿肺里面的液体会被挤压出来，剖宫产分娩的孩子没有经过挤压，留在肺部的液体有时会导致"湿肺"，引起"新生儿呼吸窘迫综合征"。

 剖宫产相关的远期并发症

剖宫产不仅仅有近期并发症，还有你没有想到过的远期并发症，特别是下次怀孕生孩子所面临的风险。

盆腔粘连：剖宫产时会有血液、羊水留在盆腔中，还会有子宫下段的切口，腹膜的炎性反应和异物反应会导致盆腔腹膜和盆腔组织之间的粘连，包括膀胱和肠子。

子宫内膜异位症：剖宫产手术时，会有子宫内膜碎片遗留种植于盆腹腔甚至是腹部切口，这些内膜组织会引起腹壁切口子宫内膜异位症，以及盆腔子宫内膜异位症。

再次妊娠时前置胎盘和胎盘植入：剖宫产后再次受孕时，如果胚胎种植于剖宫产的子宫瘢痕处，绒毛容易侵入肌层造成胎盘植入，这就是所谓的"凶险性前置胎盘"。"凶险性前置胎盘"分娩时的出血量很大，经常会导致子宫切除。

上次剖宫产史本次阴道分娩（VBAC）：有上次剖宫产史并不意味着这次一定要再次剖宫产，是可以尝试阴道分娩的（VBAC 或 TOLAC），符合阴道试产条件的孕妇可以成功阴道分娩的概率大约为 80% ~ 85%，在阴道试产过程当中，有大约 1% 的子宫破裂发生概率。

对孩子的远期影响：有研究发现，剖宫产分娩的孩子患哮喘的概率会上升，未来发生感觉统合失调综合征的风险也会上升。

 剖宫产后早洗澡会影响伤口愈合吗

剖宫产以后，只要可以下地走动，就可以考虑洗澡了。要事先在伤口覆盖防水的透明胶布，然后就可以放心地去洗澡了，不用担心伤口愈合不好。

 剖宫产术后为什么会出现刀口附近感觉迟钝

我们腹部的血管和神经纤维的走向多数是纵向的，做了腹部横切口的剖宫产以后，切口部位的神经纤维基本上是被横断的，所以切口附近的皮肤会变得感觉迟钝甚至失去感觉，随着时间的推移，神经纤维会再生，慢慢会恢复感觉，少数人是再也没有感觉了。

关于剖宫产的问与答

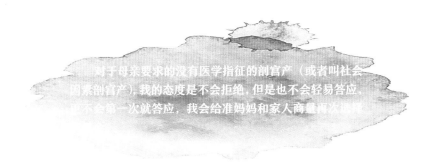

对于母亲要求的没有医学指征的剖宫产（或者叫社会因素剖宫产），我的态度是不会拒绝，但是也不会轻易答应，更不会第一次就答应，我会给准妈妈和家人商量再次选择

　　一般情况下，我会在 36 ～ 37 周做完超声检查商量 "分娩计划" 时和准妈妈及家人最后确认分娩方式。如果是确认了剖宫产，一般安排在孕 39 周左右，因为 39 周之前选择性剖宫产分娩的孩子，还是会有肺不成熟导致并发症增加的风险。

　　在这个时候，准妈妈会找各种理由让我帮她做剖宫产。我的标准回答是："你可以跟我说我没有任何理由，我就是不想讲道理，我就是要剖宫产。但是不要和我讲道理，因为讲道理你是讲不过我的，你担心的这些问题我们都有解决方案。"

你不相信？好吧，那你就和我讲讲道理看。

 我想开剖宫产，因为怕痛

生孩子会痛是真的，疼痛是上帝造人时的一种很特别的安排，当我们的人生体验被社会和科技进步打造得越来越虚幻、肤浅，幸福得越来越类似，分不清楚是无聊的梦境还是无聊的现实的时候，疼痛是提醒我们真实存在的唯一机会。无法体会痛楚，没有机会体会疼痛的人生是不完整的，即使是幸福也是无聊的幸福。

> 写这篇文章的时候我正坐在咖啡馆里，用我不痛的右手和疼痛的左手来告诉你痛与不痛的道理和选择。

你还没有临产，你怎么知道会痛？在人群中，对产痛的感觉也是基本上接近正态曲线的分布，也就是说少数幸运的准妈妈是没有明显的痛感，少数不幸运的准妈妈有很大的难以忍受的痛感，大多数人是在中间。

你要是怕生孩子痛的话，有很多种方法和姿势可以让你减痛或是不痛，所以怕痛不是选择剖宫产的理由。

最有效的办法是药物分娩镇痛，最常用的是采用硬膜外麻醉的方式来镇痛，可以选择不同的药物和剂量来让你镇痛（减轻疼痛）或是"无痛"。药物剂量少一些，可以是镇痛，好让你即使用了硬膜外镇痛，还可以走来走去，这也是所谓的"可行走的硬膜外"；剂量大了，可以完全做到"无痛"，但是你基本上就无法在待产过程中走来走去了。

如果你不喜欢药物镇痛，还可以选择水中待产，在水池或浴缸中待产可以减轻你的产痛；你还可以选择各种"分娩镇痛仪"，效果肯定不如药物镇痛，但是依然会有一定效果；还可以选择按摩、音乐和香薰，当然这取决于你分娩的医院是否允许你这么做。

　　最后，还有一种很特别分娩镇痛秘诀，不过一般不建议采用，这就是"打老公"。

　　如果你痛得实在受不了，可以直接挥手打老公，也可以抓他。不过在生孩子之前请把指甲修得短一些，我怕你下手太狠，掌握不好分寸，十个指甲入肉太深，把你老公抓得晕过去。

　　本镇痛方式贵在出其不意，所以最好不要让你老公知道，而且还要有一些技术细节的安排，就是让你老公陪产的时候要安排他在你的右手边，这样打起来方便自然，如果你是左撇子，请把他安排在你的左手边。

　　各位准妈妈，如果你平时没机会打老公，不敢打老公，不舍得打老公的话，请抓住这千载难逢的机会，过了这个村就没有这个店了！

　　这种打人镇痛法本质上是精神转移法，打完了你会觉得一下子轻松了很多，不那么痛了，但是你老公会痛的。我在产房见识过几次打老公镇痛法，好像效果还行。

　　我会推荐什么分娩镇痛方法？当然是硬膜外分娩镇痛，除了镇痛效果好，还相当于给母亲和孩子多了一份保险，一旦发生危急重症等各种意外，可以马上做剖宫产，不需要另外耽误时间去打硬膜外麻醉了。在选择产检医院的时候，最好问一问这家医院有没有硬膜外分娩镇痛以及分娩镇痛的比例，如果分娩镇痛率很低或是没有分娩镇痛的话老公可要当心了，你老婆实施最后一种镇痛方法的概率就会增加。

> 我最不推荐的是什么分娩镇痛方法？当然是"打老公"了，不然的话我就成了天下男人的公敌了！

 我想开剖宫产，因为怕孩子太大生不出来

那你就在整个孕期控制好体重的增加，所以看我门诊的准妈妈都知道，我每次唠叨最多的就是要"管住嘴，迈开腿"。只要你听话，多数人是可以做到的，只要你把孩子的体重控制在 6 ~ 7 斤，根本不用担心生不出来，怎么生都能生出来。

 我想开剖宫产，因为孩子双顶径太大

这也不需要纠结，和大人不一样，胎儿的颅缝没有固化，在产道挤压时颅缝会重叠，双顶径变小，孩子就会顺利分娩。所以你会看到顺产孩子的头形往往是"长长"的，生后没几天就恢复为"圆圆"的。你担心的事情老天爷老早就替你想好，也安排好了。

 我想开剖宫产，因为怕生孩子没力气

既然平时体力不好，怀孕了就要调整，要坚持锻炼。最简单的方法就是走路，刚开始的时候可以散步，然后逐步过渡到快步走，走着走着就习惯了，走着走着就好了，走着走着就会爱上运动。再健康的人，你让他躺在床上三天不动，也会浑身不舒服的，也会生病的，"生命在于运动"是有道理的。

"我就是'林妹妹'，没力气，也不喜欢运动，估计生不出来。"没事，你看到过半身瘫痪坐在轮椅上的人吗？她怀孕了也可以照样自己生，因为多数情况下，是自发性的宫缩在起作用，你没有力气，孩子也会"钻"出来。

 我想开剖宫产，因为怕自己生会影响性生活

阴道有很多的皱褶，这是为孩子从阴道分娩准备的，生的时候皱褶展开就会有足够的空间，生完了就会恢复到原来的状态。因此，阴道分娩基本上不会影响阴道的形状和状态。再说了，性生活的满意程度取决于很多因素，大小尺寸不是最重要的。

 我想开剖宫产，因为怕下面剪一刀

很多准妈妈选择剖宫产的一个原因是怕顺产时被会阴侧切，她们的口号是："宁愿上面开一刀，也不愿意下面剪一刀。"不少准妈妈认为会阴是很私密和敏感的部位，在那个部位剪一刀是对自己私处很大的伤害和不尊重，所以宁愿在腹部开一刀。

其实，现在的产科实践已经在改变，不少医院已经放弃了常规会阴侧切的做法。为了降低会阴侧切率，大家要一起努力，一方面准妈妈要控制好孕期的体重增加，不能让孩子太大；另外一方面，助产士和产科医生也要改变观念。

 我想开剖宫产，因为我是臀位不能生

是的，目前在中国绝大多数的臀位是行剖宫产的，但是即使是臀位你也不用太担心，我们还是有办法帮你解决的，这就是臀位的外倒转。在有经验的医生手里，外倒转的成功率大概在 70% 左右。对于看我门诊的臀位准妈妈，如果她是想自己生的话，我是会推荐外倒转的。

 我想开剖宫产，因为怕生了一半"顺转剖"受二茬罪

这就是所谓的"中转剖宫产"，生了一半被剖宫产的主要原因有"胎儿窘迫"和"产程进展不好"，其实这两种情况发生的概率并不高。如果"中转剖宫产"比例比较高，说明产房管理有问题，需要整改。对于想自己生的人，绝大多数都不会受"二茬罪"，所以你根本不需要担心。

即使是"中转剖宫产"，也没你想得那么不好，在经历了一定时间的宫缩以后，胎儿肺里面的羊水会被挤压出来，出生以后发生新生儿呼吸窘迫的概率明显下降，母亲发生产后出血的概率也明显下降。

 我想开剖宫产，因为我上胎是剖宫产

这个也不用担心，你可以尝试 TOLAC/VBAC（剖宫产后阴道分娩），我们医院现在全面开放 VBAC，有专门的 VBAC 门诊，目前我们 VBAC 的成功率保持在 90% 以上。

佛渡有缘人，产科医生得渡所有人。还有担心吗？还有问题吗？你继续问，我会继续回答，答不出来算我输。

产房暴力

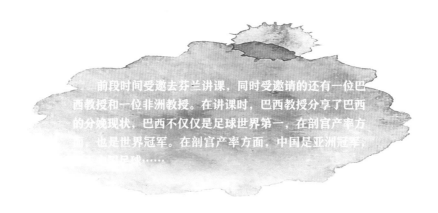

前段时间受邀去芬兰讲课，同时受邀请的还有一位巴西教授和一位非洲教授。在讲课时，巴西教授分享了巴西的分娩现状，巴西不仅仅是足球世界第一，在剖宫产率方面，也是世界冠军。在剖宫产率方面，中国是亚洲冠军，

在比较剖宫产世界冠军和亚洲冠军时，会看到很多的相似点和不同之处。巴西教授在交流时谈到了在做患者体验调查时很多产妇提到的"产房暴力"，其中提到最多的是无指征的会阴侧切和剖宫产。

 会阴侧切让医生上了法庭

近期，美国的一起法律诉讼把"产房暴力"推到了前台。

一名孕妇告诉自己的产科医生，她以前曾经被性强暴过，有很

大的心理障碍和阴影，十分不愿意在分娩时采取不必要的干预措施，特别是会阴侧切。宫口开全以后，由于进展比较慢，产科医生要行会阴侧切，产妇不同意。产科医生态度很强硬：不做会阴侧切，孩子生不出来谁负责？我是医生，还是你是医生？然后还是做了会阴侧切，孩子生出来体重是6磅。

这一切被陪伴分娩的家属录像，没有经过许可的会阴侧切让产妇的心理再次受到很严重的打击。于是产妇状告产科医生，诉讼的理由不是"医疗处理失误"，而是"产房暴力和虐待"。

加州地方法院的初步裁定是：要求被告产科医生上交行医执照，至于是否裁决医生有"产房暴力"行为，还要择期开庭再审。

 什么是"产房暴力"

对于国人来讲，什么是"产房暴力"还比较陌生，我们先看看国外的孕产妇是如何描述和定义"产房暴力"的。

患者眼中的"产房暴力"包括语言暴力、心理暴力、身体暴力。这些"暴力"的特点是不恰当（没有循证医学证据或没有指征）、不知情（没有经过告知和知情同意）、不受控（医务人员主导，患者没有能力拒绝）。

产房的特点：陌生的环境，陌生的医生，陌生的助产士，陌生的待产和分娩过程，分娩过程和结局的不确定性，这一切让多数的孕产妇特别忐忑不安，没有安全感，容易在心理上受伤害。

"语言暴力"：语言方面的伤害包括并不仅仅局限于威胁、训斥、喊叫、贬低、撒谎、操纵、嘲笑等。

"心理暴力"：有时候，医务人员根本不需要说话，就会对产妇带来心理上的伤害。例如置之不理、居高临下的态度和表情、蔑视的眼光、不耐烦的样子等。

"身体暴力"：除了"语言暴力"和"心理暴力"以外，还有不少的产科干预和行为被视为是"身体暴力"，例如没有知情同意的医疗行为，没有循证医学证据的产科手术、产科操作和产科用药，违反患者的意愿进行治疗，有指征时不给予合适的镇痛措施等。

巴西教授在讲课时用了一些采访有过不良产房经历产妇的录像片段来讲述产科医生或助产士给她们带来的伤害。大家投诉最多的是宫底压迫（宫口开全，孩子屏不出来，块头最大的医生或助产士以全身的重量和力气去压孕妇的宫底部）、没有指征和违反产妇意愿的会阴侧切，也有产妇诉说由于在分娩时没有配合好助产士而遭到直接殴打的情况。看到产妇身上青紫的淤斑，甚至是被压断的肋骨，会阴部的瘢痕，和产妇梦魇般的回忆和哭诉，就算是见过大场面，看到过各种生生死死的我，心也在揪痛。现场虽然一片寂静，大家的内心肯定十分震撼。

产房暴力往往并不显性，是以专业的形式存在的，其实其对女性带来的伤害并不亚于家庭暴力。面对专业人士的权威，除了投诉或被动接受以外，女性基本无计可施。多数情况下，这些行为会被解释为服务态度问题，即使被投诉，也是按照一般的流程去处理。

Bad, Is For Greater Good

从一些医务人员的角度来看,多数所谓的"产房暴力"是臆想出来的,是夸大。医务人员所做这些事情的出发点是好的,主要是为了孩子和大人的安全,即使有些操作是有一定创伤性的,还是必要的,是为了换取母亲与孩子的更大安全保障。医务人员和你无冤无仇,何必要去故意伤害你呢?

有人可能看过美国很有名的一个电视剧《纸牌屋》,其中Kevin Spacey所扮演的男主人公在解释他所做坏事的时候曾经说过一句话:bad, is for greater good(作恶,是为了更好地为善)。这可以基本代表一些医务人员的态度,也是"产房暴力"被默认的理由。但是,不少患者和家属并不这么认为。

请理解和配合产科医生和助产士的善意和善举

"产房暴力"这一概念来自于国外,中国的情况会是如何呢?如果做一个调查的话,会有多大比例的产妇对自己的分娩经历不满意,认为自己遭遇过"产房暴力"呢?

其实,多数产科医生和助产士的行为是出于善意的,但是由于习惯了在医患关系中的专业权威角色和临床工作太忙,缺乏和患者的有效沟通,忽略了必要的知情同意程序,导致很多没有知情同意的干预,让产妇在心理上和身体上遭受伤害。

其实,如果我们能稍微多花一些时间和患者沟通的话,多数患者是会理解和接受的，那么这些必要的干预也就不会对患者造成心理上的伤害而成为"产房暴力"了。

如果情况实在紧急，可以一边实施紧急措施，一边对患者和家属进行有效的告知和知情同意，也请患者和家属谅解和配合。

然而，那些没有指征，没有循证医学证据的用药和手术操作本质上还是一种"暴力"。由于医生的权威性，很容易让患者"同意"这些干预，这些干预也就看上去不那么"暴力"和"野蛮"了。

 让我们一起呼吁和呐喊

停止"产房暴力"

停止没有循证医学证据的产科操作和用药

停止没有知情同意的产科手术操作

停止"不给予有指征的分娩镇痛"

停止要求没有指征的剖宫产，不要对自己实施"暴力"

听取和配合医生和助产士有指征的、有循证医学证据的产科手术干预和产科用药。

"水中分娩" 的是与非

"水中分娩" 在国内已经流行了很多年，甚至成为高端产科服务的标配。在"水中分娩"刚引进中国时，质疑的人很多，最近几年接受的人越来越多了。但是美国妇产科医师学会（ACOG）在 2014 年 4 月发布关于"水中分娩"委员会意见，再次引起争议，究竟要不要继续推广"水中分娩"又陷入僵局。

为了让大家有个正确的了解，我把这一 ACOG 委员会意见的摘要翻译出来。

ACOG 委员会意见：水中待产与分娩

在过去一二十年，水中待产和分娩在世界各地越来越受欢迎，在第一产程水中待产可以减轻疼痛，减少硬膜外麻醉镇痛的使用机会，还可以缩短产程。但是没有证据证实第一产程水中待产可以改善围产结局，它不应该阻碍其他医疗护理措施的执行。第二产程水中分娩的安全性和有效性还没有得到很好的证实，也没有给母亲和胎儿带来好处。基于以上的事实和一些新生儿罕见但是后果严重的个案报道，水中分娩应该被认为是一种实验性的方法，在知情同意的前提下进行临床研究。计划在第一产程进行水中待产的机构应该制订相应的临床方案，选择合适的候选人，维护和清洁待产浴池或浴缸，采取感染监控措施。在水中待产时，以适当的时间间隔监测母亲和胎儿情况，如果母亲和胎儿出现状况时要及时安全地将母亲移出浴缸。

对于 ACOG 委员会意见，有专家解读为 ACOG 不支持水中分娩，这其实是一种误读。大家看看这篇文章的原文题目"Immersion in water during labor and delivery" 就会知道这说的是两件事情："水中待产" 和 "水中分娩"，而国内笼统地称为 "水中分娩"。

对于 "水中待产"，目前累积的证据基本上是正面的肯定，因为这可以帮助缩短产程，减轻产痛，减少硬膜外麻醉镇痛的使用机会。对于下面一句话："但是没有证据证实第一产程水中待产可以改善围产结局"，本人持保留意见，因为 "水中待产" 的主要目的不是改善围产结局，它能够缩短产程和减轻产痛已经足够了，干嘛要指望它改善围产结局呢？对于另外一句话："不应该阻碍其他医疗护理措施的执行"，我是支持的，水中待产和分娩是可以的，但是不要因此嫌麻烦而不对母亲和胎儿进行必要的常规检查和监测。至于"水中分娩"，委员会的意见是审慎的，虽然样本数量不多的随机对照研究没有发现"水中分娩"会对母亲和新生儿带来不良后果，但是零星的报道认为"水中分娩"时如果胎膜破裂，会增加母亲和新生儿感染的风险。另外一个担心是"水中分娩"时可能会导致新生儿吸入池水或窒息。

我本人的看法是：要科学理性地对待水中待产与分娩，既不应该盲目推广，也不应该一概否定。根据现有的证据，可以推荐水中待产，对于有条件的机构，可以在知情同意的前提下开展水中分娩的临床研究。

为了让更多的人接受水中待产和水中分娩，首先要改变孕期锻炼的观念，鼓励准妈妈在孕期游泳，如果在孕期连运动也不坚持，更不肯下水游泳，就根本不要指望她会接受水中分娩了。

其实，除了水中待产和水中分娩以外，还有很多其他的方法可以帮助促进自然分娩，例如自由体位待产、自由体位分娩。水中待产和水中分娩只是一种选择而已，我们不必太过于纠结。

子痫前期

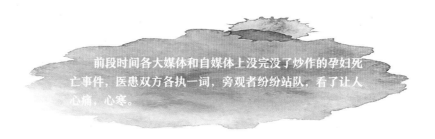
前段时间各大媒体和自媒体上没完没了炒作的孕妇死亡事件，医患双方各执一词，旁观者纷纷站队，看了让人心痛，心寒。

这一事件给大家又普及了两个疾病：主动脉夹层和子痫前期，但是靠死亡事件来科普疾病实在是一种悲哀。更令人失望的是，主动脉夹层被正确科普了，子痫前期却没说明白，甚至被一些"砖家"曲解。本不想来凑这个热闹，实在看不下这一地鸡毛，只好出来澄清一下。

 扯不清的子痫前期

对于这一产科特发性疾病，新闻报道和"砖家"解读提到了很多的名词：妊娠高血压、子痫前期、重度子痫、"妊高症"、先兆子痫，让人一头雾水。

其实，真相是这样的：这个疾病的英文名称从来没有变过，就是 preeclampsia，是我们国内的"砖家"一直把中文名字变来变去。早些年我们把它翻译为"妊高症"，后来有人又把它翻译为先兆子痫，但是这个译法不妥当，因为容易让大家觉得是子痫很快就要发生了，因为"先兆"了嘛。在我和山东的孔北华教授和上海的林其德教授倡议之下，将其更改为"子痫前期"，这是它在权威教科书里的真名。

至于先兆子痫，应该是子痫前期的一种特殊状态，出现头痛、眼花、恶心等"先兆"症状，提示很有可能要发生子痫了。

子痫就是把子痫前期 preeclampsia 的 pre 去掉，变成 eclampsia（子痫），开始抽搐、昏迷。

子痫前期指的是怀孕前血压正常，怀孕后出现血压升高。如果是怀孕前就有慢性高血压，然后再发生子痫前期，就是慢性高血压并发子痫前期。

 哪些人容易发生子痫前期

子痫前期的发生率大约为 3% ~ 5%，并不少见，是妊娠特发性疾病，高危因素有很多，例如年龄偏大、年纪太小、有子痫前期家族史、超重、有糖尿病、慢性肾炎、高血压，双胎等。简单地概括一下就是：老的，小的，和有病的。

教科书里会说子痫前期多见于初产妇（primigravida），

在经产妇少见。其实这种说法并不完全准确，更加准确的是primipaternity，这个单词比较难翻译，如果是按照字面翻译的话，应该翻译为"初父"，也就是说和这个男人第一次生孩子。

有人生过好几个孩子都很正常，是经产妇，离婚嫁给另外一个丈夫和他怀孕第一个孩子时就会出现子痫前期。另外一种情况是，初次结婚和丈夫怀孕后反复发生早期严重的子痫前期，每次都不得不引产，无法获得存活的孩子。离婚后和另外一个丈夫怀孕就一切正常，没有子痫前期了。

所以，遇到反复发生早期严重的子痫前期不得不终止妊娠而没有孩子的夫妇，有时候医生会叹口气，半开玩笑半认真地说："算了，你们俩分了，各自再找一个吧。"当然，这是在很熟的朋友之间才能开的玩笑，不能跟谁都可以这么说。其实，对于这种情况还有一种替代方案，不换老公换精子（利用捐精）。

> 唉，算了，不说了，说起来不是精子就是泪。

 子痫前期的特点

妊娠期特发：孕前血压正常，怀孕后血压升高，生完孩子血压马上下降。

不确定性：可以早发，也可以晚发，发生越早，一般后果越严重。血压越高，越容易发生子痫抽搐和严重并发症，但是血压轻度升高的也可以变成血压很高，血压轻度升高的也可能突然发生子痫抽搐。

如何预防子痫前期

对于有子痫前期高危因素的女性，有临床证据的唯一有效的预防措施是在妊娠 13 周以后开始口服小剂量的阿司匹林。至于哪些人适合服用阿司匹林，服用多大剂量的阿司匹林，何时开始，何时结束，大家的看法还不完全一致，这需要在专业医生的指导下进行合理的选择。

 如果已经发生子痫前期，应该怎么应对呢

答案很简单，选择靠谱的医院，听医生的。转述这几天在朋友圈里大家转发的关于医生的定义：我们所有人的归宿都是火葬场，全在排队，医生的作用就是防止有人插队。如果不听医生的，自作主张，真的有可能成功插队。

处理子痫前期的目标是：控制病情、延长孕周、确保母儿安全。

处理子痫前期的原则是：休息、镇静、解痉、降压、有指征地利尿、适时终止妊娠。

解痉会需要用到硫酸镁，降压会用到各种降压药，这些药物都是双刃剑，使用的剂量和时间掌握不好也会出现副作用，患者能够做的就是配合医生治疗，及时反映病情的变化。

适时终止妊娠也很重要，这句话听起来很像领导的讲话，领导讲话的特点是所谓的"正确的废话"：说起来容易，

好医生和一般医生的区别就是火候的拿捏和分寸的掌握，所以好医生转行做厨师的话，一般很容易成为好大厨。

听起来有道理，做起来很难。终止早了，孩子有并发症，有人会说太早了；终止晚了，大人和孩子有问题，有人会说太晚了。

 慢性高血压女性可以怀孕吗

有慢性高血压的女性也可以怀孕，但不是每个人都可以怀孕。首先，要进行身体各个重要器官的系统评估；其次，是经过规范的降压治疗，把血压控制在合理的范围之内；最后，是要明白怀孕后可能面临的风险。

建议：别跟自己过不去，别跟医生过不去，别跟命运过不去。人定胜天是说说而已，别太当真！

"吞精"预防子痫前期

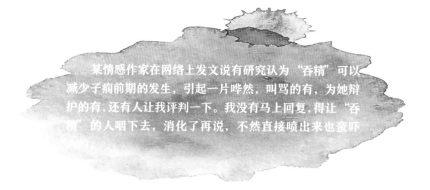

某情感作家在网络上发文说有研究认为"吞精"可以减少子痫前期的发生，引起一片哗然，叫骂的有，为她辩护的有，还有人让我评判一下。我没有马上回复，得让"吞精"的人咽下去，消化了再说，不然直接喷出来也蛮吓人的。

要回答这个问题并不那么简单，得让我先科普几个概念，而且要从我的博士论文说起。

支持"吞精"的人先吞上几口，不支持的人您也泡壶茶，我呢，先吃几根辣条压压惊，慢慢跟您聊。

为了写这篇文章，我要查阅很多英文文献，还要仔细阅读一遍情感作家转发文章中提到的荷兰莱顿大学 Koelman 的英文原文，我真的很认真，就差沐浴，净身，更衣，焚香了。

写科普文章比写 SCI 文章还要严谨，花的时间还要长，为啥？

因为 SCI 文章没多少人看，即使不同意你的观点，同行们也会很科学很专业地和你沟通。不像科普文章，谁都可以和你叫板，帽子乱飞，板砖乱扔，我真的有点担心这篇文章出来会引起某些支持"吞精"的粉丝的唾沫乱飞。张口就是两千万到六千万呐，为啥这么多？学医的人基本上都懂，不懂的人先跳到本文最后看看就知道了。

怕，怕怕，好怕怕！

好吧，再来一包辣条！

 ## 子痫前期发病机制的"扣扳机学说"

二十几年前我读博士做的就是子痫前期病因的研究，为此我在德国待了一年多，研究结束以后我告诉自己不能继续在这个方向上花太多的时间了，因为这是个无底洞。

子痫前期是个异质性疾病，"异质性"是指不同孕周发病者，或是相同孕周发病者，子痫前期的临床表现呈多样化，治疗效果也不一。不同的病因和发病机制很有可能决定了个体发病时间、类型等的差异。

子痫前期有很多高危因素和很多发病机制的学说，有滋养细胞浸润能力异常学说、免疫学说、遗传学说、氧化应激学说和营养学说等，"吞精"和"换老公"就是属于免疫学说。但是，每一种学说只能解释一部分患者的所有实验室改变和临床表现，没有一种学说可以解释所有患者的变化。所以子痫前期的病因不能以"一元论"来解释，应该是"多元论"。

本人提出了"扣扳机学说"来解释子痫前期，其核心是不管是哪种高危因素单独或联合以何种机制在起作用，只要严重程度达到某一个触发点，就像扣动手枪的扳机一样，可以启动病程，导致血管内皮细胞损伤、血管痉挛和缺血缺氧，最终导致子痫前期的发生。

这事我二十几年前就想明白了，现在依然还有很多人搞不清楚。据说在美国 Chicago Lying-in Hospital 为子痫前期保留的牌匾至今仍是空白，谁能解决这个"产科之谜"的话就可以把他的名字刻在上面，我估计"吞精"是不太可能有希望了。

 观察性研究

好，我们再回来谈谈"吞精"。

这篇"吞精"文章于 2000 年发表在 *Journal of Reproductive Immunology* 上面，在免疫学 SCI 杂志中，其影响因子并不高，略高于 2，位于同类杂志的第四区。研究组是 41 名有子痫前期病史的初产妇，其中有 18 名（44%）与其性伴侣有口交史，有 7 名（17%）确认她们有"吞精"的行为；在 44 名对照组女性，有 36 名（82%）与其性伴侣有口交史，有 21 名（48%）确认她们有"吞精"的行为。

这是一个观察性研究，观察性研究的特点是只能说明两个事件的相关性，或者是伴随发生，不能说明是因果关系，要想确定"吞精"是否能预防子痫前期的发生，必须进行前瞻性、随机对照研究。

本研究存在的问题是：观察研究的不可靠性；样本量实在太小，

研究组和对照组只有 40 几例，很有可能存在选择偏倚；作者也承认这是个推测，因此在文章前面写着一个大大的词——Hypothesis（假说）。

 随机对照研究

如果真的想要推荐"吞精"给大家来预防子痫前期的话，必须进行随机对照研究。也就是说将基本情况类似的女性随机分为两组，一组是"口交"＋"吞精"，另外一组不进行"口交"＋"吞精"，然后看两组子痫前期的发生概率。这个研究的样本量要足够大，至少每一组要几百个人。

我查了半天，没有查到"吞精"预防子痫前期的随机对照研究，谁查到的话请告诉我，也请告诉我下面要提到的"吞精"预防子痫前期的 NNT。

 NNT

有了随机对照研究的结果就可以决定是否可以在临床上推荐"吞精"了。但是情况并不是像你想的那么简单，虽然有些治疗和预防措施是有循证医学证据的，但是治疗或者预防效率并不高。残酷的现实是，即使是公认的，有循证医学证据的很多临床治疗措施的治疗效果并不如我们想象的那么好。

衡量治疗效率的一个重要指标是 NNT（number needed to treat 需要治疗的数量），指的是为了避免一个不良结局需要治疗的平均患者数量。最理想的 NNT 是 1，也就是说与对照组相比较，治疗 1 个患者就可以预防 1 个不良结局的发生，但是多数药物或治疗方法达不到这种理想状态。

给大家举一个子痫前期的例子，硫酸镁是公认的治疗和预防子痫抽搐发生的经典药物，但是硫酸镁预防子痫抽搐的 NNT 是 90，也就是说需要治疗 90 个患者才能预防 1 例子痫的发生。

与对照组相比，究竟多少人"吞精"才能预防 1 例子痫前期的发生呢？不太可能超过小剂量阿司匹林预防子痫前期的效果吧！

 推荐

平时喜欢"吞精"的，你就继续"吞精"，因为"吞精"爱好者总会找到各种各样的证据说除了预防子痫前期以外，"吞精"还有其他不少额外的对健康的好处。相信可以需要理由，也可以不需要任何理由。彪悍的人生不需要解释，喜欢"吞精"也可以不需要证据！

不喜欢"吞精"的人就不要勉强自己了，一是还没有"吞精"预防子痫前期的随机对照研究来支持这么做，二是即使有了循证医学证据，估计 NNT 不会太低，多数人其实是白吞的。

男人性生活时一次射精大约会排出两千万到六千万个精子，太多了是吧，太浪费了是吧，太奢侈了是吧，有"精"就是任性，没办法！

你的胎盘

大概算是早熟吧，我阅读四大名著的时间基本上是在小学和初中的转换阶段，而且读的多数是繁体字竖排版。其中《红楼梦》阅读的次数最多。对《红楼梦》可以有很多种读法，可以读爱情，可以读家国兴衰，也可以读美食读中医。在《红楼梦》处女读的时候，有一件事情让我很好奇，这就是所谓的"紫河车"，其实就是胎盘啦。

我妈是妇产科医生，我是从小在产房里跑来跑去长大的，小时候我吃过胎盘。实不相瞒，胎盘的味道是很特别，但不咋地，我记得是我妈把我和我哥支出去玩以后再烧这道菜的。吃饭的时候只是说吃肉，但是一口下去觉得味道有些怪怪的，所以就不肯多吃了。我妈有个同事的女儿和我年龄差不多，她是喜欢吃胎盘的，并坚持长期吃，到了初中以后她的体重就开始飙升，把我远远甩在身后，目测体重在 160 ～ 180 斤。我不敢说这全是胎盘所赐，至少是和胎盘相关。

吃胎盘并不是中国人的专利，美国人也吃，还有人在社交软件上分享自己不同的胎盘吃法和配方。

除了人类以外，还有不少哺乳动物也吃胎盘。这些哺乳动物在分娩幼崽以后会马上把胎盘吃掉，除了和人类一样是为了"补营养"以外，个人认为另外一个最大的理由是生存。因为一旦让食肉动物嗅到胎盘的血腥味道，它们就会来猎杀身体虚弱的母亲和幼崽，快速吃掉胎盘可以消除掉这些血腥味。

在老百姓眼里，胎盘是营养；在厨师眼里，胎盘是美食料理；在中医眼里，胎盘是可以入药的"紫河车"；在医生和科学家眼里，胎盘依旧是一个未解的谜团。在妇产科界，国际上有"胎盘学会"，有"胎盘学术会议"，有"胎盘杂志 Placenta"，这本 SCI 杂志 *Placenta* 的影响因子还不低。

胎盘是个很奇妙的临时器官，是母亲和胎儿交流、交换、对话的界面，是胎儿生长发育的指挥中心，是母亲保护胎儿免受外界有害物质伤害的屏障。如果胎盘出了问题，会导致一系列的不良后果。有一组产科疾病被称为胎盘相关疾病，包括流产、早产、死胎、胎儿生长受限、子痫前期等。对于产科医生来讲，如果能把胎盘的问题研究透了，产科的这一系列难题就可以得到妥善的解决。

脐带是连接胎盘和胎儿的纽带，它还和理发店门口的标识有关。这个旋转的标识正确的颜色组合是红蓝白，分别代表的是动脉、静脉和华通氏胶的颜色，其他的颜色配伍都是错的。为什么理发店门口要树立脐带的标识？因为在现代医学诞生之前，是谁都可以接生的，但是理发师有专门的工具，这就是剪刀，剪刀是用来剪脐带的。这个标识的意思是说除了剪头发以外，我还可以接生。

在医学研究方面，有两个黑匣子或是未解之谜，一个是人类大脑，另外一个就是人类胎盘。在科技昌明，医学发达的今天，这两个器官功能的研究依然很落后，所以美国NIH为这两个问题设立了专门的研究专项来进行系统攻关。

中国人什么都敢吃，除了作为神秘的美食以外，胎盘可以入药，其中医的学名为紫河车。胎盘主要成分是蛋白质、激素和各种酶，中医认为其具有温肾、益精、补气、养血等功效。除了被用于治疗各种病症以外，还有女性为了美容养颜而服用胎盘、胎盘制剂。但是2015年版《中国药典》把紫河车及相关中成药关在了门外，其被逐的主要原因是"存在安全风险"，因为紫河车作为药材尚缺乏相关病毒检查，可能存在安全风险。

2005年原卫生部曾颁发《卫生部关于产妇分娩后胎盘处理问题的批复》，规定："产妇分娩后胎盘应当归产妇所有，产妇放弃或者捐献胎盘的，可以由医疗机构进行处置，任何单位和个人不得买卖胎盘。"

所以，胎盘是你自己的，你可以带走，也可以委托医院处理。对于吃胎盘这件事，我的态度是"两个不"：不主动推荐，也不会反对。你可以吃，也可以不吃，吃了不一定能帮得上大忙，因为多数产妇没有需要吃紫河车的疾病；吃了，也没什么大的坏处，即使是有病毒，也是你自己身上已经有的病毒。

还有人把胎盘拿回家，不是吃，而是埋了，有的埋在门口，有的埋在树下。好吧，反正是你的胎盘你做主，你想咋整就咋整。

接受不完美：脑瘫

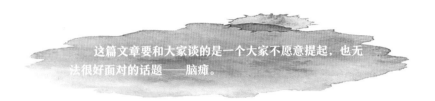

这篇文章要和大家谈的是一个大家不愿意提起，也无法很好面对的话题——脑瘫。

 残酷的现实

脑瘫是一种在生命早期出现的、慢性的中枢神经系统损伤性疾病，主要特征是无法控制其运动和姿势，并不是神经系统疾病逐渐恶化的结果。在人群中，脑瘫的自然发生率为 $1/1000 \sim 2/1000$，目前还没有很好的办法来预测脑瘫，也没有很好的办法来治疗脑瘫。

导致脑瘫发生的最主要原因是：发育异常、遗传性疾病（包括遗传代谢性疾病）、自身免疫性疾病、凝血机制障碍、感染、外伤或其他多种因素共同作用的结果，其中真正与分娩期不良事件相关的脑瘫所占的比例并不如我们想象的那么高，只有不到 $1/4$。

相关的脑瘫研究结果表明，痉挛性四肢瘫痪，尤其伴随运动功能紊乱者，是唯一一种与妊娠期，特别是分娩过程中缺血缺氧事件有关的脑性瘫痪。单纯性运动障碍或者共济失调性脑性瘫痪，尤其合并认知障碍者，通常与遗传相关，而不是由分娩期或围产期的窒息所致。同样，癫痫、神经发育迟缓、注意力缺陷、多动障碍等无脑性瘫痪症状的神经系统表现，都不是产时窒息造成的。

要想将急性产时异常和脑瘫联系起来，必须符合严格的诊断标准，这是由国际脑瘫工作委员会提出的，其标准如下：

必需标准（必须符合所有四项）

1. 分娩时胎儿脐动脉血有代谢性酸中毒的证据（pH < 7 和 BD ≥ 12mmol/L）。

2. 34 周及以上胎龄新生儿出现早发型中度或重度新生儿脑病。

3. 痉挛性四肢瘫痪或运动障碍性脑性瘫痪。

4. 排除其他可识别的疾病，如创伤、凝血功能紊乱、感染或遗传性疾病等。

 被冤枉的产科医生

目前令人无奈的现状是，只要发生脑瘫，大家就会习惯性地认为是产科医生有问题。这是有罪推定，但是由于缺乏很好的证据来支持自己，医生们也往往是有口难辩。

虽然缺乏客观、科学的临床证据，但是大家还是会普遍以四种非特异性临床征象（胎粪污染羊水、令人不放心的胎心监护图形、低 Apgar 评分和新生儿脑病）作为出生窒息和缺氧缺血性新生儿脑病的证据，其实这些因素并不会造成神经系统损伤，不是脑瘫的特定原因。

来自于许多临床流行病的最佳证据证实，绝大多数的脑瘫不是来自于产时的单独缺氧所导致的窒息和器官损伤。

虽然这些围产期非特异性征象给医护人员和患者父母首先的印象是胎儿可能存在窘迫，它们大多数仍是临产前孕妇本身就已存在疾病的发展结局。请注意，这往往是结局，而不是原因。

随着科学和技术的进步，从形态学到分子生物学的研究都揭示了绝大多数新生儿脑病和脑性瘫痪并不是源于分娩过程。更多的人认为大部分新生儿脑病和脑性瘫痪的原因是发育性、遗传性、代谢性、自身免疫性、感染性、创伤性的，或是其他多种因素共同作用的结果。

 艰难的心路历程

产科医生不易，但是脑瘫患儿的家长，特别是母亲更加不易。在得知孩子是脑瘫以后，母亲的情绪往往会经历大起大落的波折：

先是绝望，仿佛一下子跌落到无底的深渊；然后是愤怒，不停地问为什么，为什么孩子会发生脑瘫？为什么会偏偏发生在我的孩子身上？

接下来是自责或他责，怪自己在孕期没有做系统的检查，没有听医生的建议，没有注意饮食习惯和健康的生活方式；怪医生没有提醒自己，怪医生在分娩过程中没有处理好。

在经历了以上的过程以后，在明白了无力改变脑瘫的事实以后，开始慢慢学会接受现实，进入寻求医生帮助，开始患儿康复治疗的新常态。

对于脑瘫患儿的家长来说，他们需要的不仅仅是医疗支持，还需要心理辅导、社会资源的支持，以及脑瘫患儿家长互助组织的支持。

生命之路很艰难，需要家庭成员的相互理解和支持；

生命很脆弱，需要我们精心地去呵护；

生命并不完美，需要我们去坦然地面对和接受，需要我们对这些不完美的生命给予更多的关怀和更多的爱。

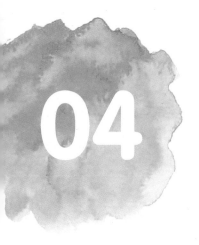

04 产后

"刑满释放" 了

你的人生从此不同了，多了麻烦，多了烦恼，也多了牵挂，更多了从未体会过的喜悦。你的身体会恢复到从前，你的子宫也会恢复到从前，但是你的生活再也回不到从前了。

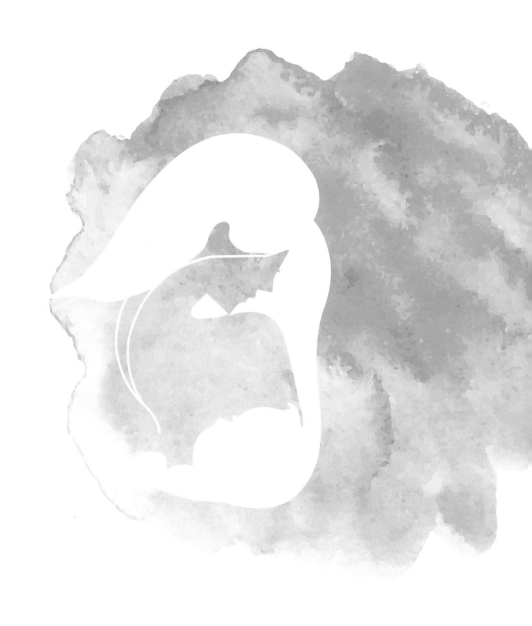

新生儿科医生都干了啥

很多新妈妈在开开心心带着宝宝回家时，并不知道，在宝宝出生后的这几天，新生儿科医生为刚出生的宝宝做了许多检查和健康维护。

下面介绍一下新生儿科医生为了保障宝宝的健康所做的五个检查。

 第一个检查

新生儿在产房或手术室刚出生时，由复苏的医生负责评估其生命体征，判断是否需要复苏。生命体征包括肤色、呼吸、心率、肌张力和反应，称为 Apgar 评分，这个评分主要用于复苏时的判断。如果生命体征稳定不需要复苏，接生的护士或助产士会进行体重和身长测量，初步观察婴儿是否有显著的外观异常和指趾的异常、性别、肛门是否存在，是否有唇腭裂等，并给予眼药水预防结膜炎。

 第二个检查

新生儿出生后会暂时与母亲小别 2 小时，被送到婴儿室观察，如果宝宝有问题，一般会在生命最初的几个小时表现出来。在婴儿室，护士会将婴儿除去衣服后重新复核体重，放在远红外暖床上保暖，进行心电监护，记录婴儿的一般生命体征和表现、注射维生素 K_1，并登记。

新生儿科医生会给婴儿进行体检，包括孕期病史回顾，婴儿检查包括一般状态、姿态和活动、皮肤颜色、心肺听诊和呼吸观察、从头到脚的全身体检，主要排查有无外观的异常，排查头颅血肿、锁骨骨折，内脏触诊、扪诊腹股沟动脉搏动，检查肛门是否存在、脊柱是否异常，髋关节是否异常，同时进行胎龄评估。观察 2 小时后如果没有问题，就会把宝宝还给妈妈并鼓励母乳喂养（有些地方是在第一步完成后就直接把宝宝交给妈妈，并不进行第二步检查）。对于有高危因素的婴儿会留在婴儿室观察 3～6 小时，以进一步排查有无疾病。

 第三个检查

每日上午查房，此时会回答家长的疑问，询问生后 24 小时是否有大小便、喂养情况、哭声等一般项目，进行简单的体检，包括一般观察、心肺听诊和腹部触诊等。此时一般不会再去掉全身衣物进行体检，因为前面已经排查了大体的异常，反复的脱穿衣物也不利于婴儿的休息，除非家长有新的发现。此次检查主要目的是排除隐藏的心肺疾病，排查消化道异常等。如果有不确定的发现，会交班给后面的医生继续观察；如果发现需要进一步检查的情况，多数会收入新生儿科。此时会监测黄疸的变化，包括目测和用经皮测疸仪监测。

 第四个检查

出院前体检：一般与每日查房并行，内容相同，并告知家长出院后需要注意的事项。

 第五个检查

42 天体检：包括再次体格测量判断婴儿回家后的营养、生命体征的观察、一般项目的体检，回答家长的咨询。

 新生儿出生后的常规护理项目包括

体格测量，包括体重、身长和头围，在生后 1 小时内完成；维生素 K$_1$ 注射和滴眼药水，生后 1 小时完成；脐带处理；体温测量；喂养；生命体征观察；洗浴；疾病筛查；免疫接种。

家长可能会问，这样的检查会不会漏掉一些疾病。答案是肯定会。有些疾病出生时隐匿，然后逐渐表现出症状，或者出生后功能代偿，某天功能失代偿或某种情况诱发，会突然发病。这包括一些严重的心肺、肾、神经和代谢性疾病。据世界卫生组织 2010 年统计，5 岁以下儿童死亡（评价一个国家或地区医疗条件的重要指标之一）中，在新生儿期死亡占 40%，这其中超过一半发生在生后 1 周。所以出生后的严密观察非常重要，发现异常要及时就诊。

有时突然发病的婴儿家长很不理解甚至很愤怒，我们又不是不愿意花这笔钱，为何不给我们详细检查？！这的确是一个无法明确回答的问题，从大范围的人群中进行单个少见疾病的合理诊治的确非常困难，这同时也是一个卫生经济学问题。

因为以上所列举的检查是常规的普通检查，针对的是主要的常见病，下面举几个例子来说明。

复杂先天性心脏病：我们曾经遇到出院后婴儿发现复杂先天性心脏病的病例，这些复杂的先天性心脏病通过孕期的超声大排畸筛查也还是会有漏诊。先天性心脏病的发生率大约为 2% ~ 3%，其中复杂型占 10% ~ 15%。复旦大学儿科医院黄国英教授曾通过研究显示，一般的体检加上心电监护能排查先天性心脏病，其敏感性达到 93.2%。但是，即使是做心超也不是 100% 准确，特别是对于复杂的先天性心脏病。

如果给每一名新生婴儿进行心脏超声检查，以排除这种可能性，会大大增加绝大多数婴儿的不必要花费。而且，生后 3 天内做心脏超声检查会有超过 50% 的人发现存在卵圆孔未闭和（或）动脉导管未闭，这两个在宫内正常的结构会在生后 1 个月左右关闭，最晚一般不超过 1 岁。过度的检查会增加家长的焦虑和带来不必要的后续诊治。

先天性髋关节发育问题（DHH）：目前国际通行的做法是先通过高危病史和体检发现疑似病例，然后选择性进行超声检查，可以排查绝大多数病例。调查显示，在生后 3 天内给所有出生的婴儿做髋关节超声检查，检出 DHH 阳性率大约 30% ~ 50%，如果在生后 42 天做，阳性率约 10%，而 DHH 的发生率仅为 2‰ ~ 4‰。所以没有必要进行普查，合理的筛查非常必要。

听力筛查：这是国家规定的普查项目，一般在出院前完成。第一次大约 10 个婴儿中有 2 ~ 3 个没有通过，一般我们会安排 42 天复查，第二次也是大约 10% 不能通过，此时需要到专科医院耳鼻喉科进行听力问题排查，而这些两次没有通过的婴儿中，大约 40 个婴儿会有 1 名确诊为听力丧失。

代谢病筛查：这也是国家规定的普查项目，一般在出院前完成采血。血标本会送到专门的机构进行监测。如果在生后 2 ~ 3 周内没有接到关于这个项目的电话，说明是正常的。有家长会担心会不会漏掉？不会，因为每一个采血都有登记，与出生登记对照很容易发现遗漏。也有担心会不会发现问题但联系不到家属？不会，如果这个机构发现问题没有联系到家属，会通知院方联系，并有核查机制，不会遗漏。

如何科学坐月子

关于需不需要坐月子，如何坐月子，有很多不同的说法，归纳起来大致有三种：婆婆妈妈的老看法是一定要坐月子，而且有很多的讲究和禁忌；另外一种是很多年轻妈妈的看法，根本不需要坐月子，产后该干嘛就去干嘛；第三种看法是介于前两者之间。

虽然关于"坐月子"有很多争议，但是并不妨碍"月子会所"的红火发展，遍地开花。随着海峡两岸的经济交流，很多原来只有在中国台湾才有的商业业态在大陆也迅速传播开来，月子会所就是其中之一。月子会所的发展势头有点类似婚庆公司，以前结婚很少人会去用婚庆公司，在大一些的城市，现在结婚谁不用婚庆公司好像反而显得有些另类了。

坐月子是中国特色

坐月子也算是中国的国粹，外国人从来没有坐月子的说法，她们不坐月子身体照样比我们中国人好，也没什么人得所谓的"月子病"。更有甚者，她们非但不坐月子，还要打破我们很多的月子禁忌。前段时间我的一个美国准妈妈在和我商量分娩计划时提出了一些要求，相信会让很多的婆婆妈妈瞠目结舌的。这位美国准妈妈的要求包括：生完了要给我喝冰水，我要马上洗澡……一些年轻的准妈妈们之所以不想坐月子，就是因为持同样的看法。

 以前坐月子是有一定道理的

对于坐月子，我们应该持正确的科学观和历史观去看待，"存在的即是合理的"。以前中国人坐月子是有一定道理的，大家应该知道在以前做媳妇是很辛苦的。一大家子十几口到几十口人，全家的衣服要媳妇去缝补和洗晒，全家人的饭菜要媳妇去做，孩子要媳妇去带，还有很多的其他的家务也要媳妇去做。那时候既没有洗衣机，也没有空调，更没有热水澡和电吹风。那时候没有避孕措施，孩子一个接一个的生，营养条件也不好，普遍存在贫血、缺钙等营养不良性疾病。所以以前在坐月子期间营养要大补，要一天吃一个老母鸡，要补血气，要不能洗澡和洗头（没热水啊，没空调啊），要怕受风寒（包着头巾，穿厚衣服），要多休息少活动，不能吃生冷食物（没冰箱食物容易变质）。平时媳妇十分操劳，好不容易到了生孩子的时候可以有一个月的时间休息一下，可以有机会补充营养，真的是应该的。

现在情况完全不同了，谁家的媳妇还会像以前那么操劳呢？谁家的媳妇还会营养那么差呢（现在是营养过剩的太多）？谁家还没有洗衣机、空调、热水澡和电吹风呢（当然不能绝对，可能少数家庭还是没有的）？所以现在还要坚持说坐月子不能刷牙（刷牙会导致牙齿脱落），不能洗头、洗澡、吹风（怕受寒），要大补（怕营养不够），不能出门（怕劳累留下月子病），是绝对没有道理的。

 如何科学坐月子

科学坐月子的原则是不要走极端，营养要均衡，生活方式要合理。在饮食方面，要健康、均衡、有营养、不过量，原则上什么都可以吃。可以吃大闸蟹吗？可以（别把大闸蟹当饭吃）！可以吃生鱼片吗？可以（你老公可以放心吃的你就可以吃）！可以喝咖啡吗？可以（别太多）！可以吃冰激凌吗？可以（解解馋就可以了）！以前中国人讲究"补"，补的方式主要是补血气，这和以前多数中国人营养缺乏有关，现在大多数人是不需要补的，更加要注重的是营养均衡。

在生活方式方面，要注意休养，但千万不要天天躺在床上，很多事都可以做，但不要太过分。可以刷牙，可以洗澡、洗头，可以开空调（注意不要太冷，不要直吹），可以看电视（别像沙发土豆一样看太久），可以玩手机看我的科普文章，出了月子恶露干净后就可以恢复性生活了（最好用安全套，哺乳期依然可能有排卵，是有可能怀孕的）。出了月子可以逐步恢复运动，2～3个月后可以逐步回到孕前的运动量了。

中国人的哲学是以"中庸"为主的，在一个中庸的社会里，出现这么极端的"坐月子"的做法是有些奇怪的，大家慢慢改吧。

坐小月子能治月子病吗

网络世界，无奇不有，不仅仅有很多的神人、神事，还有很多的神器和神药。每每被患者问起类似状化官药、引产神药"玫瑰花苞"和"覆盆子"，以及"小月子"等准妈妈们、新妈妈们耳熟能详的问题时，我总是一片茫然。这时候妈妈们会流露出一种很特殊的眼神，我能理解这眼神后面的潜台词——你怎么这么无知呀！

为了避免被鄙视，我上网恶补，天呐！好神奇啊！和怀孕生孩子相关的居然有这么多重要的话题，从保胎到防辐射，从引产到坐月子，这已经形成了庞大的产业，单单是坐月子这件事情就已经发展出很多的衍生服务和产品，分化出很多的"亚专科"，有大月子，还有小月子，有各种各样的月子产品，居然还有"月子牙刷"！我这个做了一辈子产科的外行斗胆问一下各位专家，你们的月子系列产品中有月子咖啡吗？你们有"月子小龙虾"吗？没啥，作为一个喜欢小龙虾的吃货，我相信有很多女生也喜欢吃小龙虾，你们不根据客户的嗜好开发相应的月子系列产品我觉得有些可惜了！

好了，闲话少说，我们来谈今天的正题：小月子。我相信很多无知的男生和我一样，第一次看到"小月子"这三个字的时候可能会以为这是一个女生的名字，一个日本女生的名字，类似于"苍井空"或"饭岛爱"啥的。

你OUT啦，小月子指的是早孕流产以后的坐月子，流产以后也要坐月子的！连这个都不懂，你还配做什么产科专家？！

好吧，我去网上查了一下，网上对小月子的定义是：坐小月子是孕妇在自然流产或人工流产后的一次相比大月子时间和程度上更为缓轻的调养。

各位男生注意啦，你们也要学习一下，自然流产的发生率是10%～15%，中国一年的人工流产次数大约为1300万，你真的可能会摊上这事，摊上就是大事！

生病以后要注意休息，注意营养是应该的，流产以后也是如此。但是没有必要太过了，太过了就没意思了。

网上一直流传一种说法：落下月子病以后再好好坐一个小月子可以把以前的月子病治好，这话有道理吗？

我尝试着从科学的角度给大家解释一下，如果你觉得我解释得好，就请我吃小龙虾；如果你觉得我解释得不好，就拿小龙虾砸我!

在作出科学解释之前，先给大家解读一个英文单词"Abortion doping"。

Abortion doping直接翻译成中文就是"流产兴奋剂"，指的是女运动员在比赛之前几个月怀孕，然后做人工流产，通过短暂恢复性训练后可以迅速提升自己的运动成绩。也就是把流产当成"兴奋剂"来提高自己的运动成绩，这被奥委会认定是非法的。

怀孕以后激素水平和其他一些改变会影响我们的身体功能，在怀孕的头三个月，女性的身体会产生额外的红细胞来增加我们的携氧能力，支持胎儿的生长发育。来自密西根州立大学的James Pivarnik教授的研究发现，怀孕以后女性的血容量会增加60%，可以把给肌肉的供氧能力提高30%，这非常有利于增加有氧运动能力。

怀孕以后的另外一个好处是孕激素、雌激素的水平明显上升，当然雄激素的水平也上升，这可以增加肌肉的力量，改善和增强身体各个器官和系统的功能。另外，怀孕以后松弛素的水平也会上升，其目的是松弛髋关节来为分娩做准备，这有利于增加关节的活动度，增强女性的运动能力。从以往的实际案例来看，有些女运动员是生完孩子以后没多久就创造世界纪录的，这和怀孕所带来的好处有关。

根据以上的介绍，我们可以得出一个结论：怀孕以后血色素的上升，孕激素、雌激素和雄激素的上升的确可以改善女性的身体功能和健康状况，早孕流产以后这些对身体的正面影响和改善依然存在。

不是"坐小月子"治好了你的"月子病"，是怀孕所带来的额外好处治好了你的"月子病"。

好了，总算写完了，可以放松一下出去吃顿饭了。今天晚上是吃小龙虾呢？还是吃小龙虾呢？还是吃小龙虾呢？

产后 42 天检查应该查什么

产后 42 天检查不一定要在第 42 天检查，早几天晚几天都不要紧。有人说孩子都生好了，好像一切都没问题，还要去产后检查干什么？如果你真的不愿意来，医生也不会强迫你，如果来检查的话，医生还是有不少问题要和你沟通的。

 产科医生要做如下检查

检查产道：了解宫颈的情况，看是否还有恶露，如果做了会阴侧切的话，还要看伤口愈合情况，按压宫底，了解子宫的复旧情况。

检查腹部伤口：如果是剖宫产，还要检查腹部伤口的愈合情况。

 产科医生要和新妈妈进行如下沟通

母乳喂养：鼓励纯母乳喂养 4 ~ 6 个月，然后可以继续母乳喂养并逐步添加辅食。如果母乳喂养存在问题，可以进一步咨询母乳喂养顾问，如果有乳房不适，可以由乳腺科医生进一步处理，不是每个产科医生都能处理乳房不适和母乳喂养问题的，母乳喂养顾问和乳腺科医生更专业。

何时可以恢复性生活：恶露完全干净了就可以恢复性生活了，但最好还是要使用安全套，因为在月经恢复之前还是有可能排卵怀孕的。

何时会来月经：对于绝大多数母乳喂养的妈妈来讲，母乳喂养期间是不会来月经的，但是少数妈妈会在母乳喂养期间来月经。来月经了是否就不能母乳喂养了？还是可以继续母乳喂养，这不会影响母乳的质量。产后恶露干净以后又出现几天的阴道流血是否意味着来月经了？不一定，要等1个月左右看是否会再次出现类似月经的出血，如果又来了，那就是月经；如果没有来，那就是阴道出血，不是月经。

何时可以再次怀孕：如果这次是顺产的话，理论上讲可以随时怀孕，但是一般建议孩子1岁以后再怀孕，一是为了让身体可以休息恢复，二来孩子1岁以后可以放下来让他走，不用整天抱在怀里了。如果这次是剖宫产的话，一般建议最少18个月（1年半）以后再次怀孕，因为18个月以后再怀孕，子宫下段伤口基本愈合，可以恢复80%以上的张力,尝试剖宫产后阴道分娩（VBAC）的话，子宫破裂的风险明显下降。

何时可以恢复运动：顺产分娩1个月以后可以恢复规律活动，以散步为主；2个月以后可以恢复一般的运动，包括快走；3个月以后可以恢复孕前的多数运动。如果是剖宫产，可以在顺产的基础上适当推迟 15 ~ 30 天。由于每个人的身体恢复情况不尽相同，何时恢复运动和运动量的掌握主要以身体舒适为标准。

 儿科医生也要对宝宝进行检查

由于新生儿不会说话，我们医生之间开玩笑有时会说新生儿科医生有点像"兽医"，不能向宝宝问病史，要向大人问病史，如果不是妈妈自己带孩子的话，你最好带上负责带孩子的自己的婆婆妈妈。

一般询问：包括在家的状态、哭声、吃奶的情况，大小便，有无患病和就医，疫苗接种等。

体格检查：包括一般状态、皮肤、四肢活动、心肺听诊、腹部触诊、外阴的观察，根据家长的提问进行有针对性的检查，排查严重的脏器疾病。

体格测量：包括体重、身长和头围，评估婴儿回家后这段时间的体格生长状况，判断是否存在营养问题、喂养问题或隐匿的疾病。

喂养指导：包括询问除了母乳喂养以外用什么配方奶喂养，听听家长在喂养时发现的问题并进行解答。同时询问大小便，以帮助判断喂养是否耐受和足够，奶方是否合适。

黄疸监测和大便颜色判断。

一般健康指导。

听力筛查是否通过，是否需要复查。

怎么样？还是有很多要检查的和要交流的吧。当然，这是全套的细致检查和交流，对于比较忙的医院和医生，过程可能会比较快，问得比较简洁。建议新妈妈们事先准备好要提问的问题，如果没有问题的话，整个过程可能就会比较快了。也希望大家看了这篇文章以后，多数问题可以得到解决，就诊时就不用那么茫然了，就诊速度也会加快。如果你是看我门诊的妈妈，产后42天检查时可以跟我说一声我读过你的文章了，这样我就没有必要像唐僧一样再和你唠叨一遍了。

唉，随着年龄的增长，真怕自己变得太唠叨，太琐碎。

产后抑郁

寂寞蚀骨，抑郁穿心。对于大多数人来讲，抑郁只不过是一个不痛不痒的医学名词而已，但是对于产后抑郁的妈妈来讲，这却是恶魔一样的存在，是挥之不去的梦魇。

"我这是怎么了？""我始终开心不起来，我失眠、焦虑，我没有胃口，我精力无法集中，我对任何事情都提不起兴趣。""我感觉我都快要发疯了。""这本应该是我生命中最幸福的时光，为什么我会这么忧郁？""我特别害怕，我担心会不小心伤害到孩子。"

很多妈妈都会出现类似的情况，但是很多人并不认为产后抑郁是那么真实的存在，认为不过是医生们发明了一个名词，让产后的女人多了一个"作"的借口而已。

男人认为这是老婆作，婆婆以自己过来人的经验说媳妇是在作，因为她以前生孩子的时候根本没有听说过产后抑郁，自己也没有什么产后抑郁，现在的孩子都被宠坏了，产后抑郁不过是个臆想而已，是痴人说梦。

其实，产后抑郁并不是虚妄的医学名词，对于产后抑郁的患者来讲，抑郁是真实的存在，它影响的不仅仅是产妇本人，还会波及家人，在严重的情况下甚至会导致对新生儿和产妇自己的伤害。

对于产后抑郁患者来讲，说些"你要想开一点啊，要振作起来呀，你要学会放下，一切都会好起来的"等心灵鸡汤的话是没有用的。

她们需要的是亲友的陪伴、倾听，和理解；她们需要的是专业人士的指导和治疗。

 什么是产后抑郁

多数女性在生了孩子以后会感到开心和幸福，但是有些人却是相反的，会出现一些轻度的抑郁症状：疲乏、焦虑、失眠、注意力不集中、情绪低沉、整天想哭等。

这种情况被称为产后情绪低落，40% ~ 80% 的女性会在产后 2 ~ 3 天内出现，这种情绪低落一般是自限性的，一般会在 2 周内自动消失。

如果以上症状加重，还出现负罪感，无力照顾自己和孩子，有时还会出现要伤害自己和孩子的念头，这就是产后抑郁症。严重的产后抑郁症可以伴发分裂性症状，包括错觉和（或）幻觉症状。

产后精神病则是一种产后罕见而极端的精神障碍，可以有抑郁、妄想以及伤害自己和婴儿的想法，产后精神病常与产后抑郁症等情感障碍紧密相关。

不仅仅母亲会有产后抑郁症，还会有"父亲产后抑郁症"，有研究发现，在产后的最初 3 个月内，"父亲产后抑郁症"的发生率大约为 8%。

 产后抑郁症症状有哪些

产后抑郁的症状因人而异，主要分为核心症状群、心理症状群和躯体症状群。

核心症状群包括： 情感低落、兴趣和愉悦快感丧失、导致劳累感增加和活动减少的精力降低。

心理症状群包括： 焦虑、集中注意和注意的能力降低、自我评价和自信降低、自罪观念和无价值感、认为前途暗淡悲观、自杀或伤婴的观念或行为、强迫观念、精神病性症状。

躯体症状群包括： 睡眠障碍、食欲及体重下降、性欲下降、非特异性的躯体症状。

所以，在抑郁患者的主诉中我们会看到以下各种情况：对很多事情不感兴趣，包括以前很喜欢做的事情，比如和丈夫做爱；比平常吃得明显多或明显少；不断出现恐惧；想法很多，但是犹豫不决；感到有负罪感，并经常自责；情绪不稳定，有时会感到非常糟糕；感到哀伤，经常会哭泣；担心自己不是一个好母亲，害怕与婴儿单独相处；有睡眠障碍，难以入睡或难以深睡；对自己的婴儿、家人和朋友冷淡；难以集中注意力，容易健忘，并且犹豫不决；有时有难以控制的要伤害自己或婴儿的想法。

请注意,不是有了某些症状就是产后抑郁症,需要寻找专业医生,通过各种心理评估量表进行诊断和鉴别诊断。

 为什么会有产后抑郁

导致产后抑郁的因素有很多,其中一个很重要的原因是分娩以后妈妈们身体内的激素水平会发生剧烈的变化,有一些平衡会发生改变。

产后抑郁可以发生在任何人,哪怕是怀孕生孩子以前性格非常开朗阳光的人,但是如果你有以下一些情况的话,发生产后抑郁的风险会明显增加。

- 有消沉或忧郁问题的既往史。
- 有忧郁或精神病的家族病史。
- 有照顾婴儿和应对新生活的心理压力。
- 遇到非常爱哭、很难照顾的婴儿。
- 遇到睡眠和饥饿情况难以预测的婴儿。
- 有特别需要照料的婴儿,例如早产儿或出生缺陷儿。
- 第一次为人母,或者比较年长或者年轻的母亲。
- 有亲人生病,亡故。
- 有家庭矛盾或家庭生活方面的压力。
- 有金钱或工作方面的问题。
- 太多独自一人的时间,没有朋友或家人的陪伴等。

产后抑郁症有多普遍

大约每七名妇女中就有一名经历产后抑郁症，知道自己患有产后抑郁症的妇女中有一半以前从未感到过忧郁，知道自己患有产后抑郁症的妇女中有一半可能在怀孕期间就有症状了，这是所谓的"产前抑郁症"。

如果觉得自己有"产前抑郁症"或"产后抑郁症"，请及早寻求专业人士的帮助！

 患了产后抑郁该怎么办

产后抑郁症可以在分娩后几天或几个月出现，产后抑郁不会自动消失，如果这些症状持续超过2周以上，就应该需要寻求专业人员的帮助。

不管症状是轻微还是很严重，通过适当的咨询和治疗措施，多数是可以得到控制、缓解或治愈。

 建议的做法

•寻求帮助，咨询心理学家或者其他有执照的心理健康专家，以及其他相关的医生。

•与自己的伴侣、母亲、朋友和亲戚公开谈论自己的感受。

•参加同样有产后抑郁母亲的同伴互助小组。

•请亲戚或亲密朋友帮助一起照顾婴儿。

• 得到足够的睡眠和休息来帮助自己恢复，以便于有精力去照顾婴儿。

• 如果有入睡困难，寻求医生的帮助。

• 在医生的指导下进行合理锻炼，比如散步和其他运动。

• 尝试不要担心琐碎的事情，照顾新生婴儿的同时不要逞强去做别的事。

• 减少不必要的工作。

• 接受心理治疗，行为干预。

• 必要时在医生的指导下服用对抗抑郁症的药物。

 产后抑郁不是你的错，这很常见，是可以治疗的。

发生产后抑郁以后，要找爱你的人，他可能是你的家人或朋友。要敞开心扉向他们倾诉，让他们了解、体谅、倾听、关爱和帮助你。

发生产后抑郁以后，要找懂你的人，他可能是你的医生，也可能是患过抑郁症的人。要敞开心扉向他们倾诉，让他们了解你、帮助你，给你专业的指导和帮助，帮你走出困境。

其实，诉说和分享的过程就是治疗的过程，因此我们会建议产后抑郁的患者说出来，写下来，一起讨论，与人分享。

（本文参考了美国心理学会以及其他一些 NGO 组织的关于产后抑郁的处理建议）

产后修身与运动

从怀孕到生孩子，你长的肉，加上子宫里你的骨_____再加上各种"汤汤水水"，体重增加 30 斤左右是很正常的，有些人会体重增加 40 斤以上，这些肉是你花了 10 个月的时间攒起来的，别指望一下子能瘦下来。

其实，这些肉并不是为了你长的，从某种程度上这些增加的肉肉是你的身体为了宝宝储存的口粮，你想要拿走这些口粮可不是一件容易的事情。

生完孩子以后，你的体重会马上减轻大约 10 斤左右，剩下的那 10 ~ 20 斤肉是要慢慢来送走的。所以，生完孩子你不要急着去减肥，只要你能够保持健康的饮食和运动习惯，多余的肉肉都会走的。

母乳喂养

坚持母乳喂养有很多的好处，其中一个好处是可以帮助你减肥。在母乳中会有一定量的脂肪，据研究，如果能坚持 4 ~ 6 个月的纯母乳喂养的话，可以带走至少 1 公斤的脂肪。

母乳喂养是会帮助你减肥修身的。

 健康饮食

坐月子并不意味着要每天吃大鱼大肉，原则还是和孕期一样：适量、均衡、多样化。我的确看到有比较狠的婆婆逼着媳妇每天吃一个老母鸡的，有些媳妇是含着泪把老母鸡和鸡汤吃下去的，有些聪明的媳妇是偷偷逼着自己的老公吃老母鸡和鸡汤的，结果一个月子下来，媳妇没长几斤肉，婆婆的儿子倒是胖了很多。

其实大家根本没有必要担心不吃大鱼大肉会没有奶水，现在吃纯素的人并不少，这些人生完孩子照样有奶水，孩子照样长得挺好。

> 奶牛只吃草，不吃荤菜，照样会有质量很好的牛奶，你啥时候见到奶牛的婆婆逼着奶牛坐月子吃老母鸡喝鸡汤的？

健康的饮食是会帮助你减肥修身的。

 运动

运动有很多的好处，可以帮助你恢复肌肉的力量，可以减去多余的脂肪，还可以帮助你修身塑形。

虽然好处很多，但是在产后要想恢复和坚持运动是很大的一个挑战，不要太雄心勃勃，先给自己定个小目标：先开始恢复运动，哪怕每天坚持走路 10 ~ 20 分钟，然后逐步过渡到每周至少运动 3 ~ 5 次，每次运动的时间可以达到 30 ~ 60 分钟。

产后多久可以开始运动：产后运动的恢复需要注意以下几件事情：首先，是在产后 42 天检查时医生判断你没有问题，可以恢复运动；其次，是出了月子以后可以慢慢开始散步；最后，产后 2 ~ 3 个月可以逐步恢复中等程度的运动，3 个月以后可以开始尝试恢复到孕前的运动强度。

运动恢复的时间和强度取决于自身的感受、分娩的时间以及分娩方式，顺产的妈妈可以比较早的恢复运动，剖宫产的妈妈相对就要迟一些，一般要比顺产的妈妈迟 1 ~ 2 个月。

运动前的准备：

• 穿着舒适透气的服装，因为产后恢复运动时很容易出汗。

• 穿戴合适的胸罩，可以对因为泌乳而增大的乳房有很好的支撑和保护作用。

• 多喝水。

• 运动前进行 5 ~ 10 分钟的热身，对上下肢的肌群进行 10 ~ 20 秒的拉伸。

产后运动的目标心率是多少：产后运动的原则是让身体得到锻炼，又不会导致过度的疲劳和身体不适，产后锻炼的目标心率要达到你年龄相对应的平均最快心率的 50% ~ 85%。

年龄	目标心率（次／分）	平均最快心率（次／分）
20	100 ~ 170	200
25	98 ~ 165	195
30	95 ~ 162	190
35	93 ~ 157	185
40	90 ~ 153	180
45	88 ~ 149	175

在刚开始恢复运动的时候，目标是达到年龄相对应的平均最快心率的50%，然后逐渐调整。随着身体的不断恢复和适应，要达到年龄相对应的平均最快心率的85%，这是一个循序渐进的过程。

在运动结束以后，最好再进行5 ~ 10分钟的调整活动和拉伸，让自己的身体逐渐平息下来。万事开头难，只要开了头并坚持下去，你的体重就会逐渐减轻，身形就会慢慢恢复，也许你会就此喜欢上运动，甚至上瘾。

我曾经问过痴迷于运动的朋友为什么会如此喜爱运动，答案是：It's better than sex！

产后运动会改变母乳的味道吗

母乳喂养有很多好处，一般情况下，医生们会推荐妈妈们坚持 4 ~ 6 个月的纯母乳喂养。当然，坚持母乳喂养并不是那么简单的一件事情，一路上会有很多的障碍和挑战。

除了鼓励妈妈们母乳喂养以外，还鼓励妈妈们要在产后 2 ~ 3 个月开始恢复运动，对于产后恢复运动，依然还是会有各种的谣言和所谓的禁忌，今天要粉碎的就是其中的一个和母乳喂养、产后运动都相关的谣言——产后运动会改变母乳的味道而导致宝宝不喝奶。

 产后运动的好处

- 减轻体重，重塑身材。
- 保持身体的健康和身心的愉悦。
- 改善血脂水平。
- 保持良好的胰岛素反应水平。

- 缓解压力。 ・有利于缓解产后抑郁的症状。
- 保持良好的心血管状态。

研究显示，适量的运动（50% ~ 75% 的运动强度）并不会影响母乳的分泌量、母乳的成分，也不会影响宝宝的生长。高强度的疲劳运动（100% 的运动强度）可能会影响母乳的 IgA 水平，也可能会影响母乳中乳酸的水平，但是这种可能的影响都是短暂的。

谣言可能是源自于一些早期的小样本的研究，但是这些研究后来被证实是不可靠的。

 运动是否会影响母乳的量和成分

不会，没有研究显示运动会影响母乳的分泌量和母乳的成分。

一些早期的小样本研究发现在高强度疲劳运动（100% 的运动强度）以后，母乳中 IgA 的水平会下降 10 ~ 30 分钟，但是在 1 小时之内就会恢复到正常水平，这对于一天之内母乳中总体的 IgA 水平来讲，不会有显著差异。另外，研究显示，在适量的运动（50% ~ 75% 的运动强度）以后，母乳中 IgA 的水平没有显著变化。

研究显示，是在高强度疲劳运动（100% 的运动强度）以后，母乳中乳酸的水平可能会在短期内略有上升，但是这种水平的上升不会对宝宝有什么危害。

多数研究发现，即使是母亲进行了高强度疲劳运动（100% 的运动强度），也没有发现宝宝会拒绝喝奶或不喜欢喝奶。

曾经有早期的研究发现在母亲进行了高强度疲劳运动（100%

的运动强度）以后，把奶挤出来放在奶瓶里给宝宝喝的话宝宝有些抗拒。但是，造成这一现象的原因不一定是母乳发生了明显的变化，这可能是宝宝不习惯、不喜欢奶瓶的缘故，因为在这之前，妈妈进行了高强度疲劳运动（100%的运动强度）以后直接母乳喂养宝宝吸妈妈奶头的话，宝宝和平时并没有什么两样。

而且，后来的研究发现，即使是母亲进行了高强度疲劳运动（100%的运动强度），母乳中乳酸水平略有上升的话，宝宝对母乳喂养的接受并没有发生改变。

如果妈妈进行高强度疲劳运动以后宝宝不太喜欢喝奶，这不一定是和运动本身有关，可能是宝宝不喜欢你乳房上面出汗的咸味道（宝宝有时候也很挑剔的），那你就回来先让汗水出个透，然后去洗个澡，让自己变得香喷喷的，宝宝就不会皱眉头啦，小宝宝是喜欢香喷喷的有奶香味道的奶奶的。

如果这样做了，宝宝还是皱眉头，在喂奶之前，你可以等半个小时，让乳酸水平下降，然后挤出 3 ~ 5 毫升的乳汁以后再哺乳，或者是尝试着减少运动量。

如果你都做了，宝宝还是皱眉头，那可能就不是你的问题了，是宝宝的问题了，也许他真的是个喜欢边吃奶边思考哲学问题和国家大事的大学问家。

 给哺乳妈妈的运动建议

在运动之前最好先给宝宝喂奶，这样就可以搞定宝宝，也可以让你运动时乳房不会那么重、那么涨、那么不舒服。

在运动之前，最好喝 2 ～ 3 杯水，运动会出汗，有时候会出很多的汗，喝水可以让你不会脱水，脱水不仅仅会让你不舒服，可能还会影响到你的乳汁分泌量。

穿合适的支持胸罩，减少运动时乳房的上下跳动和对乳头的摩擦。

带着宝宝去走路，把宝宝挂在身上走路可以增加你的卡路里消耗，运动效果更好，还可以让宝宝看看外面的风景，满足宝宝的好奇心，增加母子的感情交流。

致准爸爸

> 我不知道好男人是怎样被培养出来的，但是很清楚蠢
> 男人是怎样练成的：跟女人讲道理，忘记她的生日或结婚
> 纪念日，不说甜言蜜语，不花时间陪她。

不要和女人讲道理

不要和女人讲道理，女人不讲道理，只讲感觉，只要感觉有了
一切就对了，管他什么狗屁道理！男人啊，请尽量不要尝试和女人
去讲道理，讲道理没用，讲道理伤感情，讲道理伤身体。特别是她
怀孕以后，更不能和她讲道理了，讲道理会伤她也会伤你的孩子，
大不了就 10 个月的有期徒刑。一个来自于地球，一个来自于火星，
语言体系不一样，讲道理是没有用的。

别忘记重要的纪念日

别忘了她的生日，不过请准备两份生日礼物，因为说不定她会

说自己有两个生日，一个是阳历生日，一个是阴历生日，她两个生日都要过！还要特别注意给丈母娘打个电话，或者亲自跑一趟送个礼物或一束鲜花什么的，因为你老婆的生日也是她老人家的受难日，你没听说过吗？搞定丈母娘就搞定一切，万一你老婆和你吵架要死要活，把丈母娘搬出来就万事大吉啦！

别忘了结婚纪念日，除了要买礼物以外，别忘记给你老丈人打个电话嘘寒问暖，因为你结婚那天就是从老丈人手里把他的小棉袄抢走的那一天。

> 呜呜，想到自己宝贝女儿将来也会有被哪个"兔崽子"抢走的那一天心里就难过。

别忘了你孩子的生日，唉，你开心的日子就是你老婆的受难日啊！

别忘记甜言蜜语

千穿万穿马屁不穿，这话对多数女人都有用。别以为是老夫老妻了就无所谓了，对于女人，特别是怀孕的女人，要像对孩子一样哄，要像对公主一样宠！那要是她老发脾气怎么办？那肯定是你不好啊！算了吧，别犟了吧，谁让你儿子／女儿在她肚子里呢，在她手里呢，她会绑架你孩子一辈子啊。

要花给她买花吧，冬天要买草莓就给她买草莓吧，要半夜吃馄饨就给她买馄饨吧，实在受不了，就偷偷给你老婆的医生说一声，让医生替你说话吧。别说，我还真的受人之托干过这种事。

不错，女人爱作是天性，但是你也要替你老婆想一想。怀孕后她会：性情大变（少数人可能会由坏变好哦）、胃口大变、身材大变！你呢？你只贡献了一个精子，别的什么都没做，就分享了孩子的一半基因，人家可是搭进去10个月，破坏了自己的身材，赌上身家性命啊。怀孕生孩子这件事对你来说是有期徒刑，对人家来说可是无期徒刑，你是责任有限公司，人家可是责任无限公司。打你怎么了？说你两句怎么了，让你半夜去买馄饨买草莓又怎么了？你去怀孕10个月试试看！

要花时间陪她

要陪她去产检，不一定每次都陪，至少去个1～2次，例如做超声大畸形筛查的时候，和医生商量分娩方式的时候。你可以不陪她逛街，但是至少要饭后或周末陪她散步或快走。去陪她产检的时候要事先做功课，了解一些怀孕的常识，不然她会考你的，考不及格她会作你的。

最后的建议

一旦知道老婆怀孕了，你就省省吧，别和她争了，听她的吧。在家里，小事听老婆的，大事听老公的，但是家里基本上都是小事，没有大事。

写到这里，有人会说：不错啊，你很懂女人啊，你是不是哄女人的高手？

哪里，哪里，差远了！我家小女人对我的评价是：老爸是个一天到晚抱着电脑做功课，固执的呆瓜！汗颜啊，反思如下：

我是个可怜的医科摩羯男（按照朋友乐嘉的性格色彩分析理论，我是典型的蓝色），好思考、讲道理、爱分析、守纪律是天生的，让我不讲道理很困难。

很折磨人的是，家里都是女人，病人都是女人，单位同事多数是女人。

说实话，我真的不太懂女人，虽然在家里我住的是女生宿舍，上的是女厕所，作为妇产医生自认为对女人的生理和病理状态很了解，但是我花了大半辈子，至今还是无法真正理解女人的心理。

以上是我看别人闯祸，和自己在不断犯错中认识到的问题，还在学习中，还在不断改进中，改善的空间依然很大，兄弟们，知易行难啊！加油吧！

致准妈妈

各位准妈妈，你怀孕了，这是件了不起的大事，你可以作，但要有分寸，要掌握好原则：什么要求都可以提，但是别太过分。在整个孕期，开心最重要，保持开心的秘诀是：越简单，越快乐，整天乐呵呵的“傻大姐”最受待见。

最让男人头大的是所谓 educated，sophisticated 的女人，容我解释一下：educated 是指书读的比较多，sophisticated 是指比较难伺候。其实夫妻相处之道，最理想的状态是：两个人既要 independent（独立），又要 interdependent（相互依靠）。

作吧，你就作吧

不让女人作，简直就像不让她呼吸空气一样，好吧，作吧，你就作吧！

不过请注意：小作怡情，大作伤身，No Zuo No Die！可以作，但是最好不要乱发脾气，按照中医的说法老生气是会"动胎气"的。

培养些爱好

怀孕了，很多人就开始不上班在家休息了。天天在家待着也无聊，最好培养一些爱好，例如画画呀，写书法呀，学习音乐呀。这些雅好本身就是修身养性的好方法，也是很好的胎教方式，以后孩子生下来，你自己就可以做孩子的启蒙老师了。千万别把作老公当成你唯一的爱好，虽然你是真的爱他，但如果老是这样的话，你会用爱把他"淹死"的。

长不大的"儿子"

其实，很多男人就像长不大的儿子，在你怀孕的时候他可能会愣愣的，或者是"拎不清"，无法把你照顾的很周到，这时候不要乱发脾气。儿子是要慢慢长大成熟的，儿子是需要调教的，是要用爱心和耐心去调教的。只有对他像孙子一样好，你才有资格对他像儿子一样骂。

> 不过尽量少骂，我不是说过了吗？乱发脾气骂人是会"动胎气"的！

养成健康的好习惯

怀孕以后，要想依然保持健康和身材，要想顺产，就得"管住嘴，迈开腿"。天气好的时候，要每天拉着老公一起走路，千万别老是卧床休息，好人躺三天也会躺出病来的。另外还可以经常去逛街，拉着闺蜜去逛街 shopping 是一种享受，不过千万别拉着老公一起逛街 shopping，对多数男人来说，这是一种折磨，还不如杀了他！

不要试图改变你的男人

别逼着老公喜欢你喜欢的东西，男人喜欢的东西和女人不一样，例如不要逼着他和你一起追肥皂剧（就像他也不应该逼着你陪他看足球一样），不要逼着他吃你最喜欢的食物（你怀孕了，口味会变得很怪的），为什么不能点菜的时候点一个他喜欢的菜，再点一个你喜欢的菜，皆大欢喜多好啊，干嘛要弄得大家都不开心呢？

不要试图改变你的男人，你可以试着去影响他，培养他的情趣，但是千万不要去强行改变他，甚至去改造他！哪里有压迫，哪里就有反抗！

还有，有什么要求直接告诉他，别让他猜，千万别让他猜！猜！猜！

"最高境界的寂寞，是随缘偶得，无需强求，只要有一刻的寂寞，我便要好好享受。"

——梁实秋

爱需要分享，但不要任何事情都强求他和你分享，比如孤独和寂寞，比如他需要一个人思考的空间，比如他希望有片刻的宁静，他不是不想和你分享和沟通，他有时只不过是累了，只不过是想一个人发一会儿呆，只不过想一个人安静地打个游戏而已。有些意境更适合独享，比如"留得残荷听雨声"时，比如"秋风起兮白云飞"时，是要"独上西楼"的。

Come on, give him a break！

有人说，好像不公平哎，《致准爸爸》你写了那么多字，给男人们提了很多的要求，《致准妈妈》你只写了这些字。好吧，我承认：寡人有疾，寡人喜欢女人胜过喜欢男人！

孕期问答精华收录

段爷碎碎念

人民卫生出版社

准妈妈：怀孕后需要穿防辐射服吗？

段爷：不需要，在孕早期，对胎儿的累积辐射剂量要达到 5 ~ 10Rad 才有可能导致胎儿出生缺陷发生率的明显升高。以最常见的放射科检查的辐射为例，单次腹部 X 线平片检查胎儿受到的辐射剂量为 100mRad，也就是说要连续拍 50 张腹部 X 线平片才有可能达到伤害胎儿的辐射剂量。

在日常生活中，孕妇是不可能达到这种辐射剂量的。一般情况下，如果是需要职业接触放射线，才考虑穿戴防辐射服，而且是要真正有作用的专业级别的防辐射服。

对于职业女性非常担心的电脑辐射，也是谣言。有辐射可能的是七八十年代的使用阴极射线管的大块头电视机和电脑显示屏，即使是那时候的电视机和电脑显示屏的辐射量也比较小，用不着过于担心。现在的电脑和电视机都是平板，液晶显示屏的，理论上是不会产生对胎儿有明显不良影响辐射的。

有人抬杠说，万物皆有辐射！好吧，如果你相信这些"砖家"的话，如果你家里钱多没地方用，那你就买吧，你就穿吧！

准妈妈：怀孕了，需要补燕窝吗？

段爷：其实，燕窝根本没有你想象的那么有营养，其价格与营养价值严重背离。但是如果你实在太有钱，太任性，那你就买吧，你就补吧！

准妈妈：孕期需要补充 DHA 吗？

段爷：这个问题有争议，大家还没有达成完全一致的共识，所以我不会简单地说 NO。建议孕期补充 DHA 的由来是有人观察到一种现象，好像来自沿海地区渔民的孩子比来自内陆地区农民的孩子要聪明一些。于是大家认为可能和沿海地区孕妇经常吃鱼有关系，后来发现起作用的可能是来自深海鱼类的 DHA。于是就开始了孕妇补充 DHA 的研究，发现与孕期不补充 DHA 相比，孩子出生以后智商会增加。当然，不是每一个研究都能得出同样的结论，总的来讲，提示补充 DHA 有效的研究要多一些。现在的 DHA 产品有来自深海鱼油的，也有来自海藻的。

DHA 吃了没有坏处，可能有好处，所以我个人的意见是：不反对，但是也不会作为常规推荐。

智商决定入门，情商决定成功！智商相差几分有那么重要吗？有人很在乎，有人不在乎，好吧，我不掺和了，补还是不补，你们自己决定吧！

准妈妈：怀孕了能吃大闸蟹吗？

段爷： 秋风起，蟹脚痒，又到了大闸蟹季节，不少准妈妈也蠢蠢欲动，问我可不可以吃大闸蟹。重要事情说三遍吧，希望你们这次可以记住：可以！可以！可以！

不单单可以吃大闸蟹，还可以吃辣椒、吃火锅、吃冰激凌！爽了吧！不过别太过分，解解馋就可以了，别当饭吃！不然的话，就算你老公没意见，你妈会有意见的，就算你妈也没意见，你婆婆会有意见的！

准妈妈：怀孕了吃什么食物可以让宝宝的皮肤更白？

段爷： 中国人是黄皮肤，中国女人有很多的妄念，改变老公是一个妄念，另外一个很大的妄念就是想要有白人那样的白色皮肤，很多说法都是和皮肤白有关系的："一白遮百丑啦""白富美啦"等。

据说让宝宝的皮肤变白的食物有很多，网上一查就会呼啦冒出一大堆的可以让宝宝皮肤变白的食物，例如番茄、猕猴桃、胡萝卜、西蓝花、银耳、牛奶、豆制品等。

如果吃这些食物有用，为什么黑人的宝宝还是会那么黑呢？很多的黑人孕妇也吃这些食物啊，也吃很多啊。

皮肤的颜色是遗传的，是多基因遗传，皮肤的颜色主要是黑色素来决定的，想靠化妆品来大幅度改变皮肤的颜色是一种妄念，孕妇靠吃食物来改变宝宝的皮肤颜色是一种更大的妄念。

说白了，孕妇吃这些食物也是白吃，不会让宝宝的皮肤变白，我也知道我的这些话也可能是白说：不说白不说，说了也是白说。想吃你就吃吧，反正这些食物看上去也挺健康的。

准妈妈：怀孕以后嘴巴里出现怪味道和金属味道该咋办？

段爷：怀孕以后，除了会出现恶心呕吐以外，还有可能会出现味觉的改变，嘴巴里可能会出现各种各样的怪味道，甚至金属味道。在医学上，这被称为味觉障碍。

这种味觉障碍会加重恶心呕吐，让孕妇对食物更加不感兴趣。这种现象往往出现在孕早期，会和早孕反应混在一起，令不少人在怀孕早期体重减轻。

雌激素被认为是引起这种味觉改变的主要原因，在孕早期，包括雌激素在内的很多激素的水平激增，会引起身体的很多改变，包括味觉和嗅觉。另外，怀孕以后味蕾的轻度的肿胀也会导致味觉的改变。

如何对付这种嘴巴里的怪味道和金属味道

●用苏打水漱口、用盐水漱口；多刷牙，刷牙的时候刷舌头。

●多吃一些酸的食物，例如比较酸的橘子、柠檬或柠檬水，腌制的酸菜等，这可以帮助缓解或消除金属味道，另外酸性食物还可以帮助唾液的分泌，帮助改善味觉。

如果你这么做了还无法改善，那就只好忍一忍了，还好这种情况往往会在进入中孕期以后就会改善和消失，因为这时候激素水平基本上稳定了，不会有明显的大的波动了。

准妈妈：怀孕以后牙龈经常出血咋办?

段爷：怀孕以后雌孕激素水平上升，口腔局部的免疫力会下降，细菌容易滋生和繁殖，引起牙龈感染，出现牙龈红肿、疼痛，在剔牙或刷牙时很容易出血，这是所谓的妊娠期牙龈炎。

除此之外，有些人还会在口腔内出现无痛性的结节，这种结节有着很可怕的名字——妊娠肿瘤或脓性肉芽肿。

虽然名字听起来挺吓人的，但其实它是一种良性的变化，虽然少数会长得比较大，会让你觉得口腔不舒服，但是大多数会在分娩以后自动消失，不需要特殊处理。

牙龈炎和肉芽肿都会容易引起出血，特别是在刷牙和剔牙的时候，这些出血主要是毛细血管出血，多数可以自止。如果经常出血或出血不容易自止，需要进行血液检查看血常规，看血小板数量，必要时看凝血时间。

处理建议:

1. 每天刷牙 2 ~ 3 次，刷牙的动作要轻柔但是要彻底，选用的牙刷要柔软不要太硬。

2. 最好能每天用牙线剔牙。

3. 用含氟的牙膏。

4. 每天用含氟，不含酒精的漱口液漱口。

如果一般的处理没有用的话，需要去看口腔科医生。有必要的话，在孕期可以做口腔的局部手术，可以用局部麻醉药和必要的抗生素。

准妈妈：怀孕以后老是流鼻血咋办?

段爷：怀孕以后流鼻血是常见症状，按照中医的说法是怀孕以后火气大引起的，西医则是另外的一种说法，不同的说法都有人相信。

怀孕以后，特别是在孕早期，体内的雌孕激素（包括其他各种激素）水平在短期内快速上升，这些激素会引起鼻腔内的小血管扩张，另外怀孕以后准妈妈的血容量会明显增加，使得鼻腔内的血流也会增加，这就容易导致本来就比较脆弱的小血管发生破裂出血。

大家都有这种常识，在伤风感冒的时候、在过敏的时候、在空气干燥的时候更容易鼻出血。

怀孕以后流鼻血绝大多数没有什么问题，不必担心，可以自行简单处理。

1. 坐下来，用手指按压鼻腔5～10分钟，不要太早松开。多数人在简单按压以后就会停止流血，如果松开手以后发现未能完全止血，可以再次按压10分钟。如果依旧不行，就要去看五官科医生了。

2. 既然是空气干燥或鼻腔干燥引起的，就要平时注意多喝水，保持房间空气湿润，温度不要太热，让鼻黏膜能保持湿润。

3. 打喷嚏的时候嘴巴张大。

准妈妈：怀孕以后还可以佩戴隐形眼镜吗？

段爷： 其实怀孕以后真的没有那么多的禁忌，绝大多数怀孕以前可以做的事情怀孕以后照样可以做。

如果在怀孕前你一直佩戴隐形眼镜，怀孕以后依然可以佩戴。其中部分准妈妈眼睛的形状可能会改变，会出现眼睛的不适，包括眼睛干燥和隐形眼镜的大小不合适，这就需要进行相应的调整。

但是，由于生完孩子以后眼睛和角膜会恢复到孕前的状态，所以在孕期我们需要提供的是一个临时性的解决方案。

方案1：戴有框眼镜

即使你经常佩戴隐形眼镜，最好要准备至少一副有框眼镜，以备不时之需。怀孕以后，如果出现佩戴隐形眼镜不舒服的情况，最好把你的有框眼镜找出来。

如果你的视力和屈光度发生了改变，以前的有框眼镜戴起来不合适，就索性再去配一副，反正也花不了多少钱的。

方案2：配新的隐形眼镜

如果你原来的隐形眼镜戴起来不舒服，又实在不愿意戴有框眼镜，那就去找验光师重新帮你测量屈光度，再配一副适合孕期佩戴的隐形眼镜。

注意事项

1. 有些孕妇会出现眼睛干燥的症状，如果佩戴隐形眼镜时出现眼睛干燥，可以使用相应的眼药水。有些眼药水含有不适合在孕期使用的成分，在选用眼药水时，需要请教眼科医生和产科医生。

2. 隐形眼镜的定期清洗很重要，可以预防眼睛的炎症。

3. 怀孕以后视力的轻度改变往往是正常现象，但是如果出现一些明显的不适，就需要引起重视，因为这可能是子痫前期的表现。子痫前期的主要临床表现是血压升高，主要的病理生理变化是全身小动脉的痉挛性收缩，眼底小动脉的收缩会导致视网膜的水肿、出血和渗出。这会引起视力的改变，引起重影、视物模糊、光敏感、飞蚊症等。一旦出现这种症状，应该及时告知产科医生，进行进一步的检查。

准妈妈：孕期面部长痤疮咋办？

段爷：怀孕以后身体内的各种激素水平激增，除了雌激素孕激素以外，还包括雄激素。雌孕激素会让不少人的皮肤变得比孕前细腻、嫩白、好看；但是如果雄激素水平过高的话会让你皮肤发黑、毛孔增粗、体毛增多、面部油腻，出现痤疮。

这种情况基本上是属于孕期出现的暂时变化，分娩以后，痤疮多数会消退或消失，如果持续存在，可以考虑在母乳喂养结束以后进行治疗。

准妈妈：孕妇可以涂指甲油吗？

段爷： 好看真的那么重要吗？怀孕了你就不能消停一会儿吗？怀孕以后肚子大了，人也胖了，脸也肿了，谁还会去关注你的手指甲，对了，还有脚指甲呢？

如果你硬要问，我也只好回答：可以的。

不过去涂指甲油的时候请你戴上口罩，尽量减少异味的吸入。这种涂指甲油一般是不会给胎儿带来伤害的，化学品经常性的职业接触才会增加出生缺陷的发生率，这种非职业性的接触影响不大。

准妈妈：孕妇可以染头发吗？

段爷： 对于孕期染头发这件事，不同的专家有不同的说法，持审慎态度的比较多，一般不建议在怀孕以后染头发，因为不少染发产品里面通常会含有各种各样的化学成分。

染发产品有很多，不同的产品含有不同种类和不同浓度的化学物质，甚至金属物质，例如铅。

不能简单地说孕期染发是安全或者是不安全的，因为任何一种说法都缺乏客观的人类身上的证据。虽然有一些动物实验的结果，但是这些结果不能简单地类推到人类身上。

所以没有确切的证据证实孕期染发是不安全的，也没有确切的证据证实孕期染发是安全的。

如果你一定想要在孕期染头发的话，请注意以下几点：

● 过了早孕期以后再考虑染头发。

● 避免染发剂和头皮接触。

● 采用快速染发方案。

● 挑染。

● 即使是植物染发剂也不一定都是安全的。

准妈妈：孕期可以继续练"热瑜伽"吗？

段爷：理论上是可以的，但是一般不建议这么去做，如果一定要去的话，最好事先要去看一下产科医生，确认你身体状况良好，没有任何的合并症和并发症。

在练热瑜伽的过程中要注意让体温不要持续升

高达到 39℃，还要注意避免血压下降、心跳明显加快、脱水等会让你感到不舒服甚至晕厥的情况出现。

准妈妈：怀孕以后经常出现春梦，甚至会有高潮，咋办?

段爷：挺正常啊，孕期经常有春梦的人不少啊，怀孕以后不少人会比怀孕前更加频繁地做梦，而且会有各种平时不会出现的比较奇怪的梦，这些梦境会比平时更清晰。有人会梦到宝宝的性别，有人会梦到生孩子的场景，还有人会梦到自己生的是小狗小猫，有人会梦到给狗狗猫猫喂奶，有人会梦到孩子跑丢了……

与其做其他比较怪异恐怖的梦，还不如做春梦。

做春梦挺好啊，春梦有痕，还附赠高潮，这是不少人的梦想和追求啊。别去相信网上那些"砖家"春梦高潮会导致流产的 blabla，没那么可怕。

孕期春梦多是有原因的：怀孕以后生殖道和外生殖器的血流增加，怀孕以后不仅仅是雌激素的水平上升，雄激素的水平也上升，雄激素是负责男人和女人性欲的，怀孕以后乳房也会增大并变得敏感，这些因素都会增加你做春梦并达到高潮的机会。

孕期可以做春梦，梦中可以有高潮。

Face it, enjoy it.

多念几遍，背熟了，下次再做春梦的时候估计这两句英文就会植入到你的梦境中，你就会很坦然地面对春梦了，你就会用英文讲梦话了。

准妈妈：怀孕了可以戴耳机听歌吗？

段爷：可以啊，戴耳机听歌请注意调整好音乐的音量，主要是担心你的听力受影响，不会影响到胎儿的，因为是你戴着耳机，胎儿是听不到声音的。

准妈妈：天冷了，孕妇可以用电热毯吗？

段爷：按照一般的套路来回答：孕妇用电热毯有争议，其实你可以开空调啊，可以开地暖啊。这种回答有点类似晋惠帝：有一年发生饥荒，百姓没有粮食吃，只有挖草根，食观音土，许多百姓因此活活饿死。消息传到了皇宫中，晋惠帝听完了大臣的奏报后，大为不解，问道："百姓无粟米充饥，何不食肉糜？"

翻译成大家看得懂的中文就是：百姓肚子饿没米饭吃，为什么不去吃肉粥呢？

有些地方，有些家庭是无法冬天开空调的，也没有地暖和暖气，只好用电热毯，所以这个问题还是要正面回答。

孕妇用电热毯的争议和担心有两点：一是担心孕妇体温过高会造成流产或胎儿畸形，二是担心电热毯有电磁场，会导致流产或胎儿畸形。

其实第一点担心是没有什么道理的，因为现在的电热毯一般是无法让你体温达到 39 度的，如果真有这么热的话，你老早就会把被子掀翻掉来散热的。

关于电磁场对胎儿影响的问题，一直有争议。为了安全起见，一般不建议孕妇使用。如果使用，也应在临睡前先通上电，预热 30～60 分钟，临睡时关闭开关，拔掉电源插头，这样就可以放心了。

还有一种办法，就是用"人肉热毯"，先让你老公早半个小时上床，全裸或半裸帮你去暖被窝。

准妈妈：怀孕了，公司要搬到还有装修气味的新办公室咋办？

段爷：没什么大问题，化学物质对胎儿的不良影响是需要长期大量接触才会出问题的，一般情况下，只有职业接触化学品才会有影响，例如化工厂的工人。办公室和家庭的装修是属于普通接触，影响不大，但是如果气味很刺鼻，很刺眼，你还是不要去的为好。

准妈妈：怀孕了，还能穿高跟鞋吗？

段爷：穿啥高跟鞋！怀孕了你就是应该横着长，没有必要往高处长。怀孕了继续穿高跟鞋一是会加重你的腰酸背痛，二是怀孕以后经常会容易头晕、低血糖、低血压，穿高跟鞋会让你容易失去平衡摔倒。

准妈妈：怀孕了，可以用复印机吗？

段爷：可以，复印机没什么辐射，怀孕不是你不去复印材料的借口，只要你能上班，就可以使用复印机。

你如果实在不愿意去复印，可以找借口让男同事帮你去复印。不过你怀孕以后人变胖了、水肿了、难看了，我估计没几个男同事会愿意像以前那样抢着帮你去复印材料的。

准妈妈：怀孕了，老板还让我出去喝酒应酬该咋办？

段爷：这么做就是你老板不对了，你得想办法整他一次。如果被迫去应酬，你可以假装孕吐，喝几口酒后找机会直接冲着你老板吐，别吐他脸，他的脸不值钱，那套名牌西装值钱，值老鼻子钱了。

要找好角度，吐他个天女散花，吐满他的名牌领带，吐满他的名牌衬衫，吐满他的名牌西装。

小样，我看你下次还敢不敢让我出去喝酒应酬！

准妈妈：怀孕了，老板说公司离不开我，让我加班，咋办？

段爷：你真的很傻很天真地认为你那么重要？你如果真的那么重要，他怎么会让你去嫁给别人，老早就把你提拔为老板娘了。

妹子啊，可真心为你的智商担心啊。

准妈妈：做经阴道超声检查会引起流产吗？

段爷：不会，万一做完经阴道超声发生流产的话，纯属偶然，就像你看韩剧以后发生流产一样，你总不能怪韩剧导致流产吧。

另外，如果做经阴道超声可以流产的话，那医院的计划生育手术室可以关门了，不用费劲做人流手术了，直接做个经阴道超声来流产不就得了！

准妈妈：补钙了腿还抽筋怎么办？

段爷：进入中晚孕期以后腿容易抽筋，腿抽筋的原因很多，缺钙只是其中一个原因。补钙了不解决问题很正常，可以趁机让你老公经常帮你按摩一下"腿肚子"，活血缓解疲劳可能会有用。

准妈妈：怀孕以后脚癣很厉害怎么破？

段爷：脚癣痒得厉害可以用一般的治疗脚气的抗真菌药物局部涂抹，不会对胎儿产生不良影响的。这些治疗脚气的药膏主要含两种成分：一是抗真菌药物，二是低浓度的糖皮质激素。抗真菌药物的浓度不会太高，局部应用以后吸收进入血液的量也很少，不少种类的抗真菌药物是可以在孕期安全应用的。低浓度糖皮质激素的主要作用是帮助止痒，也不会对胎儿产生不良影响。

准妈妈：子宫手术以后多久怀孕比较安全？

段爷： 首先是对于有生育打算的女性，除非是子宫肌瘤太大、黏膜下子宫肌瘤或因为肌瘤的存在明显影响怀孕，否则一般不建议先手术再怀孕。对于多数人来讲，子宫肌瘤并不会影响怀孕和顺产。我有很多患者是多发性子宫肌瘤怀孕自己生的，包括一些直径为 3 ~ 5 厘米的肌瘤。

如果你选择先做手术再怀孕，一般建议手术后至少一年再怀孕，如果年轻的话，可以考虑 18 个月以后再怀孕。

准妈妈：子宫手术以后不到一年就怀孕了该咋办？

段爷： 也没有那么可怕，处理原则可以参考有剖宫产手术史再次怀孕的患者。一般情况下，子宫手术以后（没有用电手术和超声刀）超过9个月怀孕的人不仅可以继续妊娠，也可以像上次剖宫产再次怀孕的人那样去考虑顺产，子宫破裂的总体概率为1%左右。

子宫手术不到9个月就怀孕的人发生子宫破裂的风险会增加，但是不像你想象得那么可怕。我有过不少马大哈的妈妈是剖宫产手术以后4～6个月就怀孕的，很想要这个孩子，别的医生不敢要她们，她们就来找我。

在劝说无效的前提下，在充分告知风险的前提下，她们还是想要这个孩子，我只好陪她们走一回。她们都挺好的，没有发生孕期子宫破裂，择期做了剖宫产手术，母婴安全。

但是我再次声明，不鼓励大家这么去冒风险。

准妈妈：胎盘前壁与胎盘前置有区别吗？

段爷：有区别，区别太大了，完全是两回事情。你可以把子宫想象成一个烤大饼的炉子，胎盘就是那张大饼，这张大饼可以贴在炉子的任何一个位置。如果贴在前面（Front），就是前壁，如果贴在后面

（Back），就是后壁，贴在两边，就是侧壁（Lateral）。如果贴在最下面（Bottom），就是前置胎盘，前置胎盘的英文名字是 Placenta Previa，你也可以简称为 PP。这个 Previa 是前面的意思，不过是要把烤炉放平，这样烤炉的 Bottom 就成了 Front，也就成了前置胎盘，这个前置是相对于胎儿来讲的，是在胎儿的先露（头或臀）前面的。

准妈妈：为什么上次超声没有说胎盘低置，这次超声又说我胎盘低置了呢？

段爷： 胎盘和大饼一样是圆的，你测量的时候在不同的角度和部位测量会有不同的结果，有些超声医生在测量胎盘位置的时候不一定看得那么仔细，只是大体观察和测量一下而已。上次测量的时候不一定是胎盘距离宫颈口的最低点，所以就没有诊断低置胎盘，这次做的时候测量的是最低点，所以就低置了。

不必担心，只要在孕晚期的时候，胎盘最低点离宫颈内口的距离超过 20mm 以上就没问题了，是可以自己生的。

准妈妈：胎盘低置要卧床休息吗？

段爷： 其实最需要卧床休息的是又忙又累的临床医生，是我这种人，但是我们没那么好的福气啊。前置胎盘，包括中央性前置胎盘都没有必要卧床休息，除非是前置胎盘伴有出血，即使是出血，也不是绝对卧床休息。是建议多休息，不要劳累，不一定要躺在床上不动，吃喝拉撒都在床上。

胎盘低置，没有出血，就更不需要卧床休息了，该干嘛就去干嘛。

别说你了，就是你强壮如牛的老公，你让他躺在床上不动，连躺三天，他也会躺出病来的。

准妈妈：我胎盘低置，医生说我不能同房了，是真的吗？

段爷： 说这话的医生可以不要同房了。

如果是前置胎盘或者是低置胎盘伴有阴道出血，是不建议同房的，对于中央性前置胎盘，多数医生也是不建议同房的。除此以外，是可以同房的，但是一旦有出血，还是要暂时停止同房的。

不要一看到胎盘位置低就不让人同房，这不科学，也不人道。

房子很贵，房事虽然没那么贵，但是也不要随便放弃。

当然，如果你或者你老公主动放弃，那是你们自己的权利和选择。

准妈妈：做 B 超时能否帮我看看是男孩还是女孩?

段爷： 抱歉，国家规定不能进行无医学指征的胎儿性别鉴定，即便是更加婉转一点的说法，比如"准备粉红色的衣服或者其他颜色的衣服"的暗示也不行。我也知道你不会为了孩子的性别去引产，但还是不能告诉你胎儿的性别。孩子的性别是你人生中为数不多的可以让你惊喜的机会了，给自己留一个惊喜的机会和权利吧!

准妈妈：38 周还没入盆咋办?

段爷： 科普多了也会有副作用，"入盆"本来是个很专业的名词，但是现在被科普得很多孕妇在进入 36 周以后的每次产检时最关心的一个问题就是胎儿有没有入盆？是否需要爬楼梯来促进胎头入盆？

所谓的"入盆"指的是在妊娠晚期，胎儿头部通过母体的骨盆入口进入骨盆腔，胎位相对固定，胎儿活动度减少，入盆是分娩的前奏。一般情况下，胎儿入盆以后准妈妈会感觉到胎儿的位置在下降，胎动会比以前相对减少，由于胎头入盆后会压迫到膀胱，一般情况下会导致尿频的症状更加明显。

一般情况下，初产妇入盆后2周左右就可能分娩，经产妇则往往是在临产前后入盆。但是，并不是所有的初产妇都会在38周入盆，入盆不是临产的必要条件，大家没有必要过度关注是否入盆。对于没有入盆的初产妇准妈妈来说，只要临产有了宫缩，胎儿头部会很快入盆的。

鼓励准妈妈在整个孕期和分娩前保持一定的运动量，目的是让分娩过程更顺利，而不是促进胎头入盆。

准妈妈：医生我自己生害怕，开剖宫产也害怕，咋办？

段爷：这是一种病，得治！有一种预防的方法：不要怀孕生孩子，这样你就没机会害怕了。还有一种治疗的方法：多生几个孩子，生多了就不怕了！其实生孩子没那么可怕，人傻福多，别想太多了。

准妈妈：连续剖宫产两次，横向刀口，倘若第三次怀孕，还能在同个刀口手术吗？

段爷：当然能，不然的话给你来个双眼皮，在原来刀口上面或下面再来一刀？抑或是来个直的，和原来的横切口一起组成个十字架？

在剖宫产手术时，我们一般先把你的老瘢痕切除，最后缝合的时候你还是一个新的切口，老瘢痕就没有了。

有些人是瘢痕体质，会留下比较明显的瘢痕或瘢痕疙瘩，真的很麻烦。我曾经有一个患者很有创意，在瘢痕上文身文了一支玫瑰花，看上去挺别致的。

准妈妈：产后多久可以用束腹带？

段爷： 临床医生并不会推荐产后常规使用束腹带，只有在少数情况下有使用束腹带的指征，例如双胎或羊水过多分娩以后腹部明显下垂。束腹带的作用并不如你想象的那么大，只是帮助收腹和防止活动时盆腔脏器（包括子宫）来回晃动而已。

还有一种情况就是耻骨联合分离，不过这个时候束腹带要绑在骨盆上，不是绑在腹部。

至于五花八门的束腹带的种类，没有什么根本的区别，自己喜欢什么样的就买什么样的，颜色和风格自便。现在流行私人订制，你就是要求上面用LV 的 logo，我相信淘宝卖家也会爽快答应的："亲，没问题！"

准妈妈：产后恶露已经干净了，现在又开始出血，是来月经了吗？

段爷： 不一定是月经，要等一个月左右，如果一个月后又出血，出血的时间和量和月经类似的话，就是月经来了。如果一个月以后没有出血，说明不是月经，是断断续续的恶露。

准妈妈：胸小会没奶吗？

段爷：嗯，你问这个问题胆子也够大的，你难道没有听说过一个段子吗？

"你胸小，不要说话"

你可以这么说："我替一个朋友问一下，胸小会没奶吗？"

哈哈，开玩笑的啦，其实说这种话的男生很不礼貌，不要理他，至于如何回答这种无厘头的说法，网上有很多非常有智慧的答案，你们可以去查一下，我就不在这里说了。

我要回答的是正经问题，给你的答案是个好消息。

一来有些胸小的朋友怀孕哺乳以后罩杯会变大，二来胸小并不等于没奶或奶少，不少胸小的朋友奶水照样很多。

有志不在年高，有奶不在胸小，关键在于乳腺。

准妈妈：乳头凹陷还能母乳喂养吗？

段爷：母乳金贵，母乳是新生儿最好的食物，我们应该"用上吃奶的力气"去努力让孩子能够吃上母乳。

有奶便是娘，有"乳"无"头"白忙一场。

导致母乳喂养困难的问题有很多，乳头凹陷是其中之一。

在产科初诊建卡时就要关心乳房问题、乳头问题和母乳喂养的问题了。不过即使有乳头凹陷也不要过早干预，因为频繁刺激乳头容易引起宫缩，会增加流产或早产的风险。

可以在妊娠 36 ~ 37 周以后开始进行乳房和乳头的准备，可以在按摩热敷乳房的同时向外牵拉乳头，牵拉多了就会有改善。

准妈妈：月经来了还可以母乳喂养吗?

段爷：有的人说来了月经就不能喂奶了，说是会影响宝宝的智力，还有人说月经来潮是排出体内污秽之血，此时自己的奶水也变得不干净，应暂停哺乳，要不然就会影响孩子的健康。

其实这些说法是毫无科学依据的，一般情况下，即使来了月经，乳汁的分泌量和成分是没有明显变化的，对孩子的健康也没有影响。母乳永远是孩子最健康、安全与理想的天然食品，不要因为月经来潮而给宝宝断奶。

准妈妈：母乳喂养期间会怀孕吗？

段爷：产后恶露完全干净以后，就可以考虑恢复性生活了，但是要注意做好避孕措施，因为虽然哺乳期月经还没有恢复，依然还是有可能排卵，也就有可能会怀孕。每隔一段时间就会有人因为产后很短时间内再次怀孕来看我的门诊，有些还是剖宫产后 3 ~ 6 个月就怀孕。你问她为什么这么短时间就怀孕，答案往往是说没有想到哺乳期会怀孕。这个世界就是这么奇怪，有的人无论怎么努力都无法怀孕，有些人一碰就有。

在哺乳期避孕一般建议是使用安全套。

小心驶得万年船，闹，闹，check it now，要想闹，得戴套，不带套，不给闹！

由于产后不久，阴道的分泌物还没有完全恢复到孕前状态，会比较干涩，恢复性生活时可以考虑适当使用润滑剂。

如果以上内容对你没有帮助
那么恭喜你
你正常的让我无话可说
请享受这段奇妙的旅程吧